Akupressur - schmerzfrei ohne Tabletten

Med 585,2
Ber

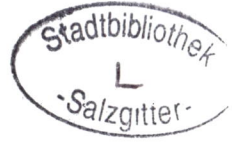

www.humboldt.de

Weitere aktuelle Ratgeber-Taschenbücher im Humboldt Verlag (Auswahl):

ISBN   Titel

Freizeit und Hobby

3-89994-010-5 Digitalfotografie – Das große Einsteigerbuch
3-7081-9839-5 Fotokurs für Einsteiger und Aufsteiger
3-7081-9927-8 Hunde artgerecht erziehen
3-7081-9847-6 Was will meine Katze mir sagen?
3-89994-948-X Die schönsten Katzennamen

Information und Wissen

3-89994-007-5 Linkshändig? Rat & Information, Tipps & Adressen
3-89994-009-1 Lexikon der Lebensmittel-Etiketten
3-7081-9960-X Lebensweisheiten berühmter Philosophen
3-7081-9826-3 Teste Deine Intelligenz
3-7081-9978-2 Teste Deine Allgemeinbildung: Technik
3-7081-9962-6 Teste Deine Allgemeinbildung: Geografie
3-7081-9961-8 Teste Deine Allgemeinbildung: Geschichte
3-7081-9900-6 Der große Hochzeitsratgeber
3-89994-904-8 Das große Buch der Musterbriefe
3-7081-9958-8 Die schönsten Reden für Familienfeiern
3-7081-9957-X Sie schönsten Reden für Hochzeit und Hochzeitstage

Beruf

3-7081-9980-4 100 clevere Tipps: Jobsuche
3-89994-983-8 100 clevere Tipps: Lebenslauf und Anschreiben
3-89994-820-3 Taschenlexikon der Wirtschaft
3-7081-9992-8 Erfolgreiche Kundenbindung
3-7081-9886-7 Geschäftsbriefe und Reden
3-7081-9949-2 Arbeitszeugnisse schreiben und verstehen

Gesundheit und Medizin

3-7081-9859-X Aktiv gegen Cellulite
3-89994-004-0 Mit Messer und Gabel gegen Krebs
              (in Zusammenarbeit mit der Deutschen Krebshilfe)
3-7081-9897-2 Keine Macht dem Stress!
3-89994-949-8 Aktiv gegen Übersäuerung
3-7081-0101-4 NUAD – die traditionelle Thai-Massage
3-7081-9875-1 Schwangerschaft bewusst erleben
              (Stiftung Warentest: Sehr gut!)

Eltern und Kind

3-89994-009-1 Das große Vornamenbuch
3-7081-9857-3 Ich werde Vater!
3-7081-9875-1 Schwangerschaft bewusst erleben

Akupressur – schmerzfrei ohne Tabletten

von Lutz Bernau

Unter Mitarbeit von Prof. Dr. Adolf-Ernst Meyer

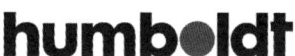

Der RatgeberVerlag

humboldt-Taschenbuch (ht) 700

Der Autor:
Lutz Bernau ist ein international anerkannter Fachmann für
asiatische Heilmethoden.

Beratung und Vorwort: Prof. Dr. Dr. Adolf-Ernst Meyer, Universitätsklinik
Hamburg-Eppendorf.

Hinweis für den Leser:
Alle Angaben in diesem Buch wurden sorgfältig geprüft. Dennoch kann keine
Gewährleitung übernommen werden.

2., vollständig aktualisierte und überarbeitete Auflage 2003

© 1981 by Ehrenwirth Verlag, Bergisch-Gladbach, für die Originalausgabe
»Schmerzfrei ohne Tabletten. Das große Akupressurbuch«
© 1998 by Humboldt Taschenbuchverlag Jacobi KG, München
© 2003 Humboldt Verlags GmbH, Baden-Baden

Umschlagfoto: Getty Images
Redaktion: Annegret Weber
Druck: Artpress Druckerei GmbH, A-6600 Höfen
Printed in Austria

ISBN 3-89994-865-3
(alte ISBN: 3-7081-9865-4)

www.humboldt.de

Das Werk einschließlich aller seiner Teile ist urheberrechtlich geschützt.
Das gilt insbesondere für Vervielfältigung, Mikroverfilmungen und die
Einspeicherung und Verarbeitung in elekronische Medien.

Inhalt

Vorwort 7
Für und Wider aus ärztlicher Sicht 8
Die wichtigsten Schmerzpunkte 10
Anhang: Akupressur zur Vorbeugung auch
   für Gesunde........................... 302

Schnellsuchsystem:

Die wichtigsten Schmerzpunkte von A – Z

Altersbeschwerden *14*
Amputationsschmerzen *234*
Appetitlosigkeit *17*
Arme, eingeschlafene *69*
Asthma *20*
Augendruck *23*

Bandscheibenschmerzen *26*
Bauchspeicheldrüsen-Erkrankungen *30*
Bettnässen *34*
Bindehautentzündung *39*
Blutdruck, hoher *43*
Blutdruck, niedriger *48*
Brechreiz *52*
Bronchitis *56*

Depressionen *61*

Durchfall *66*

Eingeschlafene Arme und Hände *69*
Entwöhnung für Raucher und Trinker *73*
Erkältung *78*
Erste Hilfe *83*

Fieberbehandlung *87*
Fingergelenke, schmerzende *92*
Fit durch Akupressur *96*
Frigidität *100*
Füße, schmerzende *105*

Hände, eingeschlafene *69*
Handgelenke, schmerzende *112*
Hals, steifer *109*

Haut, jugendliche 116
Hautleiden 119
Heiserkeit 124
Herz, gesundes 129
Heuschnupfen 133
Hormonstörungen 136
Husten 141

Impotenz 145
Ischias 150

Keuchhusten 154
Knochenbrüche 157
Koliken 162
Kopfschmerzen 166
Krämpfe 170
Krämpfe bei Kindern 173
Krampfadern 177
Kreislaufbeschwerden 181
Kreuz- und Rückenschmerzen 186
Kurzsichtigkeit 255

Leberstörungen 190

Magenbeschwerden und Verstopfung 194
Mandelentzündung 198
Migräne 202

Nackenschmerzen 207
Narbenschmerzen 234
Nase, verstopfte bei Kindern 212
Nasenbluten 214
Neurosen 217

Ohrensausen 222

Raucherentwöhnung 73
Rheuma: Schultergelenk-Rheuma 248
Rücken- und Kreuzschmerzen 186

Schlaflosigkeit 226
Schluckauf 230
Schmerzen: Narben und Amputationsschmerzen 234
Schnupfen 239
Schreibkrampf 243
Schultergelenk-Rheuma 248
Schwindelanfälle 252
Sehstörungen: Kurz- und Weitsichtigkeit 255
Sexualität 259
Sodbrennen 260
Stoffwechselleiden 264

Trigeminusneuralgie 269
Trinkerentwöhnung 73

Übergewicht 274

Verdauungsbeschwerden 278
Verstopfung 282

Wadenkrampf 285
Wechseljahre 290
Weitsichtigkeit 255
Wetterfühligkeit 295

Zahnschmerzen 299

Vorwort

Wir wissen, daß die Chinesen und Japaner schon vor Jahrtausenden alle möglichen Leiden mit Akupunktur behandelt haben. Heute wird die Akupunktur – die Behandlung einzelner Punkte mit speziellen Akupunkturnadeln – auch im Westen bei uns immer mehr angewendet, weil sie eine natürliche Heilmethode ist. So natürlich wie z. B. auch die Wasseranwendungen nach Pfarrer Kneipp: Es wird ein Reiz auf die Haut ausgeübt. Ein Reiz, der nach innen auf die Organe wirkt.

Aber um die Akupunktur zu beherrschen, dazu muß man schon einige Jahre studieren.

Die Akupressur dagegen kann jeder schnell und ohne Schwierigkeiten erlernen. Man braucht keine Nadeln dazu, sondern bloß die eigenen Hände und Fingerspitzen. Durch Druck auf bestimmte Hautstellen erreicht man eine Besserung der Beschwerden.

Man braucht dazu keine genauen Kenntnisse in der Anatomie. Man muß nur bei den ersten Behandlungen Geduld haben. Das kann nicht oft genug betont werden. Probieren gehört am Anfang immer dazu. Aber nach einiger Übung kommt automatisch die Routine. Dann weiß man, wo die Punkte liegen. Man findet sie sozusagen im Schlaf.

Das klingt so, als könne man mit der Akupressur Wunder vollbringen. Aber das stimmt nicht. Man kann Schmerzen und Beschwerden beseitigen und auch innere Leiden günstig beeinflussen. Akupressur ist eine Anregung und Aufforderung, sich bewußt mit der eigenen Gesundheit zu beschäftigen, bewußt und aktiv an der Gesunderhaltung oder Gesundwerdung mitzuarbeiten – allein mit der Behandlung durch Fingerdruck. Akupressur ist Selbstheilung durch eigenes Bemühen.

Doch auch hier muß noch einmal darauf hingewiesen werden: Auf eine ärztliche Untersuchung darf man auf keinen Fall verzichten. Denn bei eventuell vorhandenen organischen Leiden kann unter Umständen nur noch eine Operation helfen.

Lutz Bernau

Für und Wider aus ärztlicher Sicht

Die Akupunktur als über viertausend Jahre alte Methode der chinesischen Volksmedizin hat zusammen mit dem erstarkten Volksbewußtsein des modernen Chinas eine intensive Wiedergeburt erfahren.

In Europa hat diese Wiederbelebung unter anderem auch dazu geführt, daß Akupunktur nicht mehr nur von sogenannten Außenseitern angewandt wird, sondern auch in Anaesthesie-Abteilungen und Anaesthesie-Kliniken von Universitäten. Zum Beispiel derjenigen in Genf, Gießen, Lausanne, Mainz und Wien, sowie auch im Deutschen Herzzentrum in München. Dabei hat sich rasch und ziemlich übereinstimmend ergeben, daß die Akupunktur ziemlich regelmäßig eine schmerzlindernde Wirkung hat, aber kaum je eine schmerzbeseitigende. Es hat sich ebenfalls ergeben, daß sie keine Behandlung darstellt, weil sie die Grundkrankheit nicht beeinflußt. Ihre Anzeige ist somit: Schmerzmittel zu vermeiden oder zu sparen – und dadurch die manchmal sogar gefährlichen Nebenwirkungen von Schmerzmitteln ebenso zu vermeiden. Deswegen wird in den genannten Universitäts-Abteilungen die Akupunktur nur im Verein mit bewährten Narkose-Verfahren verwendet, womit dann aber der Verbrauch von Schmerzmitteln nennenswert gesenkt werden kann.

Für uns Wissenschaftler unbefriedigend bleibt, daß wir nach wie vor keine schlüssigen Erklärungen dafür haben, warum und wie die Akupunktur Schmerzen lindert. Die Original-Auffassungen der chinesischen Volksmedizin widersprechen unserem modernen Wissen über das Funktionieren des menschlichen Körpers genauso stark wie der ebenso alte Glaube aus der europäischen Antike, daß das Zwerchfell der Sitz der Seele sei.

Die zur Zeit wahrscheinlichste, aber ebenfalls nicht bewiesene Theorie nimmt an, daß Akupunktur über eine Mischung von hypnosenaher Suggestion mit »Pforten-Kontrolle« im Nervensystem (auf Englisch: gate control) wirksam wird. »Pforten-Kontrolle« meint, daß die Akupunktur-Reize bestimmte »Nerven-Pforten« besetzen und damit »kontrollieren«, so daß durch diese »Pforte« andere Schmerz-Reize nicht oder nur vermindert fließen können. Für Patienten ist das Fehlen der wissenschaftlichen Begründung einer Methode zu Recht ganz ohne Bedeutung. Sie wollen für ihr Leiden die beste Hilfe haben, die zur Verfügung steht.

Wir Ärzte haben uns diesem berechtigten Verlangen noch immer angeschlossen und zum Beispiel jahrzehntelang Salicylsäure zur Fiebersenkung verwendet, ohne zu wissen, wie sie wirkte. Und wir geben Salicylsäure unverändert weiter, nachdem wir seit einigen Jahren wissen, warum sie fiebersenkend wirkt.

Nun kommt mit der Akupressur eine noch einfachere und damit zur Selbstbehandlung noch geeignetere Methode aus der chinesischen Volksmedizin nach Europa. Ihre Anzeigen sind dieselben wie diejenigen der Akupunktur. Das vorliegende Buch von Lutz Bernau will diese Akupressur erklären und lernbar machen.

Sein Buch paßt ideal in eine geschichtlich noch ganz junge Entwicklung, die man die Selbsthilfe-Welle oder – weniger salopp – die Selbsthilfe-Bewegung nennen könnte.

In den reichen sechziger Jahren, in unserer Wohlstands- und Überflußgesellschaft schien das Verlangen nach Hilfen und Helfern, nach neuen, nach verbesserten, nach erhöhten Sozialleistungen des Staates, nach mehr und besser ausgebildeten Dienstleistungs-Beruflern allgegenwärtig und unersättlich.

In den kriselnden siebziger Jahren gewann die altehrwürdige Devise »Hilf dir selbst, so hilft dir Gott« neuen Glanz und neues Ansehen. Die dazu gewählten Wege sind unterschiedlich: mal autogenes Training zum Selberlernen, dann transzendentale Meditation oder Yoga oder Selbsthilfegruppen für seelische Probleme. Die gemeinsame Richtung indessen ist unverkennbar: »Versuche selber, wieviel du selber erreichen kannst.«

So sehr ich persönlich diese Wiedergeburt der Eigenverantwortung und der Selbsthilfe begrüße, im Falle der Akupressur ist sie dann gefährlich, wenn ihretwegen die Diagnose und Behandlung einer fortschreitenden Erkrankung über jenen Zeitpunkt hinaus verzögert wird, in dem sie noch behandelbar war. Lutz Bernau weiß das selber sehr genau, und er weist auf diese Gefahr immer wieder hin. Dennoch soll der Leser auch an dieser Stelle nochmals gewarnt werden.

Akupressur ist besser als Schmerzmittel, weil sie keine Nebenwirkungen hat. Sie ist nicht besser als Schmerztabletten, weil sie genau wie diese nur Symptome – nämlich Schmerzen – lindert. Akupressur und Tabletten dürfen nur in drei Fällen verwendet werden.
1. Um das Warten bis zu einem Arztbesuch oder die Zeit bis zu einer ärztlichen Diagnose zu überbrücken.
2. Nach einer ärztlichen Diagnose, die ein bedrohliches Grund-Leiden ausgeschlossen hat – oder dessen Behandlung danach eingeleitet worden ist.
3. Für jene meist selbstständig ausheilenden Bagatell-Gesundheitsstörungen wie zum Beispiel Kopfschmerzen oder kleine Verletzungen.

Professor Dr. Dr. *Adolf-Ernst Meyer*
Universitätsklinik Hamburg-Eppendorf
Psychosomatische Abteilung

Die wichtigsten Schmerzpunkte

Was tut man, wenn man Schmerzen hat? Auf diese Frage antworten bei uns die meisten Menschen mit den Worten: Zum Arzt gehen ... oder zum Heilpraktiker ... und Tabletten nehmen.

Im riesigen China mit seinen mehr als achthundert Millionen Einwohnern antwortet heute schon jedes ältere Schulkind: Zunächst versuche ich, die Schmerzen durch die Massage bestimmter Punkte aus der Akupunktur selber zu bekämpfen. Erst wenn mir das nicht gelingt, gehe ich zum Arzt. Denn dann habe ich vielleicht eine schwere innere Krankheit.

In China nämlich wird die Selbstbehandlung durch Akupressur oder Akupunkt-Massage in den Schulen gelehrt – bei uns ist das Wort »Selbstbehandlung« verpönt, vor allem in den Kreisen der Mediziner.

Warum eigentlich?

Wenn man mal etwas genauer nachdenkt, kommt man sehr schnell dahinter, daß es auch bei uns bestimmte Formen der Selbstbehandlung

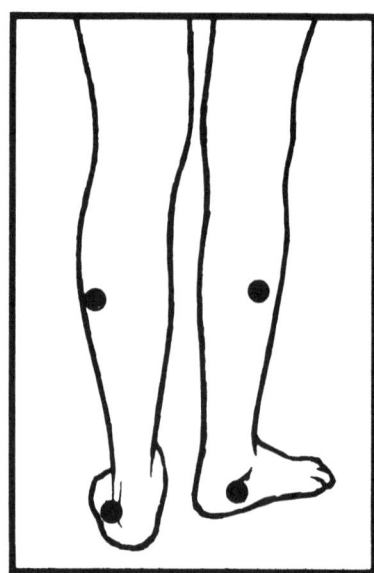

Ob man Schmerzen im Kopf, im Rücken, im Magen oder in den Beinen hat – diese vier Meisterpunkte der Schmerzen gehören zu jeder Akupressur-Behandlung.

längst gibt. Millionen Menschen behandeln zum Beispiel ihre Verdauungsbeschwerden mit Heilkräutern. Andere behandeln ihr Rheuma mit Moorpackungen. Und die Zahl derer, die sich mit Kneippschen Wasseranwendungen ihre Gesundheit erhalten, ist überhaupt nicht mehr zu übersehen. Also doch Selbstbehandlung?

Ja – so höre ich schon die Antworten –, bei Kneipp und Heilkräutern, da ist das etwas ganz anderes. Das hat sich bewährt, das ist auch wissenschaftlich erforscht worden.

Aha – und die Akupunktur etwa nicht?

Die Antwort auf diese Frage besteht meist nur in einem betretenen Schweigen. Denn auch der strengste Schulmediziner weiß heute, daß nicht nur in China, sondern auch in Taiwan, in Korea und Japan alles, was mit der Akupunktur zusammenhängt, staatlich gefördert wird. Auch die Akupressur, mit der sich jeder selbst behandeln kann. Ebenfalls hat es sich herumgesprochen, daß diese Behandlungsmethode mehrere tausend Jahre alt ist. Und deshalb sagen sich bei uns immer mehr Menschen: Wenn sich die Therapie so lange behauptet, dann muß eigentlich was dran sein.

Hinter der Tatsache, daß die Akupressur in China dermaßen gefördert und sogar in den Schulen gelehrt wird, stecken auch durchaus wirtschaftliche Überlegungen: Wer sich von Schmerzen und Beschwerden selber befreien kann, braucht nicht stundenlang in überfüllten Wartezimmern zu sitzen. Statt dessen kann er arbeiten.

Die Akupressur ist im Grunde älter als die Akupunktur. Sie stammt aus einer Zeit, in der die Menschheit noch nicht wußte, wie man aus Gold und Silber Nadeln herstellen konnte. Aber man wußte, wie man durch Druck und Massage bestimmter Punkte Schmerzen beseitigte. Man drückte, massierte und preßte selber. Oder man ließ sich zum Beispiel vom Ehegatten behandeln, weil einige Punkte so unzugänglich auf dem Rücken liegen, daß man sie selber nicht erreichen kann.

Im Vordergrund aller Akupressur-Behandlungen stand schon immer und steht auch heute noch die Beseitigung von Schmerzen. Schmerzen sind immer ein Alarmsignal des Körpers. Sie wollen unserem Bewußtsein sagen, daß etwas nicht stimmt. Manchmal sind sie ziemlich harmlos und gehen von selber wieder weg. Beispielsweise, wenn man sich irgendwo leicht angestoßen hat. Das ist nach fünf Minuten vergessen.

Einen warnenden Unterton haben die Schmerzen, die nach einer Überbeanspruchung des Organismus entstehen. Also ein Muskelkater nach zu großer Beanspruchung der Muskeln, aber auch Kopfschmerzen nach zu viel Alkohol oder zu viel Nikotin.

Die wichtigsten Schmerzpunkte

Die dritte Stufe der Schmerzen ist erreicht, wenn ein inneres Organ erkrankt ist und mit Schmerzen reagiert. In diesem Fall gilt die Grundregel: Wenn die Schmerzen durch Akupressur nicht beseitigt werden können, ist die innere Krankheit bereits so weit fortgeschritten, daß man zum Arzt gehen muß.

Es gibt in der **Akupressur vier verschiedene Grundmöglichkeiten.**

1. Das leichte Klopfen. Man beklopft die betreffenden Punkte mit der Fingerkuppe zwei bis drei Minuten lang. Dann stellt sich normalerweise der Erfolg ein.
   Besonders bei Kindern wird diese Methode am meisten angewendet. Bei Kindern und bei Menschen, die ganz allgemein eine schwache Konstitution haben.
2. Man kann die Punkte durch Druck mit dem Finger massieren. Dabei muß jeder selber herausfinden, wie stark bei ihm der Druck sein muß, um die gewünschte Wirkung zu erzielen. Es ist bei jedem Menschen anders.
3. Es gibt die Möglichkeit, die Punkte mit den Fingernägeln zu massieren. Das ist eine ziemlich starke Anwendung. Menschen mit einer schwachen Konstitution sollten sie besser nicht durchführen, weil es zu Herzklopfen kommen kann.
4. Die stärkste Anwendung: Die Punkte werden mit einem Holzstab massiert. Diese Holzstäbe sind an ihrem einen Ende abgerundet. Am anderen Ende laufen sie spitz zu. Nimmt man das runde Ende, dann ist die Wirkung nicht ganz so stark wie beim spitzen Ende. Die Fachleute sagen jedoch, daß man die Behandlung mit dem Holzstab nur dann selber durchführen sollte, wenn man die Technik der Akupressur perfekt beherrst.

Für alle Arten von Schmerzen gibt es zwei wichtige Akupressur-Punkte, die an den Füßen liegen. Der eine links, der andere am rechten Fuß.

Zwischen den **äußeren Fußknöcheln und den Fersen** gibt es eine Mulde. Tasten Sie zunächst mit dem Zeige- oder Mittelfinger diese Mulde ganz leicht ab, bis Sie die Mitte gefunden haben. Drücken Sie dann etwas fester, und Sie werden feststellen, daß es hier unter der Haut eine leichte Erhöhung gibt, sozusagen einen winzigen Hügel.

Nun drücken Sie noch etwas fester. Dann merken Sie, daß dieser Hügel druckempfindlicher ist als die Hautpunkte drumherum. Sie brauchen nur einmal richtig fest zuzudrücken, und Sie merken noch Minuten danach, daß Sie gedrückt haben. Genau das ist der richtige Punkt.

Aber bei der Akupressur sollen diese Punkte **nicht nur einmal fest**

gedrückt, sondern dreißig Sekunden bis zwei Minuten auch massiert werden.

Das geht so vor sich, daß man die Fingerkuppe fest auf den richtigen Punkt drückt und dann kreisende Bewegungen macht, ohne den Finger von der Haut abzuheben. Und drücken Sie ruhig fest zu. Es schadet nicht, sondern hilft schneller.

In der chinesischen Sprache heißen diese beiden wichtigsten Schmerzpunkte Kroun-Iounn. Bei uns bezeichnet man sie als Meisterpunkte aller Schmerzen – ob diese Schmerzen nun im Kopf, im Magen oder in den Beinen auftreten.

Auch die beiden nächsten wichtigsten Schmerzpunkte befinden sich an den Beinen. Zunächst geht man **von den äußeren Knöcheln fünf Fingerbreiten nach oben.** Wenn man hierhin drückt, merkt man, daß man nicht sehr tief kommt. Deshalb geht man etwas weiter nach hinten **in Richtung zur Wade.** Und auf einmal rutscht der drückende Finger tiefer. Das ist die richtige Stelle. Sie ist übrigens ebenfalls druckempfindlich.

Alle vier Punkte sollten bei Schmerzzuständen jeglicher Art **hintereinander behandelt werden.** Erst die beiden Punkte an den Knöcheln, dann die beiden Punkte an den Waden. Am besten ist es, wenn man jeweils die rechte und die linke Körperseite gleichzeitig akupressiert. Vielen Menschen macht das jedoch Schwierigkeiten. In diesen Fällen beginnt man auf der rechten Seite und wechselt anschließend nach links über. Wichtig ist allerdings, daß die Akupressur in entspannter Körperhaltung durchgeführt wird. Die Muskeln müssen locker sein, sonst findet man die Punkte nicht oder nur sehr schwer.

Außer diesen »grundsätzlichen« Schmerzpunkten gibt es in der Akupressur eine ganze Reihe von weiteren Punkten, die man zusätzlich behandeln muß. Je nachdem, wo sich die Schmerzen bemerkbar machen: im Kopf, den Armen, im Rumpf, in den Beinen.

Aber vergessen Sie nicht: Am Anfang jeder Schmerzbehandlung müssen erst einmal diese vier wichtigsten Punkte massiert werden: zwischen den äußeren Fußknöcheln und Fersen und an der äußeren Wade.

Altersbeschwerden

Es gibt in der Medizin eine Zweig-Wissenschaft, die »Geriatrie«. Das heißt, frei übersetzt: die Lehre vom Älterwerden. Die Geriatriker haben festgestellt:
- Theoretisch kann ein Mensch ohne weiteres 120 bis 130 Jahre alt werden. Kühne Forscher behaupten sogar, ein Alter von zweihundert Jahren sei durchaus denkbar.
- Praktisch sieht es so aus, daß ein Alter von achtzig bis neunzig Jahren als sehr hohes Alter gilt. Menschen, die erst mit hundert sterben, sterben meistens nicht in der oft zitierten geistigen Frische, sondern in einer Art geistiger Umnachtung. Sie nehmen ihre Umgebung nicht mehr wahr.

Ewiges Leben bei voller Gesundheit – das ist ein Traum, der so alt ist wie die Menschheit. Es wird wohl ewig ein Traum bleiben. Und es stellt sich die lebensphilosophische Frage, wie ein Mensch wohl leben sollte, wenn er zweihundert oder noch mehr Jahre alt werden würde.

Ich glaube, wir sollten auf dem Boden der Tatsachen bleiben. Und die Tatsachen sehen so aus, daß sich mit zunehmendem Alter Beschwerden einstellen:
- Die Sehkraft läßt nach, und man braucht eine Brille. In den meisten Fällen ist es eine Lesebrille, weil man nahe Gegenstände nicht mehr so genau erkennen kann. Die Ursache liegt darin, daß die sechs Augenmuskeln, die den Augapfel an seinem Platz halten, zu schwach geworden sind.
- Die Haut verändert sich. Sie bekommt Runzeln, es entstehen braune Flecken und Warzen, weil die Hautdurchblutung nicht mehr so gut ist wie früher.
- Die meisten Menschen werden dicker, und die Härchen in Nase und Ohren wachsen schneller. Erscheinungen, die damit zusammenhängen, daß die Keimdrüsen nicht mehr arbeiten und allmählich verkümmern.
- Die Widerstandskraft wird geringer, man wird leichter krank.
- Das Knochengewebe kann sich nicht mehr erneuern.
- Mit dem Gedächtnis geht etwas Merkwürdiges vor sich. Man kann sich haargenau an Dinge erinnern, die schon viele Jahre zurückliegen. Deswegen erzählen ältere Menschen mit Vorliebe Dinge, die in ihrer Jugend geschehen sind. Darüber wissen sie noch alles. Aber was gestern oder auch erst vor ein paar Stunden geschehen ist, das wissen sie nicht mehr, das haben sie bereits vergessen. Der Grund liegt darin, daß das Gehirn nicht mehr in der Lage ist, neue Eindrücke und Erlebnisse zu speichern.
- An der Spitze der Alterserkrankungen aber steht die Arteriosklerose, die Verkalkung der Adern. Früher hat man geglaubt, daß sich mit zunehmendem Alter einfach mehr Kalk in den Adern ablagert. Heute wissen wir,

Altersbeschwerden

woran das im Grunde liegt: Die Adern sind nicht mehr so elastisch. Man könnte sie mit einem alten Gartenschlauch vergleichen, der starr und brüchig geworden ist. Das Blut fließt nicht mehr schnell genug hindurch. Es fließt nur noch träge. Und Kalk, der ja im Blut enthalten ist, flockt aus, setzt sich an den Aderwänden ab und macht die Adern immer dünner. Man merkt es beim Gehen, denn alle paar Minuten tun die Beine weh, und man muß sich hinsetzen oder eine Weile stehenbleiben. »Schaufensterkrankheit« – so heißt es im Volksmund, weil man in dieser Situation oft vor einem Schaufenster stehenbleibt und so tut, als würde man sich die Auslagen ansehen.

Meine persönliche Ansicht ist: Es kommt nicht darauf an, weit über hundert Jahre alt zu werden. Es kommt darauf an, so lange wie möglich gesund zu bleiben. Also älter werden – ohne zu leiden.

Der japanische Arzt Dr. Tokujiro Namikoshi hat in jahrelangen Versuchen diese Möglichkeit gefunden. Er hat festgestellt, daß von den Fingern aus enge Verbindungen zum Gehirn und zum Herzen bestehen. Zu den beiden Zentren also, die letzten Endes unser Leben steuern.

Wer mit zunehmendem Alter ein schwaches Herz bekommt, weiß selber, daß seine kleinen Finger ebenfalls schwach werden. Sie fühlen sich taub an, oder sie

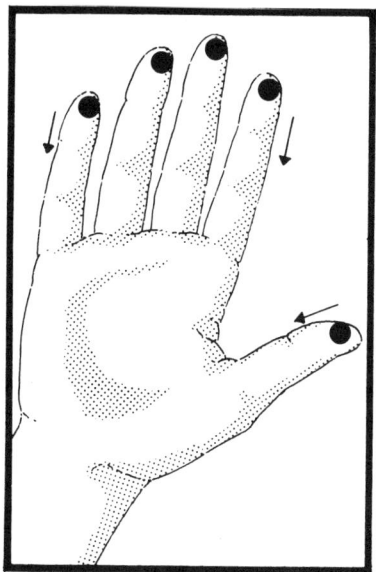

Hier kommt es wesentlich auf die Richtung an: von den Fingerspitzen zu den Fingerwurzeln.

werden sogar steif. Also muß ja eine Verbindung bestehen. Sie besteht aber nicht nur vom Herzen zu den kleinen Fingern. Sie besteht auch umgekehrt. Deshalb sagt Dr. Namikoshi: Durch Akupressur die kleinen Finger stärken – das stärkt auch das Herz.

Die Akupressur sieht so aus, daß man **den kleinen Finger zwischen Daumen und Zeigefinger der anderen Hand fest zusammenpreßt und dabei eine ziehende Bewegung macht.** Auf den Fingernägeln fängt man an. Dann immer weiter nach oben bis zur Fingerwurzel, also bis zum Knöchel. Immer mit festem Druck und immer mit der ziehenden Bewegung.

Ähnlich verfährt man mit den anderen Fingern. Wobei jeder Finger seine besondere Beziehung zu inneren Organen hat. **Der Ringfinger zu Leber und Galle. Der Mittelfinger zum Blutdruck** (was wichtig ist, um die Arteriosklerose zu verhindern) **und zum Darm. Vom Zeigefinger aus kann die Magentätigkeit angeregt werden.** Und das Wichtigste ist der **Daumen, weil von hier aus Verbindungen zum Gehirn bestehen.** Es fällt zum Beispiel auf, daß Menschen mit einem starken Willen immer ausgeprägt kräftige Daumen haben. Man sollte mit dieser Akupressur nicht erst anfangen, wenn sich bereits die ersten Alterserscheinungen zeigen, sondern schon vorher. Etwa ab dem fünfzigsten Lebensjahr. Aber dann sollte man regelmäßig akupressieren. Es kostet ja nicht viel Zeit. Ein paar Minuten morgens im Bett nach dem Aufwachen. Ein paar Minuten abends im Bett vor dem Schlafen.

Appetitlosigkeit

Wenn ein Kind vorübergehend keinen Appetit hat, dann rennen die meisten Mütter sofort zum Arzt. Und wenn einer, der mit Mandelentzündung im Bett liegt, aus Appetitlosigkeit sogar sein Lieblingsessen verschmäht, dann sagen seine Angehörigen: O weh, es scheint schlimmer um ihn zu stehen, als wir dachten.

In solchen Situationen sollten wir uns den chinesischen Spruch zu eigen machen und denken: Die Natur zeigt immer den richtigen Weg. Ein Kind, das mal keinen Appetit hat – das ist noch keine Tragödie. Rund siebzig Prozent aller Kinder leiden gelegentlich unter Appetitlosigkeit. Meistens liegt es daran, daß sie zwischen den normalen Mahlzeiten Eis essen, Süßigkeiten verdrücken, Milch, Saft oder Schokolade trinken. Kein Wunder, daß so ein kleiner Wurm dann keinen Appetit mehr hat.

Aber soll die Mutter jetzt mit Lebertran, Tabletten und Vitaminen gegen diese Appetitlosigkeit angehen?

Nein. Sie soll es der Natur überlassen und abwarten, bis der Appetit sich wieder einstellt.

Auch bei einer Mandelentzündung, bei Erkältungen oder Verdauungsstörungen kommt es vorübergehend zu Appetitlosigkeit. Es handelt sich dann schlichtweg um eine Selbsthilfe des kranken Organismus. Sobald die Krankheit überwunden ist, verlangt der Körper von selber wieder nach Nahrung.

Bedenklich wird es erst, wenn man über längere Zeit hinweg nichts essen mag, wenn die Appetitlosigkeit sozusagen chronisch geworden ist. Und in diesen Fällen sagt man heute auch in China nicht mehr: Die Natur wird schon alles richtig machen. Man behandelt sich vielmehr selber mit der Akupressur.

Mangel an Speichel, zu wenig Verdauungssaft, schlechte Durchblutung des Magens sind die häufigsten Ursachen für eine länger andauernde Appetitlosigkeit. Es kommt also darauf an, diese gestörten Funktionen anzukurbeln.

Die erste Stelle behandelt man am besten mit der ganzen Handfläche. Man legt sich die **Hand auf den Magen**, also etwa in die Mitte zwischen Bauchnabel und unterem Ende des Brustbeins. Bitte die Hand nur ganz leicht auflegen und kreisende Bewegungen machen. Etwa dreißig Sekunden lang. Das genügt. Nur ist unbedingt darauf zu achten, daß die Bauchdecke nicht angespannt ist. Alle Muskeln müssen gelockert sein.

Im Anschluß an die kreisenden Bewegungen läßt man die Hand noch

Appetitlosigkeit

eine Weile ganz ruhig liegen, legt die andere Hand darüber und drückt dreimal hintereinander mit mittelstarkem Druck zu.

Die chinesischen Ärzte sagen, daß man diese Behandlung nur einmal am Tag durchzuführen braucht, und zwar morgens im Bett, gleich nach dem Aufwachen.

Die weiteren Akupressurpunkte gegen Appetitlosigkeit sollten dreimal am Tag behandelt werden: morgens, mittags und abends. Den meisten Erfolg erreicht man nach den chinesischen Erfahrungen, wenn man diese Punkte etwa eine Stunde vor den Mahlzeiten akupressiert.

Tasten Sie mit den vier Fingern jeder Hand einmal die Gegend ab, **wo Ihre untersten Rippen liegen**. Sie finden die Stellen sehr leicht, weil sich hier die harten Knochen der Rippen und das weiche Fettgewebe deutlich voneinander abheben. Akupressieren Sie nicht die Knochen, sondern das weiche Gewebe. Pressen Sie dieses Gewebe gegen die Rippen und drücken Sie alle vier Finger jeder Hand ruhig einen Zentimeter tief ein. Fünf- bis sechsmal hintereinander.

Es kann sein, daß man an diesen Stellen Verhärtungen im Gewebe findet. Dann sollte man etwas vorsichtiger vorgehen und nicht ganz so tief drücken. Nach etwa einer Woche regelmäßiger Akupressur wird man

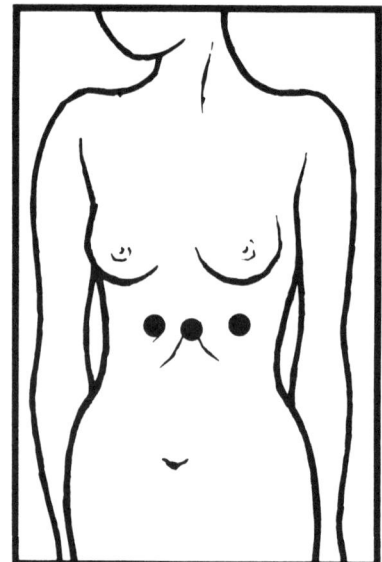

Der untere Rand der untersten Rippen ist sehr einfach zu ertasten. Man spürt schon bei leichtem Tasten, wo die Knochen aufhören und weiches Gewebe anfängt.

allerdings schon merken, daß sich die Verhärtungen allmählich auflösen, daß das Gewebe weicher wird. Genau das soll durch die Akupressur erreicht werden. Der nächste Punkt liegt in der **Vertiefung unterhalb der Knniescheiben**. Am linken Bein ebenso wie am rechten. Bitte akupressieren Sie beide Stellen gleichzeitig mit den Zeigefingern. Aber auch hier wieder darauf achten, daß alle Muskeln entspannt und locker sind. Am besten setzt man sich in einen bequemen und nicht zu hohen Sessel und stellt die Füße auf den Fußboden.

Etwas schwieriger zu erreichen sind die beiden letzten Punkte. Sie befinden sich **auf dem Fußrücken**. Und zwar dort, wo der Fußrücken aufhört und die Vorderseite des Unterschenkels anfängt. Hier muß so fest wie möglich akupressiert werden. Fünf- bis sechsmal hintereinander.

Es gibt übrigens eine gute Möglichkeit, zu kontrollieren, ob man richtig akupressiert hat. Denn nach der Behandlung muß sich etwas einstellen, was die Chinesen als De Tschi bezeichnen. Es handelt sich dabei um ein angenehmes Gefühl der Wärme. Sogar Müdigkeit kann sich einstellen. Glauben Sie dann also bitte nicht, Sie hätten etwas falsch gemacht. Im Gegenteil: es war genau richtig.

Und der normale Appetit stellt sich wieder ein.

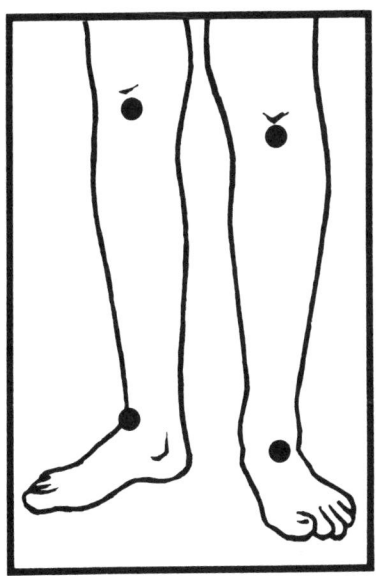

Die Punkte in der Mulde unterhalb der Kniescheibe werden bei ganz verschiedenen Leiden akupressiert. Um die Punkte auf den Fußrücken zu erreichen, legt man am besten ein Bein über das andere.

Asthma

Sie kennen sicher den scherzhaften Spruch, der in manchen Firmen oder Werkstätten an der Wand hängt. Er heißt: Unmögliches wird sofort erledigt – Wunder dauern etwas länger. Vielleicht haben auch Sie schon darüber gelächelt, genau wie ich. Wenn es im Zusammenhang mit diesem Spruch um die Gesundheit geht, sollte man allerdings überhaupt nicht lächeln. Denn Wunder dauern tatsächlich etwas länger. Auch bei der Akupressur. Deshalb wird in China auf Plakaten und in Broschüren immer wieder darauf hingewiesen: Es geht nicht von heute auf morgen, man muß Geduld haben, und man darf in seinen Bemühungen nicht nachlassen, wenn sich letzten Endes der Erfolg einstellen soll.

Geduld braucht man vor allem bei einer chronischen Krankheit, unter der man vielleicht schon seit Jahren leidet. Sich durch Akupressur sozusagen mal eben von plötzlich aufgetretenen Kopfschmerzen zu befreien – das ist kein großes Problem. Ein chronisches Asthma dagegen erfordert Ausdauer.

Was Asthma ist, wissen die meisten. Und sie beschreiben es mit den Worten: Bei einem Asthma-Anfall bekommt man keine Luft.

Im Prinzip ist das richtig. Asthma bringt Atemnot mit sich. Man muß husten, kämpft um jedes bißchen Luft und hat Angst, im nächsten Augenblick zu ersticken.

Allerdings muß bedacht werden, daß Asthma-Anfälle drei verschiedene Formen haben können. Die häufigste ist das Asthma bronchiale. Dabei verkrampfen sich die Bronchien. Das sind die feinen und feinsten Verästelungen unserer Luftröhre. Die Schleimhäute, mit denen sie ausgepolstert sind, schwellen an. Es kommt zu einer schnellen, aber sehr oberflächlichen Atmung, die erhebliche Mühe macht.

Meistens ist eine Allergie die Ursache. Man reagiert allergisch auf Heu oder Blütenpollen. Man kann den Geruch von Fisch nicht vertragen. Man bekommt schon bei dem Gedanken an einen Hund oder an eine Katze einen Anfall. Man bekommt ihn ebenso, wenn man eine Gemüsesorte ißt, gegen die man allergisch ist.

Die Anzahl der möglichen Ursachen ließe sich beliebig fortsetzen. Es gibt – leider – einige Dutzend davon. Und das macht es für den Arzt natürlich sehr schwer, die jeweils richtige bei seinem Patienten herauszufinden.

Außerdem gibt es noch das Asthma cardiale. Es hat mit Allergie nichts zu tun, sondern kommt dann zustande, wenn man einen Herzfehler hat. In den Lungen staut sich dann auf einmal das Blut in den Gefäßen, und man bekommt ebenfalls keine Luft mehr.

Als dritte Möglichkeit kommt das Asthma renale in Frage. Es wird oft durch ein Nierenleiden hervorgerufen. Aber auch alle Stoffwechselleiden können die Schuld daran tragen. Typisch für das Asthma renale ist eine schwere, tiefe und langsame Atmung.

In unserer westlichen Schulmedizin wird zunächst einmal versucht, die Ursache festzustellen. Der Patient wird gründlich untersucht und allen möglichen Tests unterzogen. Er wird ausgefragt, ob sein Asthma unter Umständen eine erbliche Veranlagung sein könnte.

Bei der chinesischen Akupressur fallen alle diese Dinge weg. Man interessiert sich einfach nicht für die Ursache und auch nicht dafür, um welche der drei Arten von Asthma es sich handelt.

Das klingt für uns im Westen geradezu barbarisch und vollkommen unwissenschaftlich. Im Osten aber sagt man: Es ist doch ganz unerheblich, woher das Asthma kommt und wodurch es hervorgerufen wird. Wichtig ist doch einzig und allein, daß ein Anfall so schnell wie möglich beendet wird oder daß es zu einem solchen Anfall gar nicht erst kommt. Die Vorbeugung spielt also eine ziemlich große Rolle in der Akupressur.

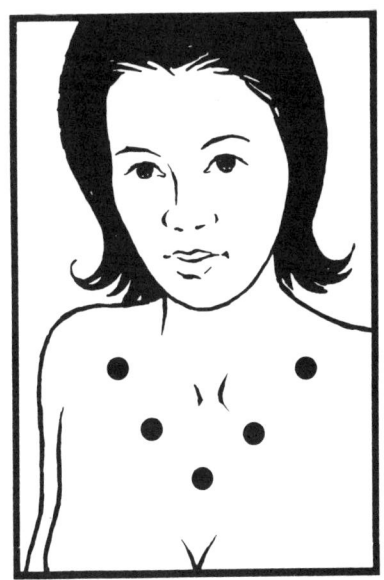

Die Punkte gegen Asthma reichen von den Schlüsselbeinen bis hinunter zu den vierten Rippen.

Asthma

Der wichtigste Punkt gegen Asthma liegt auf der **Brustmitte**. Genau auf dem Brustbein, und zwar dort, **wo die vierten Rippen am Brustbein angewachsen sind**. Nach einigem Tasten mit den Kuppen der Fingerspitzen läßt sich der Punkt leicht finden, weil er druckempfindlich ist. Sie verspüren einen dumpfen bis stechenden Schmerz, der auch nach der Akupressur noch bestehen bleibt.

Am besten akupressiert man diesen Punkt, wenn man ihn erst einmal gefunden hat, mit der Kuppe des Mittelfingers. Nicht durch einfachen Druck, sondern indem man die Haut gegen das Brustbein preßt und sie hin- und herschiebt. Im akuten Anfall genügen meist schon wenige Sekunden. Zur Vorbeugung sollte man sich täglich drei- bis fünfmal an dieser Stelle akupressieren. Und bitte beim Hin- und Herschieben der Haut gegen den Knochen ruhig fest zudrücken. Es tut ein bißchen weh, wie gesagt, aber es hilft, wie die chinesischen Erfahrungen zeigen.

Der zweite wichtige Punkt befindet sich auf dem **Oberrand der Schlüsselbeine**, also sowohl auf der linken wie auch auf der rechten Körperhälfte. Wenn Sie, vom Brustbein ausgehend, die Schlüsselbeine abtasten, stellen Sie fest, daß diese Knochen gekrümmt sind. Dort, wo die Krümmung beginnt, sind die richtigen Punkte. Und auch hier gilt die gleiche Technik bei der Behandlung: Die Haut soll mit festem Druck einige Male gegen den Knochen hin und her geschoben werden. Einige Sekunden lang im akuten Anfall, und drei- bis fünfmal am Tag zur Vorbeugung.

Im Brustbereich liegen auch die letzten beiden wichtigen Punkte. Sie müssen durch Abtasten erst gefunden werden und sind nicht ganz leicht zu finden. Suchen Sie erst einmal den Zwischenraum **zwischen der ersten und der zweiten Rippe von oben**. In diesem Zwischenraum liegen die richtigen Punkte, und zwar dicht neben dem Brustbein, also ziemlich in der Körpermitte. Fünf- bis siebenmal fest mit der Fingerkuppe drücken, das genügt normalerweise. Einen akuten Anfall kann man mit der Akupressur dieser Punkte lindern. Zur Vorbeugung sollte man auch hier mehrmals am Tage akupressieren.

Nach den Erfahrungen, die man in China gemacht hat, genügt die Akupressur, um Asthma zu heilen oder zumindest zu lindern. Die Ärzte im Westen raten trotzdem zu gründlicher Untersuchung und zu ärztlicher Überwachung. Wenn Sie mich fragen, würde auch ich dazu raten. Denn es kann ja auf keinen Fall schaden, wenn man Akupressur macht und sich trotzdem in die Behandlung eines Arztes begibt.

Augendruck

Nun ist die Akupressur kein künstlich erfundenes System, um die Ärzte zu entlasten. Sie ist vielmehr etwas ganz Natürliches. Und um das zu begreifen, braucht man nicht erst nach China zu reisen. Sehen Sie sich nur einmal ein kleines Kind an, das Schmerzen hat. Es reibt sich ganz instinktiv an bestimmten Stellen, ohne jemals etwas von Akupressur gehört zu haben. Oder denken Sie daran, was man tut, wenn man eine Wunde hat, die schon ziemlich verheilt ist. Solche Wunden jucken, und man möchte sich kratzen. Aus Vernunftsgründen kratzt man aber nicht die Wunde, denn man könnte sie ja wieder aufreißen. Also kratzt man sich dicht daneben – und auch das hilft. Der Juckreiz läßt nach. In gewisser Weise ist auch das eine Akupressur, weil man durch eine mechanische Bearbeitung der Haut eine Beschwerde beseitigt.

Nehmen wir ein anderes Beispiel. Einen hinderlichen und lästigen Druck in den Augen hat jeder von uns schon einmal gehabt. Und sei es auch nur nach einer durchfeierten Nacht. Man wacht mit einem Kater auf, und in den Augen drückt es. Manchmal ist der Druck sogar so stark, daß er in die Stirnhöhle ausstrahlt und Kopfschmerzen verursacht.

Wir alle wissen, was wir in so einem Fall ohne langes Nachdenken tun. Wir schließen die Augen und reiben uns die Augenlider. Meistens läßt der Druck dann nach.

Nur machen wir, ohne es zu wissen, oft den Fehler, zu fest zu drücken oder zu pressen. Die Methoden der Akupressur sind in dieser Hinsicht feiner und auch wirksamer.

Es gibt **vier wichtige Stellen**, um einen Druck oder einen Schmerz in den Augen zu beseitigen. Sei es nun bei einem Kater oder sei es, daß die Beschwerden auftreten, weil man überarbeitet und übermüdet ist.

Die erste Stelle, das sind die **Augenbrauen**. Am besten legt man die ausgestreckten Zeigefinger auf die Augenbrauen und massiert sie leicht in Bewegungen, die von oben nach unten und von unten nach oben führen. Die Zeigefinger werden dabei nicht von der Haut abgehoben, und sie streichen auch nicht über die Haut. Es ist vielmehr so, daß die Haut gegen den darunterliegenden Knochen gedrückt und hin und her geschoben wird. Aber, wie gesagt, nicht zu fest.

Über die zweite Stelle wird auch in anderem Zusammenhang zu sprechen sein. Es handelt sich um die **Nasenwurzel**. Man faßt die Haut an dieser Stelle mit Daumen und Zeigefinger an. Dann schiebt man sie sacht nach unten, anschließend etwas fester nach oben gegen den Knochen.

Augendruck

Man muß den Knochen dort treffen, wo links und rechts neben der Nasenwurzel die Augenbrauen anfangen. Die richtigen Punkte sind leicht zu finden, weil sie druckempfindlich sind. Und sie sollen bei der Akupressur auch ein bißchen weh tun. Das leitet den Schmerz aus den Augen ab und vermindert den Druck.

Ableitend wirkt auch die dritte Stelle: Klopfen Sie mit beiden Zeigefingern leicht gegen Ihre **Nasenflügel**. Aber wundern Sie sich nicht, wenn dabei Ihre Nase anfängt zu laufen. Denn es sind gleichzeitig »Reinigungspunkte« für die Nase. Die Schleimhäute fangen sofort an zu arbeiten, wenn man hier klopft.

Erst zum Schluß werden die **Augen** selber behandelt. Zuerst schließt man sie. Aber bitte nicht fest zusammenpressen, sondern ganz leicht und locker. Die Lider müssen so entspannt sein wie beim Einschlafen. Und bitte denken Sie ganz besonders in diesem Fall daran, nicht zu fest zu drücken. Denn die Augen sind empfindlich.

Am geeignetsten zur Akupressur der Augen sind die Kuppen der Mittelfinger. Man beginnt neben der Nasenwurzel in der Vertiefung zwischen Augapfel und Augenbraue. Dann fährt man in einem Halbkreis

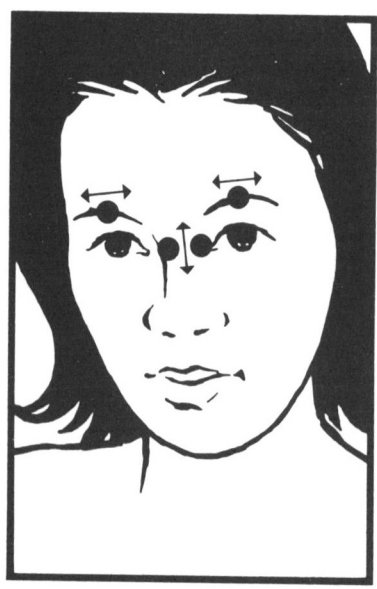

Die Pfeile geben an, in welche Richtung man die Haut hin- und herschieben muß, um den gewünschten Effekt zu erzielen.

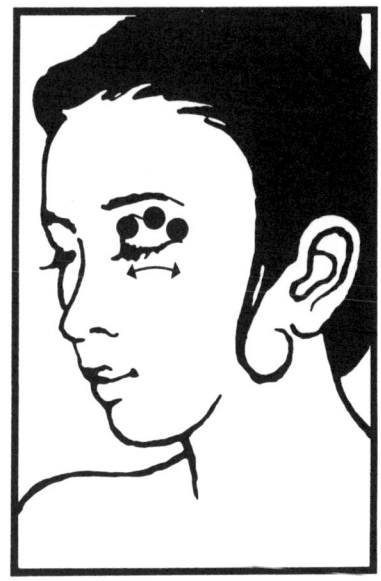

Auf die Augäpfel darf durch Klopfen mit den Fingerkuppen nur ein leichter Druck ausgeübt werden. Den gleichen Erfolg erreicht man mit einem sanften Streichen.

bis zur Außenseite der Augen, also am oberen Rand der Augäpfel entlang.

Durchgeführt wird diese Behandlung bei beiden Augen gleichzeitig. Auch dann, wenn der Druck nur in einem Auge besteht, was jedoch nur sehr selten der Fall ist. Es sei denn, man hat einen Fremdkörper in dem einen Auge.

Nach der oberen Rundung wird in gleicher Weise die untere behandelt. Man streicht also mit den Kuppen der Mittelfinger über die Augenwimpern. Auch in diesem Fall immer neben der Nase beginnen und nach außen streichen.

Gerade bei Augenschmerzen kann man mit der Akupressur sehr viel erreichen. Aber denken Sie daran, daß die Akupressur den Augenarzt nicht ersetzt. Solange ein vorübergehender Überdruck oder eine vorübergehende Kreislaufstörung in den Augen vorliegt, wirkt sie großartig. Nicht aber bei einer chronischen Augenkrankheit. Nicht bei Kurz- und Weitsichtigkeit, nicht beim grauen oder grünen Star. Sie kann zwar auch dann die Beschwerden lindern und den Druck erträglich machen, aber sie kann die Wurzel des Übels nicht beseitigen. Akupressur, so sagen die Chinesen, ist eine wunderbare Sache. Doch man muß auch ihre Grenzen kennen.

Bandscheiben-
schmerzen

Haben Sie schon einmal darüber nachgedacht, warum Sie aufrecht stehen, warum Sie sitzen, liegen, sich bücken, sich bewegen, sich wenden und drehen können?

Das alles ist nur möglich, weil wir eine Wirbelsäule haben. Ein Knochengebilde, das einmalig ist, denn auf der einen Seite ist es fest und gerade wie jeder andere Knochen – auf der anderen Seite aber besitzt es die Fähigkeit, sich zu biegen und zu beugen wie ein Rohrstock.

Ich finde, die Wirbelsäule ist eine der genialsten Erfindungen der Natur. Insgesamt sind es 33 bis 34 Wirbelkörper: 7 Hals-, 12 Brust-, 5 Lenden-, 5 Kreuz- und 4 bis 5 Steißwirbel. Die Wirbel für Kreuz und Steiß sind allerdings keine echten Wirbel mehr. Sie sind fest zusammengeschmolzen zum Kreuz-, beziehungsweise Steißbein. Die oberen Wirbel dagegen sind gelenkig. Jeweils zwischen zwei knöchernen Wirbelkörpern liegt eine Bandscheibe. Sie besteht aus einem harten Ring aus Fasern und einem weichen, gallertartigen Kern. Die Bandscheiben sind sozusagen die Puffer, die sich je nach Bewegung ausdehnen oder zusammendrücken.

Nun erfüllt die Wirbelsäule auch noch eine andere Aufgabe. Jeder Wirbel besitzt in der Mitte ein rundes Loch. Alle diese Löcher zusammen ergeben einen Kanal, in dem das Rückenmark seinen Platz hat. Durch seitliche Aussparungen in den Wirbeln, durch die Zwischenwirbellöcher, gehen Nervenstränge vom Rückenmark aus. Sie liegen gut geschützt, sind jedoch äußerst empfindlich. Sobald auch nur ein geringer Druck auf sie ausgeübt wird, antworten sie mit heftigen Schmerzen.

Ein solcher Druck entsteht, wenn mit den Bandscheiben etwas nicht in Ordnung ist. Der Faserring kann zum Beispiel an einer Stelle einreißen. Das geschieht häufig nach einer zu großen Belastung. Wenn man also etwas zu Schweres gehoben oder sich zu schnell und zu ruckartig bewegt hat. Wenn dieser Faserring reißt, bleibt der gallertartige Kern nicht mehr an seinem Platz, sondern rutscht heraus. Dann drückt er auf die Nerven – und schon hat man Schmerzen.

Je älter wir werden, desto anfälliger und schwächer werden die Bandscheiben. Im Alter muß man sich also vor Überbelastung mehr hüten als in der Jugend. Das ist eine normale Erscheinung. Auch andere Organe weisen im Laufe der Jahre Abnutzungserscheinungen auf.

Schließlich können die Bandscheiben sich allmählich zurückbilden. Das ist eine ziemliche heimtückische Krankheit. Erst quellen sie auf und werden immer dicker. Dann schrumpfen sie. Sie werden hart und dünn. Das Ergebnis ist immer dasselbe: Sobald die Bandscheiben ihre Puffer- und Stoßdämpferaufgabe nicht mehr erfüllen, drücken die knöchernen Wirbel auf die Nerven.

Die Behandlung solcher durch Bandscheibenverfall verursachten Schmerzen ist schwierig. Genauer gesagt: Es ist schwierig, die Bandscheibe wieder in Ordnung zu bringen. Die Ärzte versuchen es meist mit einer chiropraktischen Behandlung. Dabei wird die Wirbelsäule gedehnt und gestreckt, damit die Bandscheibe an ihren eigentlichen Platz zurückrutschen kann. Anschließend muß der Patient möglichst einige Tage im Bett liegen, damit sich alles beruhigen und normalisieren kann.

Die Erfahrung zeigt jedoch, daß die chiropraktische Behandlung meistens nur für kurze Zeit Erfolg hat. Bei der kleinsten Anstrengung rutscht die Bandscheibe wieder hervor, und das erst recht bei älteren Menschen.

Wenn eine Bandscheibe zerstört ist, kann sie vom Körper nicht mehr erneuert werden. In schlimmen Fällen bleibt den Ärzten dann nichts anderes übrig, als zwei Wirbelkörper durch eine Operation künstlich miteinander zu verschweißen. Die Wirbelsäule verliert dadurch natürlich an Beweglichkcit, aber zumindest hören die Schmerzen auf. Neuerdings macht man auch Versuche, die kranke Bandscheibe durch weiches Metall oder Kunststoff zu ersetzen. Aber das sind Versuche, über die man noch nichts Endgültiges sagen kann.

Wie gesagt: Eine zerstörte Bandscheibe ist ein für alle Male verloren. Aber von den Nervenschmerzen kann man sich durch Akupressur befreien. Das heißt: sich selber befreien, das ist ein bißchen schwierig. Denn je nach dem Sitz des Schmerzes kann man die Punkte auf dem Rücken, die behandelt werden müssen, nur schwer oder überhaupt nicht erreichen. Man braucht die Hilfe eines anderen dazu.

Zunächst wird die Wirbelsäule dort abgetastet, wo der **Kern des Schmerzes** sich befindet. Meistens stellt man dabei fest, daß sich die Muskeln drumherum etwas verhärtet haben. Das ist die übliche Reaktion der Muskeln auf einen Schmerz. Sie krampfen sich zusammen, werden hart und wollen sich nicht mehr bewegen, weil jede Bewegung den Schmerz nur schlimmer macht.

Nun müssen Sie zuerst diese **verspannten Muskeln** akupressieren. Bitte nur ganz sanft mit den Fingerkuppen klopfen. Akupressieren Sie zwanzig bis dreißig Sekunden und wiederholen Sie die Behandlung in Abständen von einer halben Stunde.

Auch für den zweiten Teil der Behandlung müssen Sie erst ein wenig

Bandscheibenschmerzen

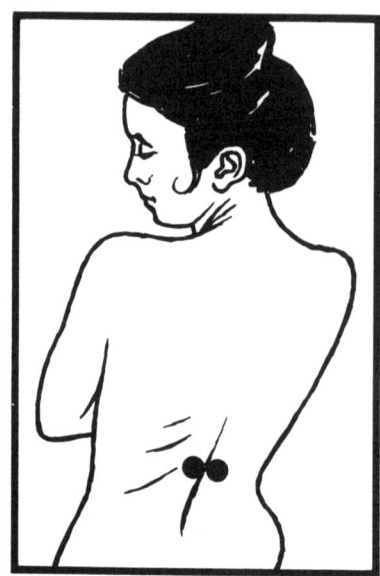

Wer die Punkte auf dem Rücken nicht selber erreicht, kann sich hier von einem Helfer akupressieren lassen.

tasten. Tasten Sie dort, wo die Schmerzen herkommen, seitlich die Wirbelsäule ab. **Zwischen zwei Wirbelkörpern** finden Sie **eine kleine Delle**. Drücken Sie mit dem Zeigefinger in diese Delle. Drücken Sie langsam immer tiefer. So tief, bis der Patient plötzlich aufschreit. Denn bei richtiger Akupressur schießt ein blitzartiger Schmerz durch den erkrankten Nervenstrang. Ein Beweis, daß Sie genau den Punkt gefunden haben, der akupressiert werden muß.

Sobald der Patient diesen plötzlichen Schmerz empfindet, nimmt man den Finger weg und hört auf. Auch diesen Punkt in halbstündigem Abstand akupressieren. Und bitte achten Sie darauf, daß Sie nur mit der Fingerkuppe und nicht etwa mit einem scharfen Fingernagel behandeln.

Die weiteren Punkte kann man selber behandeln, denn sie sind leicht zu finden und auch leicht zu erreichen. Zunächst akupressiert man mit leichtem Fingerdruck einen Punkt, der **zwei Fingerbreit unterhalb des unteren Endes des Brustbeins** liegt. Dann klopft man mit ein oder zwei Fingerkuppen **rund um den Bauchnabel herum**.

Für die meisten Schmerzen, die durch falsch sitzende Bandscheiben verursacht werden, genügt diese Behandlung. Die Schmerzen lassen nach.

Bandscheibenschmerzen

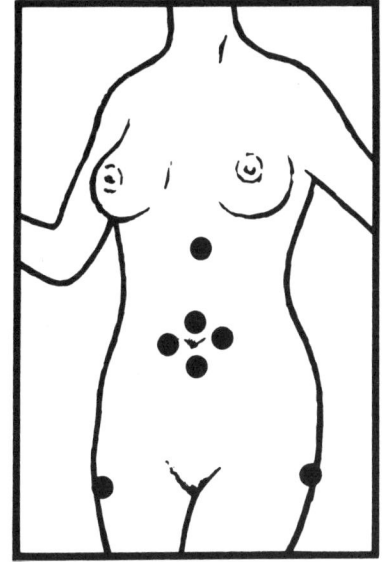

Alle Punkte gegen Bandscheibenschmerzen, die auf der Vorderseite des Körpers und an der Seite liegen, sind leicht zu erreichen.

Nur wenn die Schmerzen im Rücken ziemlich tief liegen, muß noch etwas Weiteres getan werden.

Lassen Sie mich dazu sagen, daß eine besonders gefährdete Stelle zwischen dem vierten und fünften Lendenwirbel liegt. Hier kommen die meisten Bandscheibenschäden vor. Die Schmerzen strahlen dann, ähnlich wie bei einer Entzündung des Ischiasnervs, in die Beine aus.

In diesem Fall muß zusätzlich ein Punkt akupressiert werden. Er befindet sich **am oberen Ende des Oberschenkelknochens**. Dort, wo dieser Knochen am weitesten vorspringt. Am vorspringenden Punkt des Trochanter majus femoris, wie es in der medizinischen Fachsprache heißt. Aber Sie brauchen diese Fachsprache nicht erst zu lernen. Der Punkt liegt dort, wo sich der untere Rand einer Badehose normalerweise befindet. Sie müssen ihn fest akupressieren. Und am besten nicht nur auf der Seite, auf der Sie die Schmerzen haben, sondern auf beiden Seiten.

Bauchspeichel- drüsen- Erkrankungen

Seien wir doch einmal ehrlich. Es gibt bestimmte Organe in unserem Körper, die wir alle kennen, an die wir hin und wieder denken, und die sich auch manchmal bemerkbar machen. Das Herz zum Beispiel klopft nach einer schweren körperlichen Belastung wie nach dem Treppensteigen. Lunge und Bronchien melden sich, wenn man zuviel geraucht oder sich längere Zeit in schlechter Luft aufgehalten hat. Der Magen revoltiert, wenn er die falschen Speisen bekommt.

Gut, all das und noch einiges mehr wissen wir. Aber was wissen wir über die Bauchspeicheldrüse?

Die meisten Menschen wissen darüber so gut wie nichts, weil man sie nicht spürt. Sie befindet sich irgendwo im Bauch, und sie macht irgend etwas. Aber was macht sie eigentlich?

Die Bauchspeicheldrüse liegt hinter dem Magen. Sie hat eine Farbe zwischen rötlich und grau. Sie ist etwa so groß wie eine Hand, und sie hat ein Gewicht von rund achtzig Gramm. Aber dieses kleine Organ erfüllt zwei wichtige Aufgaben. Erstens produziert es einen Verdauungssaft, den Bauchspeichel. Er gelangt in den Dünndarm und wird – wie der Name sagt – für die Verdauung gebraucht.

Zweitens entsteht in der Bauchspeicheldrüse ein Hormon, nämlich das Insulin. Es gelangt direkt in die Blutbahn. Gemeinsam mit dem Adrenalin reguliert das Insulin den Zuckerhaushalt des Körpers. Und zwar hat das Insulin die spezielle Aufgabe, die Abgabe von Zucker aus der Leber ins Blut zu drosseln. Sobald die Bauchspeicheldrüse nicht mehr richtig arbeitet, gelangt zu viel Zucker ins Blut. Mit anderen Worten: man wird zuckerkrank. Deshalb sind Zuckerkranke – so eigenartig das auch klingt – so ziemlich die einzigen, die etwas über die Aufgaben und Arbeiten ihrer Bauchspeicheldrüse wissen. Ihr Leiden hat sie gezwungen, sich damit zu beschäftigen.

Allerdings kann die Bauchspeicheldrüse auch noch in anderer Hinsicht Ärger und Verdruß bereiten. Wenn vom Darm oder aus den Gallengängen Krankheitserreger aufsteigen, kommt es leicht zu einer Entzündung der Bauchspeicheldrüse, zu der Pankreatitis. Sie macht sich bemerkbar durch Leibschmerzen, Erbrechen und Verdauungsbeschwerden. Und

Bauchspeicheldrüsen-Erkrankungen

sie ist vom Arzt meistens nur schwer festzustellen, weil diese Beschwerden bei anderen Krankheiten ebenfalls auftreten. Am sichersten ist es noch, die Bauchdecke oberhalb des Nabels abzuklopfen. Wenn man hier eine deutliche Verhärtung spürt, spricht das für eine Pankreatitis. Eine trockene Zunge und eine leichte bläuliche Verfärbung im Gesicht sind ebenfalls typische Anzeichen.

Was ich Ihnen jetzt über die Bauchspeicheldrüse berichtet habe, klingt alles sehr gefährlich und bedrohlich. Auch in China hat man längst erkannt, daß es langwierig, schwierig und auch kostspielig ist, eine Erkrankung dieser wichtigen Drüse zu behandeln und zu heilen.

Am besten ist es deshalb, wenn es gar nicht erst zu einer derartigen Erkrankung kommt. Mit der Akupressur kann man das erreichen. Es erfordert allerdings Selbstdisziplin.

Wenn Sie warten, bis die Bauchspeicheldrüse Beschwerden verursacht oder das Insulin nicht mehr in der richtigen Menge herstellt, dann ist es meistens zu spät. Dann bleibt einem der Gang zum Arzt nicht erspart. Deshalb folgen Sie lieber dem Rat der Chinesen: Spätestens vom dreißigsten Lebensjahr an drei- bis viermal in der Woche die richtige Akupressur, um die Bauchspeicheldrüse in Ordnung zu halten.

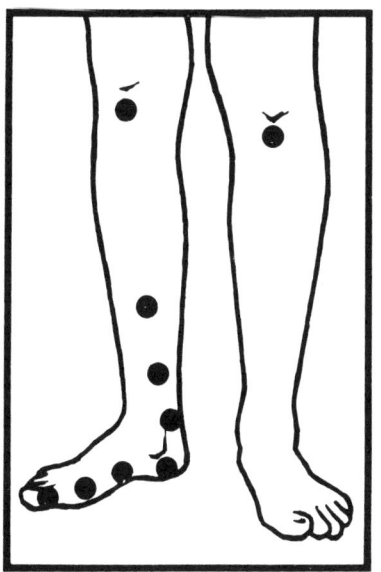

Bei vielen Menschen ist die Beinmuskulatur oft verkrampft. Vor der Akupressur müssen deshalb erst die Verkrampfungen und Verspannungen gelöst werden.

Dabei sind erst einmal zwei Dinge zu beachten, die in der Klinik von Erich Rogatti bei Brisbane in Australien erarbeitet wurden.
1. Nicht nach einer Mahlzeit akupressieren, sondern vorher.
2. Nicht an einem Tag akupressieren, an dem man gleichzeitig eine Röntgenbestrahlung bekommt.

Beides hat sich in der australischen Klinik, die von dem deutschen Heilpraktiker Erich Rogatti geleitet wird, als wirkungslos oder sogar als schädlich erwiesen.

Die ersten wichtigen Punkte befinden sich an den **Innenseiten der Füße** und an den **Innenseiten der Unterschenkel**. Beginnen Sie mit der Akupressur neben der großen Zehe. Gehen Sie dann langsam weiter nach oben. Unterhalb des Innenknöchels vorbei bis zur Hälfte der Wade. Und akupressieren Sie hier nicht einzelne Punkte, die Sie erst suchen müßten, sondern sozusagen die ganze Linie. Sie nehmen dazu am besten und bequemsten alle vier Finger außer dem Daumen. Erst das linke Bein, dann das rechte. Und drücken Sie ruhig fest zu. Wobei Sie bitte darauf achten, daß die Muskeln entspannt sind. Auch hierzu wieder ein Tip: Ein Bein über das andere legen und sich bequem in einen Sessel setzen. So schafft man es am leichtesten.

Der nächste Punkt ist auch aus der Akupunktur bekannt. Er gehört sogar zu den wichtigsten Punkten, und er wird bei vielen verschiedenen Krankheiten behandelt. Er liegt **direkt unterhalb der Kniescheibe** in dem kleinen Grübchen, das man dort sehr leicht ertasten kann. Akupressiert wird diese Stelle mit dem ausgestreckten Zeigefinger.

Wenn es um die Bauchspeicheldrüse geht, darf man nicht vergessen, daß zwischen ihr, der Leber, der Gallenblase und dem Magen ein ständiges und enges Wechselspiel besteht. Alle angegebenen Punkte sollen deshalb nach chinesischen Erfahrungen auch diese Organe beeinflussen und zu einer richtigen und gesunden Tätigkeit anregen.

Das gilt auch für die beiden letzten Punkte zur Vorbeugung gegen eine Erkrankung der Bauchspeicheldrüse. Man braucht wieder etwas Gelenkigkeit, um sie zu erreichen.

Legen Sie sich einmal beide Hände auf den Rücken. Tasten Sie von unten nach oben und tasten Sie immer dicht **links und rechts neben der Wirbelsäule**. Ziemlich weit oben stoßen Sie **gegen den Widerstand der untersten Rippen**. Nun drücken Sie die Haut – gleichzeitig auf beiden Seiten – fest gegen die Rippen und schieben Sie sie einige Male hin und her. Nach meinen eigenen Erfahrungen geht es am besten, wenn man diese Akupressur mit den Außenkanten der Zeigefinger durchführt. So erreicht man noch am leichtesten diese Stellen.

Bauchspeicheldrüsen-Erkrankungen

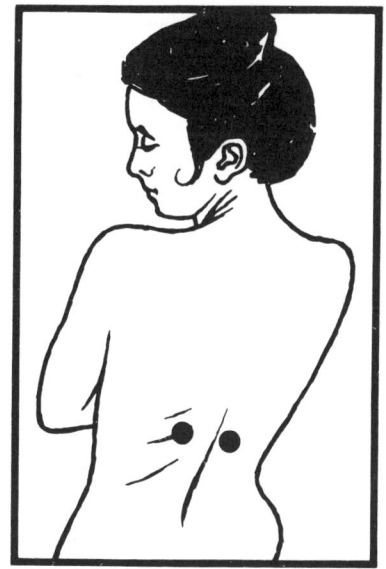

Von den Punkten auf dem Rücken führt eine direkte Reizleitung zu der darunter liegenden Bauchspeicheldrüse. Die Akupressur-Wirkung von hier aus ist besonders stark.

Wer nicht mehr so gelenkig ist, kann sich natürlich auch von einem Helfer akupressieren lassen. Er wird dem Helfer immer sagen können, ob er die richtigen Punkte gefunden hat. Denn sie reagieren druckempfindlich. Man spürt einen dumpfen Druck auch noch Minuten nach der Akupressur. Nur muß bei einem korpulenten Patienten fester akupressiert werden als bei einem schlanken.

Bettnässen

»Ach du lieber Himmel! Schon wieder! Zum drittenmal in dieser Woche muß ich das Bett neu beziehen. Schämst du dich denn überhaupt nicht?«

Solche Vorwürfe hört man auch heute noch in Tausenden von Kinderzimmern, wenn das Kind ein Bettnässer ist, wenn es an Enuresis nocturna leidet, wie die wissenschaftliche Bezeichnung heißt.

Vorwürfe, Strafen und Lächerlichmachen vor anderen gehören selbst in jungen und modernen Elternhäusern noch zur Tagesordnung. Dabei sollten die Eltern wissen, daß kein Kind mit Absicht nachts das Bett naß macht. Es geschieht unbewußt und im Schlaf und ohne Schuld des Kindes. Vorwürfe, Strafen und Lächerlichmachen sind deshalb ganz falsch.

Bettnässen bis zum dritten Lebensjahr ist nach Ansicht der Mediziner nicht als krankhaft zu bezeichnen. Nach dem dritten Lebensjahr allerdings wird es zum Problem.

Nur selten kommt es vor, daß ein Schaden am Rückenmark vorliegt. Ebenso selten ist eine Entzündung der Harnwege schuld am Bettnässen. Vor allem tritt die Enuresis dann nur vorübergehend auf. Sobald der Arzt das organische Leiden geheilt hat, hört das Bettnässen von selber auf.

In fast allen Fällen aber liegt eine psychische Störung vor. Und daran sind meistens die Eltern schuld.

Das Kind ist vielleicht durch eine falsche Erziehung überempfindlich geworden. Es hat bestimmte Erlebnisse innerlich nicht verarbeitet. Oft handelt es sich bei diesen Erlebnissen um häufigen Streit zwischen Vater und Mutter. Eifersucht kann ebenfalls eine Rolle spielen. Es gibt Eltern, die ihren Hund oder ihre Katze besser behandeln als ihr eigenes Kind. Besonders dann, wenn es sich um ein ungewolltes Kind handelt. Oder ein Kind wird eifersüchtig, wenn es ein Brüderchen oder Schwesterchen bekommt, und die Eltern kümmern sich mehr um das Baby. Kinder, die bereits trocken waren, können dann plötzlich zu Bettnässern werden.

Psychisch zu leiden haben auch Kinder, die vernachlässigt werden und den ganzen Tag allein sind, weil Mutter und Vater arbeiten. Aus Sehnsucht nach Liebe weinen sie sich in den Schlaf – und nachts passiert es dann.

Nicht vergessen werden dürfen die Eltern, die glauben, doch wirklich alles für ihr Kind zu tun. Jeder Wunsch wird dem Kind von den Augen abgelesen. Bei jeder Gelegenheit wird es mit Geschenken überhäuft. Es ertrinkt sozusagen im Spielzeug und entwickelt einen Egoismus, dem die Eltern nie einen ernsthaften Widerstand entgegensetzen. Diese Kinder werden trotzig und befehlshaberisch. Sie bestimmen, was sie haben wollen – und die Eltern gehorchen. Daß ihr Kind dabei innerlich vereinsamt, merken sie nicht. Sie schimpfen nur, wenn das Kind zum Bettnässer wird.

Aus all diesen Überlegungen geht hervor, daß die Eltern erst einmal die richtige Einstellung zu ihrem Kind finden müssen. Sie müssen ein Gleichgewicht herstellen zwischen Autorität und Freiheit, zwischen Strenge und Liebe.

Die Akupressur kann ihnen dabei helfen. Alle Punkte dürfen nur mit sanftem Druck oder Klopfen akupressiert werden. Denn die Haut von Kindern ist empfindlicher, die Reizleitungen von der Haut ins Innere des Organismus reagieren schon auf leichten Druck.

Wichtige Punkte liegen **auf dem Rücken.** Akupressiert wird in der Richtung von oben nach unten. Etwa eine Stunde vor dem Schlafengehen. Zuerst vier Punkte links und rechts **neben der Lendenwirbelsäule.** Dreimal von oben nach unten. Dann wird **das Steißbein** akupressiert. Ebenfalls dreimal von oben nach unten.

Es folgen Punkte **auf der Vorderseite des Körpers.** Man legt dem Kind eine Handfläche auf den Unterbauch. Dorthin also, wo sich auch die Harnblase befindet. Nun drückt man leicht zu und übt den Druck etwa fünf Sekunden lang

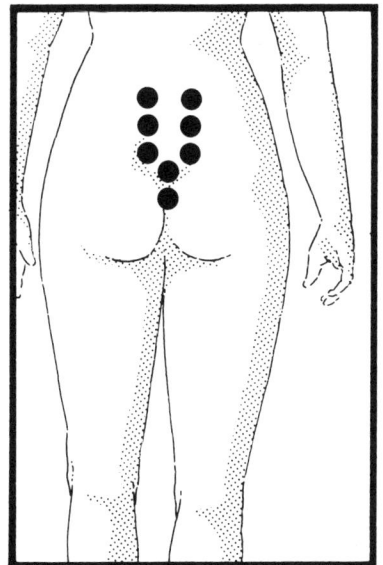

Die Druckstärke richtet sich nach der Konstitution des Kindes. Bei schwächlichen Kindern wird leichter, bei kräftigen stärker akupressiert.

Bettnässen

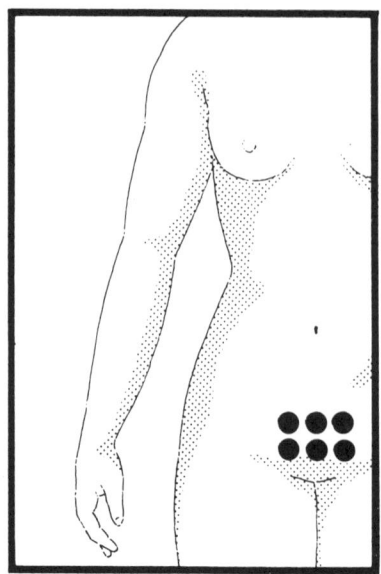

Hier darf nur mit sanftem Druck akupressiert werden.

aus. Das wiederholt man fünfmal, ebenfalls etwa eine Stunde vor dem Schlafengehen.

Durch die Akupressur dieser beiden Stellen wird erreicht, daß das Kind vor dem Schlafengehen noch einmal zur Toilette muß. Die Harnblase wird also für die Nacht entleert.

Weitere drei Punkte müssen drei- bis fünfmal im Laufe des Tages akupressiert werden:

Der eine Punkt liegt **auf dem höchsten Punkt des Mittelscheitels.** Hier ist besonders sorgfältig auf ganz sanften Druck zu achten. Je kleiner ein Kind ist, desto unfertiger und weicher ist hier die Schädeldecke. Man akupressiert nicht mit Klopfen, sondern mit leichtem Druck eines Fingers. Bei jeder Behandlung einmal drücken, das genügt.

Die beiden letzten Punkte befinden sich **an den Beinen.** Hier muß man nicht ganz so behutsam umgehen.

Zunächst die großen Zehen. Genau gesagt: **die Nagelbetten der großen Zehen.** Man nimmt den großen Zeh zwischen Daumen und Zeigefinger und tastet sich genau einen Daumenbreit vom Nagelansatz nach oben. Durch leichtes Zusammenpressen des Zehs zwischen Daumen und Zeigefinger wird akupressiert. Jeweils fünfmal hintereinander. Erst links, dann rechts.

Bettnässen

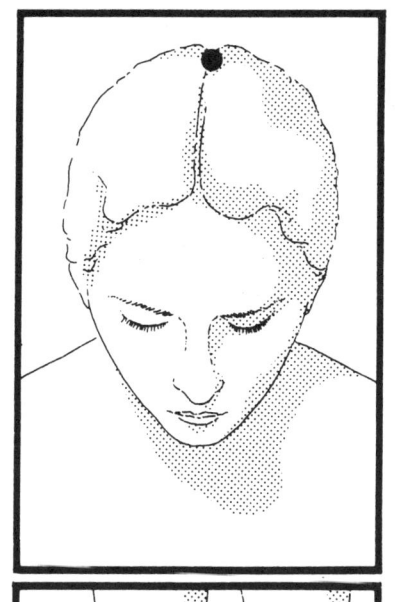

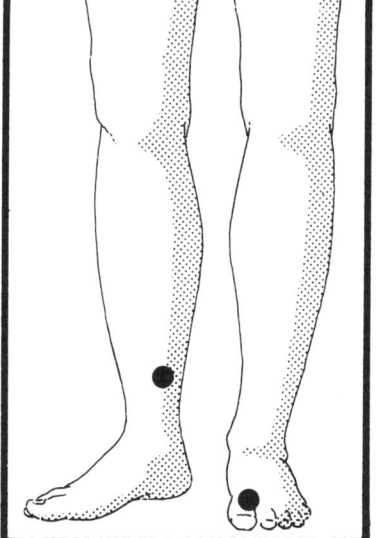

Bei kleinen Kindern ist es die empfindlichste Stelle der Schädeldecke. Zu starker Druck kann großen Schaden anrichten.

Kinder strampeln meistens, wenn sie hier akupressiert werden sollen. Die Beine nicht mit Gewalt festhalten, weil sich sonst die Muskeln verkrampfen. Lieber erst das Kind mit sanfter Geduld beruhigen.

Bettnässen

Die letzten Punkte befinden sich **an den Unterschenkeln, eine Handbreit oberhalb der inneren Knöchel.** Diese Handbreite darf allerdings nicht von Mutter oder Vater gemessen werden. Es muß sich um die Handbreite des Kindes handeln, also um ein individuelles Maß, das bei jedem Kind je nach Größe anders ist.

Wenn man die richtige Stelle gefunden hat, schiebt man die Haut gegen den inneren Rand des Schienbeins fünf Sekunden lang hin und her. Auch kreisende Bewegungen können hier gemacht werden.

Nach Erfahrungsberichten aus China und Japan stellt sich der Erfolg schon nach drei bis vier Wochen ein. Aber jetzt bitte mit der Akupressur nicht aufhören, sondern noch ein halbes Jahr lang fortsetzen, um Rückfällen vorzubeugen.

Bindehautentzündung

Bindehaut und Bindegewebe – was ist das eigentlich? Im Grunde sagte es der Name selber. Es verbindet etwas miteinander. Es ist weich und faserig und kommt überall im Körper vor. Es ist eine Art Füllstoff zwischen den einzelnen Organen. Bindegewebe sorgt dafür, daß die Unterhaut an der Oberhaut befestigt ist. Es hält Knochen, Sehnen und Muskeln in Verbindung. Und in den Augen verbindet die Bindehaut die Lider und die Augäpfel. Sie ist ein schleimhäutiger Überzug, der zwei Aufgaben zu erfüllen hat. Zusammen mit den Augenmuskeln macht er es möglich, daß wir nach links, nach rechts, nach oben oder nach unten sehen können. Er sorgt also mit für die Beweglichkeit unserer Augen. Das nötige »Schmieröl« kommt aus den Tränendrüsen: die Tränen. Man sieht dabei mal wieder, daß mehrere Organe nötig sind, um eine einzige Funktion zu ermöglichen. So wie fast überall im Körper.

Die Bindehaut des Auges hat aber auch noch die Aufgabe, das Eindringen von Fremdkörpern in den hinteren Teil des Auges zu verhindern. Eine Aufgabe, die manchmal nicht ganz gelingt. Denn es kann geschehen, daß doch ein Fremdkörper eindringt. Und das Ergebnis ist dann mit ziemlicher Sicherheit eine Bindehautentzündung.

Allerdings kommen für eine solche Entzündung auch noch andere Ursachen in Frage. Die häufigste ist eine Infektion durch Bakterien oder Viren. Auch Staub, Zug oder Rauch kann die Bindehaut reizen, und da sie sehr empfindlich ist, entzündet sie sich. Daß die Ärzte vor einer zu intensiven Bestrahlung unter der Höhensonne warnen, hat ebenfalls seinen guten Grund. Nicht umsonst raten sie, dabei eine Sonnenbrille oder sogar Augenklappen aufzusetzen. Denn die Strahlen können sehr schnell zu einer Bindehautentzündung führen.

Der Strahlengefahr für die Augen sind unter anderem auch die Schweißer ausgesetzt. Wobei es geschehen kann, daß ein Schweißer seinen Beruf schon jahrzehntelang ausgeübt hat, ohne eine Bindehautentzündung erlitten zu haben. Aber ganz plötzlich, ohne ersichtlichen Grund, kann er die Strahlen nicht mehr vertragen.

Ähnlich kann es einem Bäcker ergehen. Viele Jahre lang hat er mit Mehl zu tun gehabt. Es hat ihm nie etwas ausgemacht. Doch auf einmal reagieren seine Augen allergisch auf das Mehl. Das Ergebnis ist, daß er eine Bindehautentzündung bekommt. Überhaupt die allergischen Ursa-

Bindehautentzündung

chen. Bestimmte Blütenpollen, der Geruch nach Hunden oder Katzen oder Fischen – alles kann zu einer Bindehautentzündung führen. Es ist hier ähnlich wie bei anderen Allergien. Der eine bekommt einen Heuschnupfen, der andere eine Bindehautentzündung. Und der Arzt ist ziemlich ratlos, weil er oft genug nicht herausfinden kann, gegen was sein Patient nun eigentlich allergisch ist.

Bei einer Bindehautentzündung (Konjunktivitis) sollte man auf jeden Fall zum Augenarzt gehen. Er wird Salben und Tropfen verschreiben, die man unbedingt auch anwenden sollte. Außerdem wird er sagen, daß man die Augen nicht reiben soll. Auch dann nicht, wenn es noch so sehr juckt und brennt. Denn das Reiben macht die Sache nur schlimmer.

Hände und Finger weg von den Augen ist auch eine Grundregel in der Akupressur, wenn es um die Bindehautentzündung geht. Die zweite Grundregel lautet: Alles tun, was der Arzt vorgeschrieben hat – und sich außerdem mit Akupressur selber behandeln, weil es die Heilung beschleunigt. Man wird das lästige Augenleiden schneller los.

Die beiden ersten Punkte, die akupressiert werden müssen, liegen **hinter den Ohrmuscheln**. Tasten Sie dort in Höhe der Ohrläppchen einmal die Haut mit den Kuppen der Mittelfinger ab. Sie werden nach

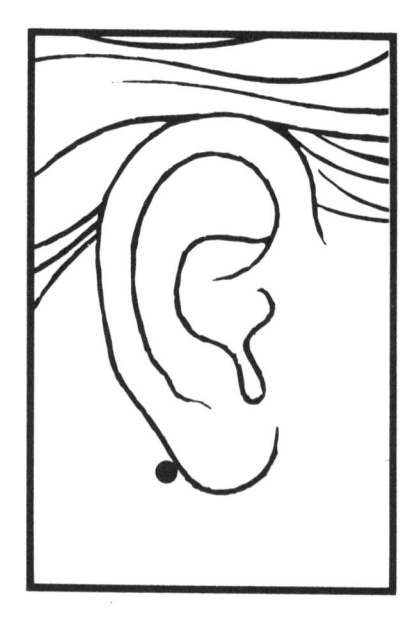

Um den richtigen Punkt hinter den Ohrmuscheln zu finden, muß man erst ein wenig tasten und suchen.

einigem Tasten sehr rasch herausfinden, daß sich hier tiefe Mulden zwischen zwei Knochen befinden. Und nun drücken Sie mehrmals hintereinander so fest wie möglich in diese Mulden hinein.

Sie werden, wie bei vielen anderen Akupressurpunkten, einen dumpfen Schmerz spüren, der auch dann noch anhält, wenn Sie mit der Akupressur aufgehört haben. Ein Beweis dafür, daß Sie richtig akupressiert haben.

Im akuten Stadium einer Bindehautentzündung sollten diese beiden Punkte jeden Tag so oft wie möglich akupressiert werden. Warten Sie, bis der dumpfe Druckschmerz nachgelassen und aufgehört hat, und akupressieren Sie von neuem.

Drei weitere Punkte liegen auf dem Handrücken. Anders als bei den Punkten hinter den Ohrläppchen, die man gleichzeitig akupressieren kann, werden sie nacheinander akupressiert. Erst auf der linken Hand, dann auf der rechten.

Der erste befindet sich in der **Mulde zwischen Daumen und Zeigefinger**. Akupressieren Sie mit dem Daumen der jeweils anderen Hand. Drücken Sie fest zu, bis Sie einen stechenden Schmerz empfinden.

Der zweite liegt **neben dem Nagel der Zeigefinger**, und zwar auf der **Außenseite** des Fingers. Es ist ein Punkt, der auch bei Zahnschmerzen

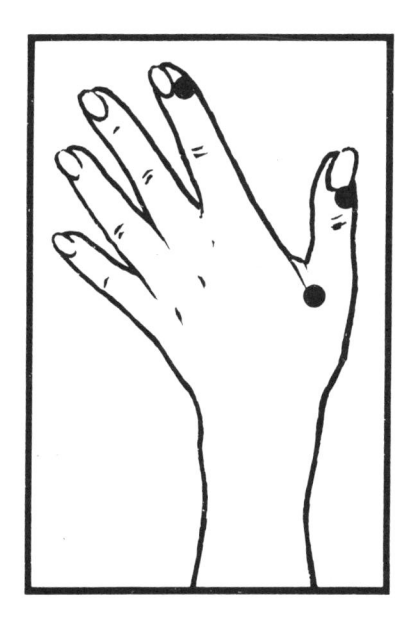

Obwohl die Punkte auf der Hand weit von den Augen entfernt sind, hilft ihre Akupressur gegen die Bindehautentzündung.

Bindehautentzündung

hilft. Akupressieren Sie ihn mit dem Daumennagel der anderen Hand. Aber bitte nicht so fest, daß sich der Daumennagel als Rille in der Haut abzeichnet.

Dasselbe gilt für den dritten Punkt an der Hand. Er liegt dicht **neben dem Daumennagel**, ebenfalls auf der **Außen-** und nicht auf der Innenseite.

Diese beiden letzten Punkte finden Sie am besten, wenn Sie den Daumennagel leicht aufsetzen und die Haut hin und her schieben. Dort, wo Sie einen stichartigen leichten Schmerz spüren, ist die richtige Stelle.

In China wird empfohlen, bei einer Bindehautentzündung auch die Punkte auf der Hand so oft wie möglich am Tag zu akupressieren. Zehnmal am Tag sollte man es mindestens tun, damit die Entzündung so rasch wie möglich abklingt.

Hoher Blutdruck

Es ist noch gar nicht so lange her – nur etwa zwanzig bis dreißig Jahre. Damals sagte man über einen zu hohen Blutdruck: leider eine Alterserscheinung. Man kann diesen Krankheitsprozeß zwar verlangsamen und hinauszögern, aber nur in seltenen Fällen rückgängig machen.

Für jene Zeit, die noch nicht einmal ein halbes Menschenalter zurückliegt, stimmte diese Ansicht fast ohne Einschränkung. Ein zu hoher Blutdruck stellte sich ein, wenn sich mit zunehmendem Alter die Schlagadern, die Arterien, verengten. An den Innenwänden der Arterien, die in jungen Jahren dehnbar und elastisch sind, bilden sich nun einmal kalkartige Ablagerungen, wenn man älter wird. Die Arterien werden dadurch nicht nur enger. Sie werden auch steif und brüchig. Das Blut, das früher ohne die geringste Mühe hindurchströmte, muß sich nun mit sehr viel größerer Mühe seinen Weg bahnen. Und das hat einen höheren Blutdruck zur Folge.

Im Grund hat sich während der letzten zwanzig, dreißig Jahre wenig daran geändert. Arteriosklerose – so nennt man dieses Krankheitsbild – ist auch heute noch die häufigste Erkrankung der Arterien im fortgeschrittenen Alter. Und deshalb sind auch heute noch ältere Menschen besonders gefährdet, was einen zu hohen Blutdruck betrifft.

Trotzdem gibt es einen sehr wesentlichen Unterschied zu früher. Heute haben nämlich immer mehr jüngere Menschen einen zu hohen Blutdruck. Menschen, die erst vierzig, dreißig – oder sogar erst zwanzig Jahre alt sind.

Zuerst haben sich die Mediziner gefragt, ob die Verengung der Arterien durch Kalkablagerungen – die Arteriosklerose – zu einer Art Seuche wird. Aber sie kamen sehr schnell dahinter, daß es außer den Kalkablagerungen noch eine andere Ursache für eine Verengung der Arterien und damit für zu hohen Blutdruck gibt. Und zwar eine nervliche.

Nervliche Überbelastungen, denen ja heute auch die jungen Menschen mehr ausgesetzt sind als früher, Streß am Arbeitsplatz und im Privatleben – das alles übt einen starken Reiz auf das vegetative Nervensystem aus. Auf jenes System also, das unserem Willen nicht unterworfen ist, sondern autonom und automatisch arbeitet.

Eine Zeitlang kann der Organismus den Reiz verkraften, ohne daß etwas geschieht. Dann kommt es zu Erscheinungen, die wir alle kennen, die aber noch nicht konkret, die noch nicht so recht faßbar sind. Man ist öfter gereizt und nervös. Man wird fahrig und kann sich nicht mehr so richtig konzentrieren.

Hoher Blutdruck

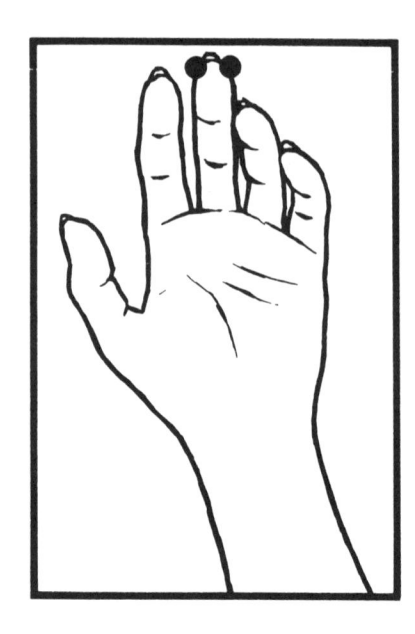

Das Drücken und Ziehen dieser beiden Punkte war in der chinesischen Volksmedizin schon bekannt, bevor die Akupressur wissenschaftlich erforscht wurde.

Schließlich kommt die nächste Stufe. Und dabei zeigen sich bereits faßbare, mit den modernen Geräten der Medizin meßbare organische Veränderungen. Veränderungen, die bei jedem Menschen anders sein können. Der eine bekommt eine Magenschleimhautentzündung, der zweite leidet an Schlaflosigkeit – und der dritte bekommt einen zu hohen Blutdruck, weil die nervlichen Reize seine Arterien in einen dauernden Zustand des Zusammengezogenseins versetzen.

Nun verursacht ein zu hoher Blutdruck keine direkten Schmerzen. Aber wenn er beispielsweise bei einem Vierzigjährigen bereits bei 160 oder 170 liegt, dann kommt es doch zu einer ganzen Reihe von Beschwerden, die nicht nur lästig sind, sondern auch gefährlich werden können. Die Haut ist unnatürlich gerötet. Man spürt das Blut im Hals und in den Schläfen pochen. Man ist von innerer Unrast erfüllt und kommt nicht zur Ruhe. Der Atem geht hastiger als beim gesunden Menschen, und man gerät leichter in Atemnot. Schließlich fängt man an, sein Herz zu spüren. Vor allem in den Ohren scheint es laut und ständig zu pochen. Kein Wunder auch, daß man es spürt. Denn das Herz muß ja erheblich mehr Arbeit leisten, um das Blut durch die verengten Arterien zu pumpen. Mit anderen Worten: es ist überlastet.

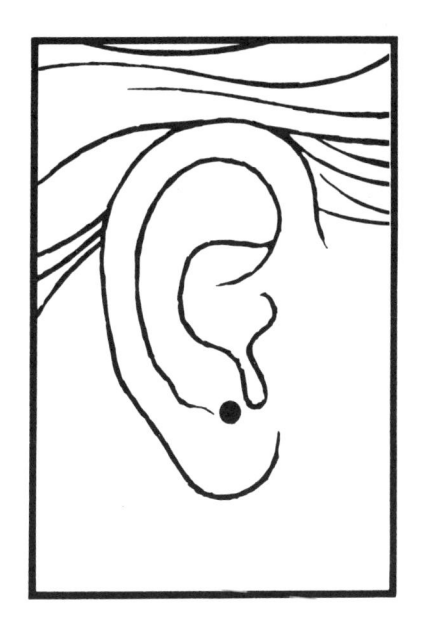

Akupunktur und Akupressur der Ohrläppchen stammt nicht aus dem alten China. Beides ist heute jedoch in die Behandlung aufgenommen worden.

Daß man mit der Akupressur einen zu hohen Blutdruck senken kann, erfuhr ich zum erstenmal durch einen Zufall, und zwar in der thailändischen Hauptstadt Bangkok. Meinem Hotel, dem Hotel Mandarin gegenüber, baute jeden Morgen ein noch junger Chinese eine Art kleine, fahrbare Würstchenbude auf. Nur daß er natürlich keine Würstchen verkaufte, sondern sehr sauber und pikant zubereitete Leckerbissen aus der chinesischen Küche.

Er stand da von morgens bis in die späte Nacht an einer der belebtesten Straßen Bangkoks. Ununterbrochen rasten die Autos auf sechs Spuren im Neunzig-Kilometer-Tempo an ihm vorbei. Er war dauernd eingekeilt in eine unübersehbare Masse von hastenden, schreienden und gestikulierenden Menschen.

Und nun beobachtete ich ihn, wie er in jeder ruhigen Minute seine Mittelfinger zwischen Daumen und Zeigefinger der anderen Hand nahm, fest zudrückte und dann zog.

Schließlich fragte ich ihn, warum er das eigentlich mache. »Oh, Sir, das ist ganz einfach«, erklärte er mir in tadellosem Englisch. »Der Arzt sagt mir, daß ich einen zu hohen Blutdruck habe. Er hat mir Tabletten verschrieben. Aber meine Großmutter in China hatte auch einen zu

Hoher Blutdruck

hohen Blutdruck. Deshalb drückte sie ihre Mittelfinger und zog daran. Sie ist über neunzig Jahre alt geworden. Sie sehen, Sir, chinesische Medizin hilft auch ohne Tabletten.«

Und tatsächlich! Später fand ich in den modernen chinesischen und japanischen Akupressur-Anleitungen zur Selbstbehandlung genau diese Punkte angegeben: Bei zu hohem Blutdruck **erst den linken, dann den rechten Mittelfinger pressen und ziehen**. Dreimal abwechselnd hintereinander. Mindestens fünfmal am Tag.

Aber es sind nicht die einzigen Akupressur-Punkte gegen einen zu hohen Blutdruck. Es gibt auf jeder Körperseite noch drei weitere:

Oberhalb der Ohrläppchen in der Kerbe, die dort zwischen zwei knorpelartigen Wülsten besteht.

In der Kerbe unterhalb der Kniescheiben.

Zwischen Handgelenksfurche und dem oberen Abschluß des Daumenballens.

Bitte **fangen Sie immer auf der linken Körperseite an** und wechseln Sie dann nach rechts hinüber.

Die Punkte im Ohr behandelt man am besten mit dem Nagel von Zeigefinger oder Daumen. Zur Behandlung der Punkte am Knie und am

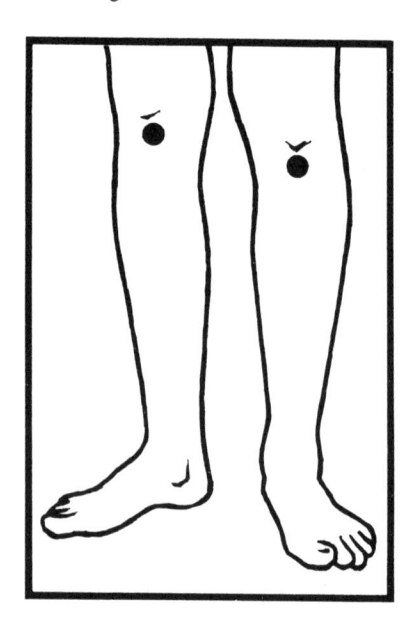

An diesen Stellen wird die Haut leicht hin- und hergeschoben. Die Behandlung kann jedoch auch durch sanftes Klopfen erfolgen.

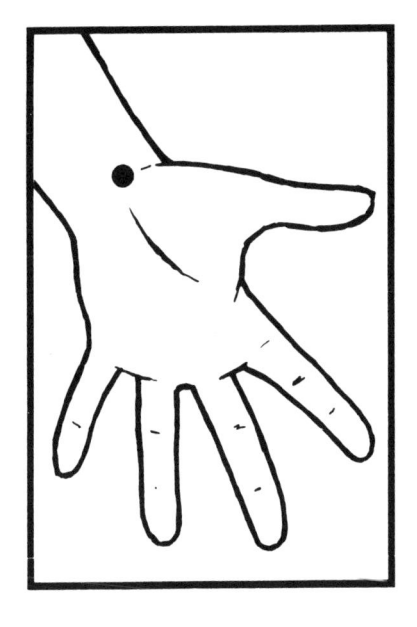

Bei der Behandlung von Punkten im Handgelenk muß man grundsätzlich vorsichtig sein. Man darf nur schwachen Druck ausüben.

Handgelenk legen Sie am besten den gestreckten Mittel- oder Zeigefinger auf die betreffenden Stellen. Verschieben Sie nun die Haut gegen ihre Unterlage hin und her.

Fester Druck und festes Ziehen sind nur bei den Mittelfingern erlaubt. Die übrigen Punkte dürfen nur leicht akupressiert werden. Denken Sie daran, daß sich vielleicht doch schon arteriosklerotische Ablagerungen gebildet haben. Jeder starke Druck würde die Arterien dann nur noch mehr belasten. Jeder leichte Druck aber regt zu einer besseren Tätigkeit an.

Niedriger Blutdruck

Sie mögen es vielleicht nicht glauben, aber es ist so: Über den Blutdruck, der uns alle so sehr interessiert, wird unheimlich viel Unsinn geredet.

Man sagt allgemein, der Blutdruck soll hundert plus das eigene Alter betragen. Bei einem Vierzigjährigen also 140, bei einem Zwanzigjährigen 120. Sobald dieser Wert bei einer Messung mal nicht stimmt, geraten viele Menschen in Aufregung. Sie denken: jetzt bin ich krank.

Sehr oft aber stimmt das überhaupt nicht. Denn auch die Regel »hundert plus das eigene Alter« ist nur ein grober Anhaltspunkt. Manche Menschen werden mit einem »normalerweise« viel zu hohen Blutdruck hundert Jahre alt. Und was den zu niedrigen Blutdruck angeht, von dem man immer sagt, er sei die beste Lebensversicherung: Viele Menschen, die sich auf ihren zu niedrigen Blutdruck verlassen, sterben trotzdem verhältnismäßig früh.

Bitte erschrecken Sie jetzt nicht. Im großen und ganzen ist es nach den Erfahrungen der Ärzte wirklich besser, einen etwas zu niedrigen als einen etwas zu hohen Blutdruck zu haben. Es ist auch nicht weiter schlimm, wenn der Blutdruck hin und wieder regelrecht nach unten sackt. Während des Schlafes und morgens kurz nach dem Aufstehen ist er sowieso niedriger als sonst. Auch bei einem Schock kann er entweder plötzlich in die Höhe schießen oder tief nach unten sinken.

Bedenklicher wird es erst, wenn der Blutdruck dauernd zu niedrig ist und wenn das zu Beschwerden führt. Zu Beschwerden wie ständiger Müdigkeit und Herzklopfen. Auch bei Menschen, die sich nicht richtig konzentrieren können oder leicht schwindlig werden, kann es an einem zu niedrigen Blutdruck liegen. Der Blutdruck ist dann bereits so niedrig, daß vor allem das Gehirn nicht mehr genügend durchblutet wird. Deshalb werden diese Menschen auch leicht ohnmächtig. Sie bücken sich, oder sie heben eine zu schwere Last – und innerhalb von Sekunden verlieren sie das Bewußtsein.

Natürlich kennt die westliche Medizin Medikamente, mit denen der Blutdruck angehoben werden kann. Aber vielfach werden diese Medikamente nicht vertragen. Der Blutdruck steigt zwar, doch dafür stören die Tabletten die Verdauung.

Auch mit der Akupressur kann man einen zu niedrigen Blutdruck anheben – und zwar ohne Tabletten.

Die wichtigste Stelle, die jeder ohne Schwierigkeiten an sich selber behandeln kann, ist der Hinterkopf. Legen Sie einfach die rechte oder linke **Handfläche leicht auf den Hinterkopf**. Dann drücken Sie fünfmal hintereinander fest zu. Und führen Sie diese Behandlung dreimal am Tag durch.

Nach chinesischen Statistiken hat es sich am besten bewährt, wenn die Akupressur des Hinterkopfes direkt nach den Mahlzeiten gemacht wird. Aber bitte regelmäßig. Denn es braucht seine Zeit, bis man einen zu niedrigen Blutdruck auf ein normales Maß bringt.

Auf keinen Fall sollte man sich den Hinterkopf akupressieren, wenn man gerade ärgerlich, böse oder aufgeregt ist. Denn diese seelischen Vorgänge sorgen von selber dafür, daß der Blutdruck ansteigt. Und sei es auch nur für eine kurze Zeit.

Der nächste wichtige Punkt liegt auf der **Innenseite der Unterschenkel**. Setzen Sie sich bitte in einen Sessel, der bequem ist. Jetzt legen Sie den rechten Fuß auf das linke Knie. Dann die linke Hand so auf den rechten Unterschenkel, daß Sie mit dem kleinen Finger so eben noch den inneren Knöchel spüren. Neben dem kleinen Finger liegen der Ring-, der Mittel- und der Zeigefinger, nicht aber der Daumen. Mit ihm fassen Sie um den Unterschenkel herum.

Nun brauchen Sie nur noch den rechten Zeigefinger zu nehmen und

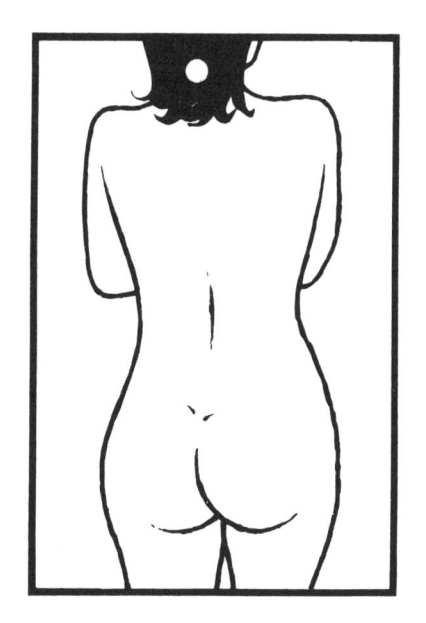

Männer haben es leichter, diesen Punkt am Hinterkopf zu finden. Bei kurzgeschnittenem Haar befindet er sich direkt am Haaransatz.

Niedriger Blutdruck

direkt neben dem linken Zeigefinger zu akupressieren. Drücken Sie fest zu. Dreimal sofort hintereinander. Sie werden spüren, daß sich an dieser Stelle wieder ein sehr druckempfindlicher Punkt befindet. Es ist genau der richtige.

Ich weiß, dieses Hin und Her von links und rechts klingt etwas kompliziert. Aber probieren Sie es in Ruhe und ganz langsam hintereinander aus. Wenn Sie den richtigen Punkt erst einmal gefunden haben, stellen Sie fest, daß es ganz einfach ist.

Die Akupressur dieses Punktes gegen einen zu niedrigen Blutdruck muß immer an beiden Unterschenkeln durchgeführt werden. Ob erst rechts und dann links oder umgekehrt, ist unwesentlich. Nur muß auch diese Behandlung regelmäßig gemacht werden: dreimal pro Tag jeweils dreimal jeden Unterschenkel akupressieren.

Als dritte Stelle hilft ein Punkt, der an der **Innenseite des kleinen Fingers dicht neben dem Fingernagel** liegt. Er ist sehr leicht zu finden, weil er druckempfindlich ist. Sie brauchen die Umgebung des Nagels nur leicht mit dem Daumennagel abzuklopfen. Sie spüren dann, daß es an einem ganz bestimmten Punkt etwas weher tut als direkt daneben. Das ist der Punkt, den Sie akupressieren müssen. Bitte auch hier wieder dreimal

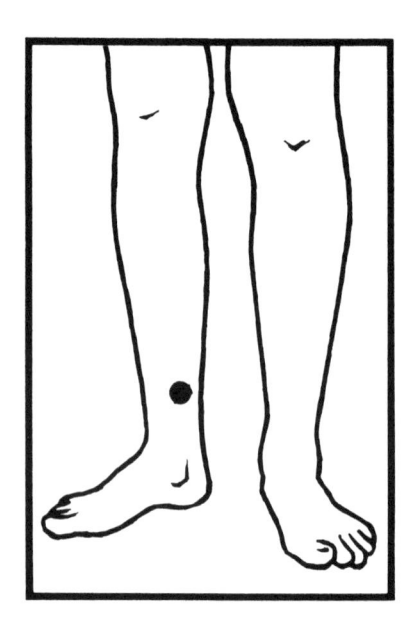

Der Punkt gegen zu niedrigen Blutdruck am Unterschenkel reagiert besonders druckempfindlich.

kurz hintereinander und dreimal am Tag. Und auf keinen Fall zu fest. Ein leichter bis mittelstarker Druck reicht vollkommen aus.

Wie lange es dauert, bis man durch die Akupressur einen zu niedrigen Blutdruck normalisiert hat, das ist bei jedem Menschen anders. Aber es gibt eine Möglichkeit, den Erfolg zu kontrollieren.

Jeder weiß doch von sich selber, wie lange bei ihm eine Wunde braucht, um zu verheilen. Etwa so lange muß auch die Akupressur angewendet werden. Bei dem einen also länger, beim anderen kürzer, denn auch die Zeit der Wundheilung ist bei jedem anders.

Fragen Sie mich jetzt bitte nicht, wieso da Zusammenhänge bestehen. Die Wissenschaft weiß es nicht, sie kann keine Antwort darauf geben, sondern nur bestätigen, daß es diesen Zusammenhang erfahrungsgemäß tatsächlich zu geben scheint.

Sollte sich wider Erwarten kein Erfolg einstellen, dann lassen Sie sich bitte gründlich untersuchen. Denn in diesem Fall könnte es unter Umständen sein, daß Sie an einer Drüsenstörung oder an einem Kreislaufschaden leiden, die erst behoben werden müssen.

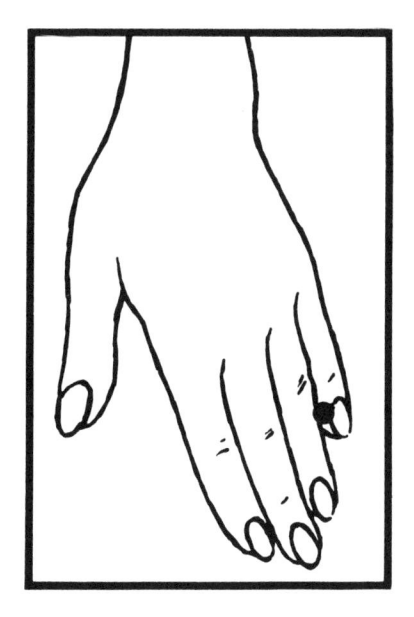

Am besten ist dieser Punkt mit dem Daumennagel derselben Hand zu erreichen.

Brechreiz

Es gibt ein rund dreitausend Jahre altes Buch über die chinesische Heilkunde. Es heißt: »Die inneren Meridiane«. Darin steht: »Zur Heilung von Krankheiten sind Nadelsteine geeignet.«

Vor knapp zweitausend Jahren schrieb ein chinesischer Arzt namens Xu Shen ein Buch und erwähnte: »Nadelsteine sind Steine zur Behandlung von Krankheiten.«

Damals in grauer Vorzeit hat man also Steine genommen, um sie auf bestimmte Hautpunkte zu drücken. Man weiß heute, daß diese Steine vorher zugespitzt wurden.

Nach den Steinen wurden neue Materialien entdeckt. Knochen, die man zuspitzen konnte. Bambussplitter, die ebenfalls spitz waren. Getrocknete Kräutermischungen, die im Feuer erhitzt und dann auf die Haut gelegt wurden.

Wie es im Laufe der Zeit weiterging, schildert Dr. Fu Wei Kang von der Hochschule für chinesische Medizin in Shanghai. Er sagt: »Nach Erfindung des Metallgießens wurden Nadeln aus Kupfer, Eisen, Silber, Gold und Stahl verwendet.«

Heute sagt man in China: Warum mit Gold? Warum mit Silber oder Edelstahl? Die eigenen Hände können in vielen Fällen das gleiche Ergebnis erzielen. Die Erfahrung hat es doch gezeigt.

Die Erfahrung hat es besonders gezeigt, wenn es um eine typische Kinderkrankheit geht. Jede Mutter kennt es, daß ihr Kind zu ihr kommt und behauptet, sich gleich erbrechen zu müssen. Es passiert morgens nach dem Aufstehen, kurz vor dem Gang zur Schule, vor dem Mittagessen, bei den Schularbeiten oder vor dem für die ganze Familie vorgesehenen Spaziergang am Abend.

Was Brechreiz und Erbrechen ist, steht klar und deutlich in den medizinischen Fachbüchern. Es ist das krampfartige Ausstoßen des Mageninhalts durch die Speiseröhre nach oben. Man fühlt sich übel und miserabel. Aber wie kommt es dazu?

Da gibt es einmal das Erbrechen bei der Reisekrankheit, wissenschaftlich Nausea genannt. Jeder vierte bis fünfte hat zu Beginn einer Reise das Gefühl von Übelkeit. Und bei Kindern tritt es besonders häufig auf.

Zu Brechreiz kommt es natürlich auch, wenn man sich den Magen verdorben oder zum Beispiel durch Alkohol vergiftet hat. Ebenso kommen ein zu hoher Druck im Gehirn oder ein Darmverschluß als Ursache in Frage.

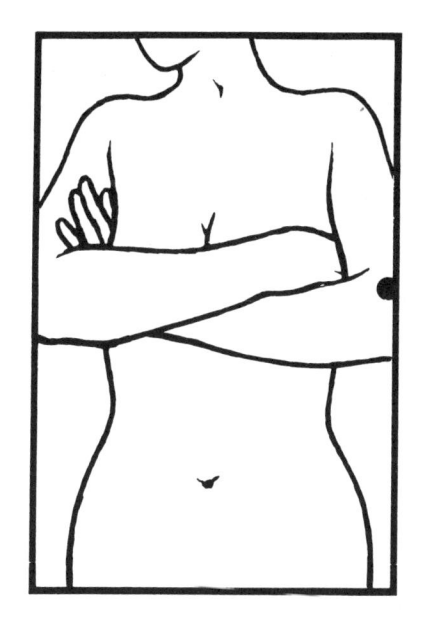

Wie in den meisten Fällen, so wird auch dieser Punkt nicht nur links, sondern auch am rechten Arm akupressiert.

Bei Kindern haben Brechreiz und Erbrechen sehr oft psychische Gründe. Ein Kind empfindet Widerwillen gegen bestimmte Speisen. Es ärgert sich, weil es zu spielen aufhören soll. Es hat plötzlich Angst vor der Schule, weil es genau weiß, daß an diesem Tag eine Klassenarbeit geschrieben werden soll.

Es existieren Dutzende von Mitteln und Mittelchen gegen diese Art von Brechreiz: nervenberuhigende Medikamente, Vitamin B 6, Antihistamine und etwas, das als Ceroxalat-Komplexverbindung bezeichnet wird. Die einen raten bei Brechreiz zu Milch oder Buttermilch. Die anderen zu Weißbrot, fester Kost oder Schokolade oder Zucker oder Mehl.

Eine solche Vielzahl gegen ein Leiden verrät immer Unsicherheit. Man weiß nicht so recht, was man eigentlich tun soll. Also versucht man mal dieses und mal jenes. Wenn es hilft, hat man Glück gehabt. Wenn es nicht hilft, muß man eben etwas anderes ausprobieren.

In der Akupressur ist diese Unsicherheit nicht vorhanden. Das Gesundheitsamt der chinesischen Provinz Hopei hat die Erfahrungen aus vielen anderen Provinzen gesammelt. Und siehe da, es stimmte alles überein, und es handelte sich nur um drei Stellen, die akupressiert werden müssen.

Die erste findet man am Ellenbogen. Erst werden die Arme leicht

Brechreiz

angewinkelt. Auf der Außenseite der Arme sieht man dann die Ellenbogenfalte. Der richtige Punkt liegt genau in der **Mitte zwischen dem Ende dieser Falte und dem Ellenbogenknochen**. Drücken Sie die Haut fest gegen den Knochen, den Sie hier spüren. Am besten mit dem Daumen der anderen Hand. Schieben Sie die Haut gegen den Knochen einige Male hin und her.

Die zweite Stelle befindet sich auf der **Innenseite des Handgelenks**. Zwei Fingerbreit oberhalb der Stelle, wo der Puls gefühlt wird. Bitte hier nur mit leichtem Klopfen akupressieren.

Der dritte Punkt liegt direkt **unterhalb der Kniescheibe**. Allerdings nicht in der Mitte des Beines, sondern ein bißchen **nach außen**. Sie finden ihn leicht. Denn wenn Sie in der Mitte anfangen zu tasten und nach außen gehen, finden Sie eine kleine Mulde. Genau dort ist es richtig. Drei- bis fünfmal fest zudrücken, das genügt in den meisten Fällen.

Die Akupressur gegen Brechreiz sollte bei den allerersten Anzeichen eines Anfalles durchgeführt werden. Dabei muß man natürlich Rücksicht nehmen auf die allgemeine Konstitution eines Kindes. Bei zarten und kleinen Kindern also leichter akupressieren. Bei robusten und älteren Kindern ruhig fest zudrücken.

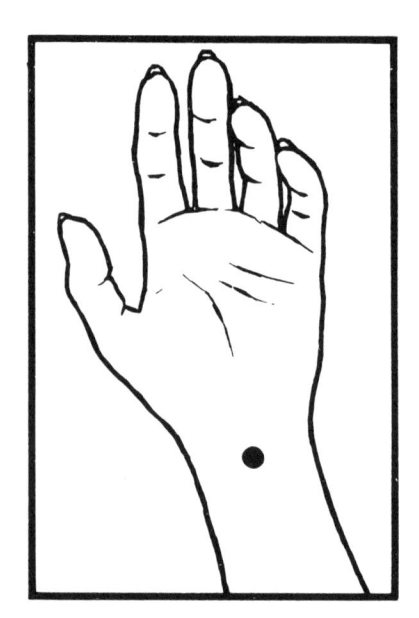

Mit dem Punkt im Handgelenk muß man besonders bei kleinen und schwachen Kindern vorsichtig sein.

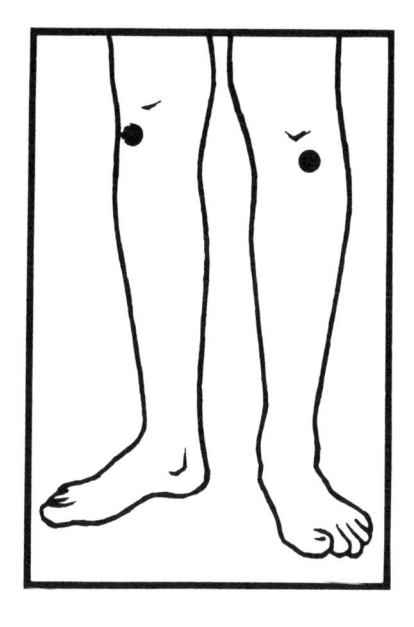

Um den Punkt unterhalb der Kniescheibe zu finden, muß man von der Mitte des Beins ein wenig nach außen gehen.

Akupressiert werden in diesem Fall immer beide Körperseiten, also links und rechts. Es spielt dabei keine Rolle, auf welcher Seite man anfängt.

Wenn ein Kind häufiger zu Brechreiz neigt, sollte nicht nur direkt vor einem Anfall akupressiert werden, sondern regelmäßig einmal am Tag. Auch dann, wenn das Kind sich völlig normal verhält. Das dient nicht der Bekämpfung eines akuten Anfalles – aber es wirkt vorbeugend.

Bronchitis

Es gibt Volkskrankheiten, unter denen Millionen von Menschen leiden – und trotzdem sind ihre tieferen Ursachen trotz jahrzehntelanger Forschung immer noch unbekannt. Oder es gibt so viele Möglichkeiten als Ursache, daß der behandelnde Arzt vor einem Berg von Schwierigkeiten steht. Bevor er richtig behandeln kann, muß er schließlich erst die Ursache kennen. Denn zumindest jeder verantwortungsbewußte Arzt will ja die Beschwerden nicht nur durch dämpfende Medikamente unterdrücken und betäuben. Er will die eigentliche Ursache aufspüren und dann sozusagen von unten her, von der Wurzel des Übels aus, seinen Patienten behandeln und nach Möglichkeit heilen.

Am einfachsten haben es noch die Chirurgen. Gewiß, ihre Arbeit ist meistens sehr schwer. Schwer in zweifacher Hinsicht: Einen Knochen durchzusägen, das erfordert die körperlichen Kräfte eines Schwerarbeiters. Körperlich schwache Menschen brauchen es in diesem Beruf gar nicht erst zu versuchen. Andererseits braucht der Chirurg aber auch das Fingerspitzengefühl eines Geigenvirtuosen. Denn bei sehr vielen chirurgischen Eingriffen geht es um Bruchteile von Millimetern, damit die chirurgische Behandlung gelingt.

Nur über eines brauchen sich die Chirurgen keine Gedanken zu machen: über die Ursache. Ein gebrochener Arm ist ein gebrochener Arm. Ob der Arm bei einem Sturz von der Treppe, bei einer Schlägerei oder einem Autounfall gebrochen wurde, das spielt überhaupt keine Rolle.

Anders ist es, wie gesagt, bei den Volkskrankheiten, wo auf mühsamen Wegen erst die Ursache gefunden werden muß. Eine sehr häufige Volkskrankheit ist die Bronchitis, eine Entzündung der feinen und feinsten Verästelungen der Luftröhre.

Um das Wesen einer Bronchitis zu verstehen, muß man zunächst einiges über das System unserer Atemwege wissen. In Höhe des vierten Brustwirbels teilt sich unsere Luftröhre in zwei Äste. Zur Lunge hin verzweigen sich diese Äste immer mehr, sozusagen wie die Krone eines Baumes. Zum Schluß – in der Lunge – sind die Zweige (= Bronchien) sehr winzig. Die Medizin nennt sie Alveolen.

Hier in den Alveolen findet der Gasaustausch zwischen Luft und Blut statt. Das Blut in den Lungen bringt verbrauchte, mit Stickstoff beladene Luft aus dem ganzen Körper mit und gibt sie in die Alveolen ab. Diese verbrauchte Luft geht durch die Bronchien und die Luftröhre nach draußen. Wir atmen sie aus.

Umgekehrt gelangt die frische, sauerstoffreiche Luft beim Einatmen durch Luftröhre, Bronchien und Alveolen in der Lunge ins Blut.

Bronchitis

Bei einer Bronchitis sind die Schleimhäute der Bronchien entzündet und geschwollen. Die Folgen sind dauernder Hustenreiz, Schmerzen in der Brust beim Atmen, Kopfschmerzen, Fieber und ein schleimiger Auswurf. Aber wie kommt es zu einer Bronchitis?
- Raucher sind besonders gefährdet, weil der eingeatmete Rauch die Schleimhäute reizt. Man spricht dann auch von einem Raucherhusten.
- Die Bronchien verkrampfen sich plötzlich, sie verengen sich – meist aus unbekannten Gründen.
- Eine Allergie kann schuld sein. Und hier wird es besonders schwierig: Gegen was ist der Patient allergisch? Gegen ein bestimmtes Nahrungsmittel wie zum Beispiel Fisch oder Eier? Gegen Blütenstaub? Gegen den Staub, der beim Bettenmachen entsteht oder der von der Zentralheizung hochgewirbelt wird? Gegen die Haare oder den Geruch von Hunden, Katzen oder anderen Tieren? Gegen die Gerüche, die er in Werkstätten oder in der Industrie bei der Arbeit einatmen muß?
  Über dreihundert mögliche Allergien sind von der Wissenschaft bis heute festgestellt worden. Fachleute sagen, daß es in Wirklichkeit noch viel mehr gibt. Wobei auch eine Allergie gegen das Klima in Frage kommen kann.
- Wenig bekannt ist, daß auch psychische Vorgänge eine Bronchitis hervor-

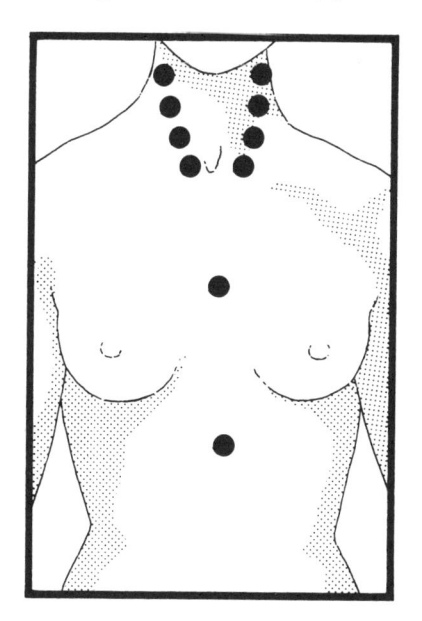

Hier ist bei Bronchitis die richtige Reihenfolge wichtig: Brustmitte, Hals, unterhalb des Brustbeins.

Bronchitis _____ 58

rufen können. Zwei typische Beispiele: Man hat Angst vor dem nächsten Anfall – und diese Angst führt prompt zu einem neuen Anfall. Ein Phänomen, das man auch bei vielen anderen Krankheiten beobachten kann. Oder man hat einen Menschen in der Bekanntschaft, den man auf den Tod nicht ausstehen kann. Sobald er auftaucht, bekommt man einen Anfall.

Bei der Akupressur zeigt sich nun etwas Erstaunliches, das man mit der Chirurgie vergleichen kann: Es gibt Punkte, bei denen die Ursachen unwichtig sind. Wenn sie richtig akupressiert werden, helfen sie bei allen Ursachen.

Der erste Punkt liegt **auf der Brustmitte, auf dem Brustbein in Höhe der vierten Rippen von oben.** Zu finden ist der Punkt sehr leicht. Unterhalb des Halses sucht man erst einmal die oberste Rippe. Dann geht man von Rippe zu Rippe nach unten, bis man die vierte gefunden hat.

In dieser Höhe hat das Brustbein eine kleine Erhöhung. Man drückt den Mittelfinger der linken oder auch der rechten Hand fest auf diese Erhöhung und schiebt die Haut nach unten und nach oben. Zwanzigmal hintereinander. Es sollte wenigstens fünfmal am Tag akupressiert werden. Auf jeden Fall morgens nach dem Aufwachen noch im Bett und abends vor dem Schlafengehen. Die übrigen Behandlungen kann man beliebig über den Tag verteilen.

Dann akupressiere man **den Hals.** Angefangen wird auf beiden Seiten **neben**

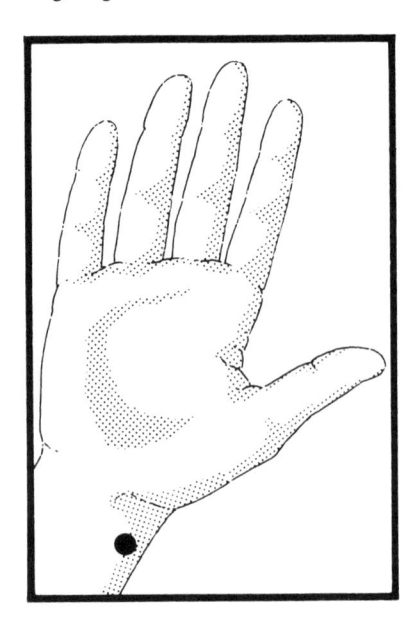

Alle Punkte in Pulsnähe spielen auch in der Akupunktur mit Nadeln eine wichtige Rolle.

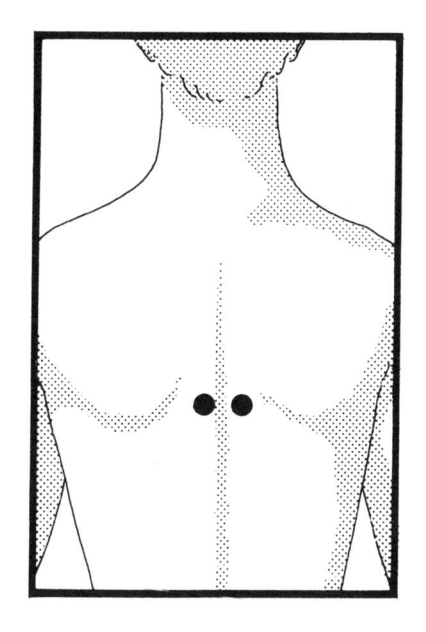

Bronchitis-Anfälle überfordern das Zwerchfell. Von hier aus können Verkrampfungen gelockert werden.

dem Kehlkopf. In einer schräg nach außen laufenden Linie wird nach oben bis zum Unterkiefer akupressiert. Am einfachsten geht das, wenn man beide Hände so an den Kopf legt, daß die Finger auf den Ohrmuscheln liegen. Die Daumen sind dann in der richtigen Position, um den Hals zu akupressieren.

Aber bitte nur ganz vorsichtig mit sanftem Klopfen akupressieren. Nur einmal von unten nach oben, dreimal am Tag.

Mit sanftem Druck muß auch der dritte Punkt behandelt werden. Es handelt sich um den Punkt **direkt unterhalb des Brustbeins,** dort, wo man beim Abtasten von oben nach unten vom knöchernen Brustbein in weiches Gewebe kommt. Hier fünfmal hintereinander klopfen, am besten mit der Kuppe des Mittelfingers. Dreimal am Tag.

Diese Punkte helfen ganz generell bei Bronchitis. Während eines Anfalls können noch zwei spezielle Punkte akupressiert werden:

Von dort, wo **im Handgelenk** der Puls gemessen wird, geht man einen Fingerbreit nach oben und akupressiert jeweils mit dem Daumen der anderen Hand. Erst links, dann rechts.

Von hier aus bewirkt man eine Auflösung der Verkrampfung während des Anfalls. Akupressiert wird nur mit leichtem Druck. Über die Dauer kann jedoch keine Regel aufgestellt werden, weil die Stärke eines Anfalls individuell verschieden ist. Bei dem einen genügen vielleicht wenige Sekunden, der andere muß unter Umständen minutenlang akupressieren.

Dasselbe gilt für einen Punkt **auf dem Rücken,** von dem aus man Verkrampfungen des Zwerchfells lösen kann. Das ist wichtig, weil das Zwerchfell bei einem Bronchitis-Anfall sehr stark beansprucht wird. Der Punkt liegt **auf dem Rückgrat zwischen den Ansatzpunkten der siebten und der achten Rippe.** Hier wird mit mittelstarkem Druck akupressiert, bis der Anfall vorbei ist.

Am besten läßt man sich hier bei der ersten Behandlung helfen. Jemand, den Sie kennen, sucht erst einmal den richtigen Punkt und akupressiert ihn. Dadurch bekommen Sie ein Gefühl dafür, wo er liegt. Bei einiger Gelenkigkeit erreichen Sie ihn mit dem Daumen einer Hand selber. Im Sitzen geht es am leichtesten.

Ich sagte, daß die Akupressur sozusagen ohne Rücksicht auf die möglichen Ursachen hilft. Wer jedoch schon länger an Bronchitis leidet, sollte trotzdem zum Arzt gehen. Vielleicht läßt sich die auslösende Ursache feststellen und beseitigen. Danach kann man sogar auf die Akupressur verzichten – oder sie nur noch zur Vorbeugung anwenden.

Depressionen

Es gibt Tage, an denen man die Welt nur düster, grau in grau und schwarz in schwarz sieht. Man sagt sich: Heute geht alles schief. Ich habe einen schlechten Tag. Was ich anfange, endet bestimmt mit einer Katastrophe. Überall mache ich Fehler. Der Chef wirft mich raus, wenn er es merkt. Und nach Feierabend bekomme ich garantiert dazu auch noch privaten Ärger.

Ich glaube, daß jeder von uns hin und wieder einen solchen Tag erlebt. Man fühlt sich niedergeschlagen, ohne daß ein besonderer Grund vorliegt. Man begegnet seinen Mitmenschen mit Mißtrauen, obwohl sie gar keinen Anlaß dazu gegeben haben. Es fehlt einem an Willenskraft, und eigentlich hat man zu überhaupt nichts Lust.

Sie sagen jetzt wahrscheinlich: Nun ja, diese Tage gibt es, und da kann man nichts machen. Außerdem ist es nicht weiter tragisch. Am nächsten Tag sieht die Welt wieder freundlicher aus.

Die Ärzte sehen das allerdings anders. Sie sprechen von psychischen Störungen und von beginnenden Depressionen. Sie zitieren wissenschaftliche Untersuchungen und weisen darauf hin, daß jeder dritte gelegentlich unter depressiven Stimmungen zu leiden hat. Und das nicht nur – wie früher – vorwiegend ältere und vereinsamte Leute, sondern immer mehr jüngere Menschen.

Leider stimmt es, was die Ärzte sagen. Depressionen sind heute zu einer Art Seuche geworden, die sich niemand so recht erklären kann. Wir quälen uns mit negativen Gedanken und wissen selber nicht genau, warum wir das eigentlich tun. Denn einen konkreten Anlaß haben wir nicht.

Welche Bedeutung depressive Stimmungen haben, kann man am steigenden Verbrauch der entsprechenden Medikamente ablesen. Von Jahr zu Jahr werden immer mehr sogenannte Psychopharmaka verkauft. Tabletten, Dragées, Pillen und Tropfen, die Depressionen bekämpfen und dafür gute Laune herbeizaubern sollen.

Die Ärzte warnen vor diesen Mitteln. Sie sagen: wenn sie eine Zeitlang eingenommen werden, dann wird man abhängig davon, man wird süchtig wie nach Alkohol, Nikotin oder Rauschgift.

In China werden die Psychopharmaka erst gar nicht verordnet. Das heißt, sie bleiben den schweren Fällen vorbehalten, in denen wirklich nur Medikamente helfen können. Erfahrungsgemäß aber sind das die wenigsten. In den meisten Fällen einer Depression kann man sich durch Akupressur ohne Tabletten selber helfen. Und zwar nach dem aus China

Depressionen

stammenden Ausspruch: Der richtige Druck der Hände und Finger bringt die Quellen des Lebens zum Fließen.

Der wichtigste Punkt *gegen* Depressionen und *für* eine gute Laune befindet sich oberhalb der Leber, also **auf dem rechten Oberbauch**. Behandeln Sie diesen Punkt gleich morgens nach dem Aufwachen, wenn Sie noch im Bett liegen. Legen Sie sich die flache Hand auf den rechten Oberbauch und drücken Sie zehn- bis fünfzehnmal kurz und fest zu.

Manche Menschen empfinden bei der Akupressur dieser Stelle einen dumpfen bis stechenden Druck. Das ist immer ein Anzeichen für eine Erkrankung der Leber. Eine Erkrankung, von der man bisher vielleicht noch gar nichts gewußt hat. Bitte gehen Sie möglichst umgehend zum Arzt und lassen Sie Ihre Leber gründlich untersuchen, wenn Sie diesen Druckschmerz spüren. Die Akupressur für gute Laune brauchen Sie trotzdem nicht abzubrechen. Aus China gibt es sogar Berichte, nach denen eine auf diese Art entdeckte Leberstörung durch Akupressur geheilt wurde.

Die nächsten Punkte, über die man Depressionen bekämpfen kann, liegen **neben den Nägeln der beiden Mittelfinger**. Man findet sie automatisch, wenn man mit dem Daumen gegen die Mittelfinger klopft. Bitte so fest wie möglich klopfen, etwa fünfmal hintereinander. Auch diese Aku-

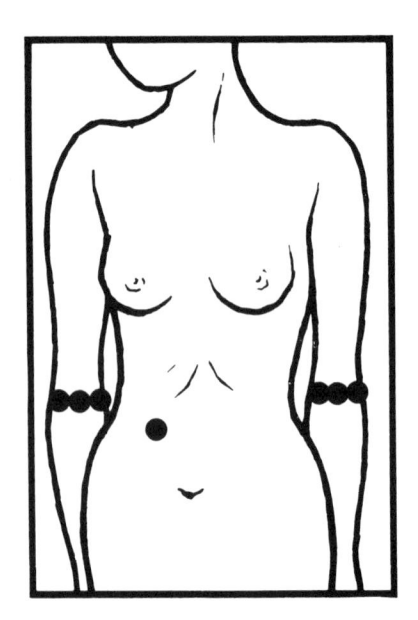

Der wichtigste Punkt gegen Depressionen liegt oberhalb der Leber. Die Punkte in den Ellenbeugenfalten wirken unterstützend.

pressur führt man am besten gleich morgens nach dem Aufwachen durch. Man kann sie während des Tages beliebig oft wiederholen.

Für die nächsten Punkte braucht man fremde Hilfe. Setzen Sie sich bitte auf einen Hocker und machen Sie einen leichten Katzenbuckel. Die Arme müssen locker nach unten hängen, und die Rückenmuskulatur muß völlig entspannt sein.

In dieser Haltung sind auf dem Rücken die Schulterblätter leicht zu ertasten. Auf **die inneren Ränder dieser Schulterblätter** kommt es an. Beide Hände drauflegen und fünfmal hintereinander akupressieren. Der Druck sollte nur mittelstark sein. Auch diese Behandlung kann mehrmals am Tag durchgeführt werden.

Schließlich folgen noch einige Punkte auf den Armen. Genauer gesagt: auf den Innenseiten der Arme. Zuerst akupressieren Sie bitte **die gesamte Ellenbogenfalte**. Die Falte also, die sich bildet, wenn die Arme etwas angewinkelt werden. Am besten fängt man links an und wechselt nach fünfmaligem Druck zum rechten Arm.

Zum Schluß werden die **Handgelenke** akupressiert – dort, **wo auch der Puls gefühlt wird**. Am einfachsten geht das mit dem Daumen der anderen Hand. Sie brauchen bloß um das Handgelenk herumzugreifen. Aber bitte

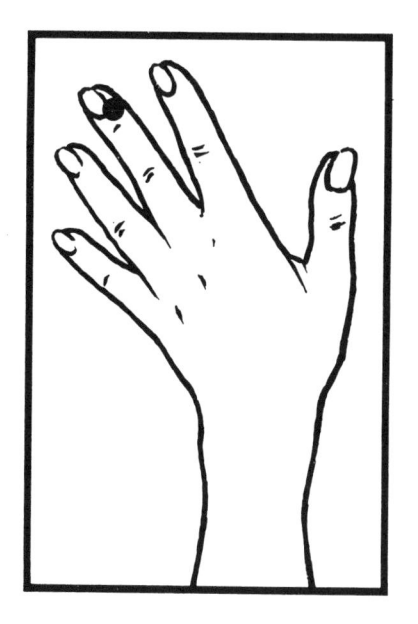

Auch vom Mittelfinger aus kann man mit der Akupressur auf die Psyche einwirken.

Depressionen 64

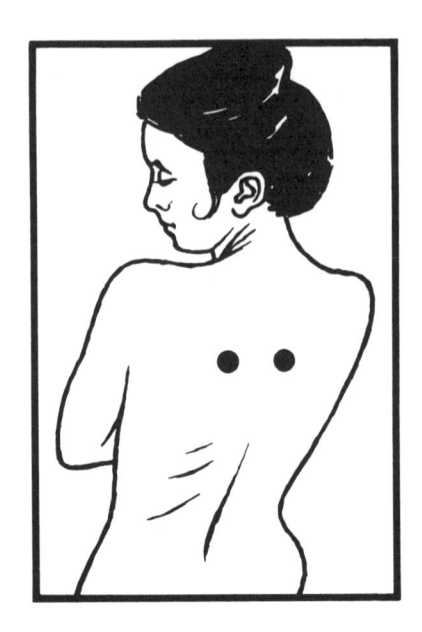

Die meisten Menschen sind nicht gelenkig genug, diese Punkte auf dem Rücken zu erreichen. Sie können aber auch von einem Helfer akupressiert werden.

nur zwei- bis dreimal kurz und nicht zu fest zudrücken. Denn die Akupressur dieser Punkte hat eine sehr starke Wirkung. Sie regt den Kreislauf an, und sie kann auch den Herzschlag beschleunigen. Menschen mit einem schwachen Herzen sollten deshalb besonders vorsichtig sein und auf die Akupressur dieser Punkte sogar verzichten, wenn sie dabei Herzklopfen bekommen.

Zu kleinen Zwischenfällen kann es bei der Akupressur ebenso wie bei der Akupunktur kommen. Das sollte jeder wissen, der sich selber behandelt. Schwindelgefühle können sich einstellen. Es kann Schweiß ausbrechen. Es flimmert plötzlich vor den Augen, und es wird einem auf einmal übel.

Das klingt gefährlich, ist aber vollkommen harmlos. Denn letzten Endes zeigt es nur, daß der Organismus auf die Akupressur reagiert, daß eine Umstellung begonnen hat.

Man legt sich einen Augenblick hin, entspannt alle Muskeln und schließt die Augen. Außerdem gibt es einen Punkt, den man bei allen derartigen Zwischenfällen akupressieren kann: die Hautfurche zwischen Nase und Oberlippe. Legen Sie den Mittelfinger in diese Hautfurche und drücken Sie die Haut fest gegen die Zähne. Meistens empfindet man dabei

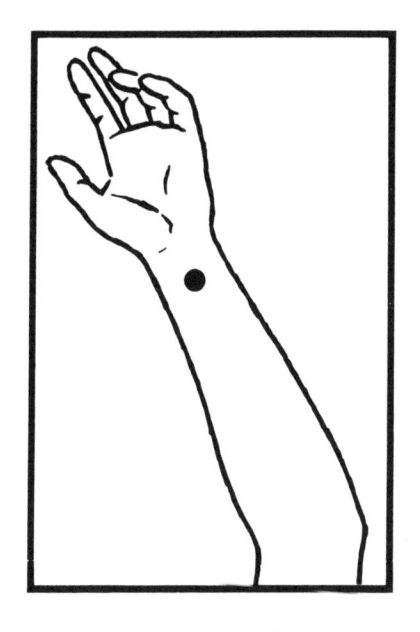

Der Punkt im Handgelenk hat eine sehr starke Wirkung auf den Kreislauf. Er kurbelt ihn an.

ein etwas unangenehmes Gefühl. Akupressieren Sie trotzdem weiter. Sie werden sehr bald feststellen, daß die Begleiterscheinungen aufhören. Shui-gu, so heißt diese Akupressurstelle auf Chinesisch. Aber fragen Sie mich bitte nicht, was dieser Begriff bedeutet. Denn eine richtige Übersetzung gibt es nicht. Wahrscheinlich ist die Bezeichnung Tausende von Jahren alt, und niemand kann sich an den Ursprung erinnern.

Durchfall

Ich glaube, jede junge Mutter macht sich Sorgen, wenn ihr Kind zum erstenmal Durchfall hat. Denn bei Durchfall mit flüssigem und sehr häufigem Stuhlgang muß ja mit dem Magen etwas nicht in Ordnung sein.

Nun, meistens ist der Durchfall bei kleinen Kindern harmlos. Vielleicht haben sie zu hastig gegessen und zuwenig gekaut. Nach ein oder zwei Tagen hört der Durchfall von selber auf.

Etwas komplizierter kann es mit dem Durchfall bei Erwachsenen sein, wenn er länger andauert. Auch hier spielen hastiges Essen und mangelhaftes Kauen eine Rolle. Vor allem Menschen, die wenig Zeit zum Essen haben, leiden dann leicht unter Durchfall. Aber es gibt auch noch andere Ursachen für dieses lästige Übel: Nikotin, Alkohol, ein fehlerhaftes Gebiß, zu starke Gewürze.

Betroffen werden vor allem auch berufstätige Männer, die mit zunehmendem Alter in der ständigen Angst leben, mit ihren jüngeren und ehrgeizigen Kollegen nicht mehr Schritt halten zu können. Diese Angst, die oft unbewußt ist und die man nicht wahrhaben will, schlägt auf den Magen und führt zu Durchfall.

Bedenklich wird es, wenn man mehr als zwanzigmal am Tag zur Toilette muß. Dann sollte man zum Arzt gehen. Denn es kann sein, daß eine noch nicht entdeckte Infektionskrankheit schuld ist.

Mit der Akupressur kann man sich bei Durchfall sehr rasch helfen. Fünf Punkte werden akupressiert. Vier davon auf der linken wie auf der rechten Körperseite. Der fünfte nur in der Körpermitte.

Der erste Punkt liegt **in der Delle zwischen den inneren Fußknöcheln und den Fersen.** Akupressiert wird mit starkem Druck. Am besten geht das, wenn man das eine Bein über das andere legt und dann mit dem Daumen akupressiert. Wer es schafft, sich bequem im Schneidersitz hinzusetzen, kann beide Seiten gleichzeitig akupressieren. Sonst erst den linken Fuß.

Der zweite Punkt liegt **auf der Innenseite der Unterschenkel,** genau in der Mitte zwischen innerem Knöchel und Kniegelenk. Man kann beide Punkte mit den Mittelfingern leicht auf beiden Seiten gleichzeitig akupressieren, wenn man in einem bequemen Sessel sitzt und sich nach vorne neigt.

Hier sollte der Druck nicht so stark sein. Es sind schmerzempfindliche Stellen. Wann der Druckschmerz eintritt, ist bei jedem Menschen anders. Deshalb kann nicht generell gesagt werden, wie lange akupressiert werden muß. Sobald sich der Druckschmerz einstellt, hört man auf.

Der dritte Punkt liegt **an den Füßen.** Wieder ein Bein über das andere schlagen und mit Daumen und Zeigefinger **die Falte zwischen dem großen Zeh und der**

Durchfall

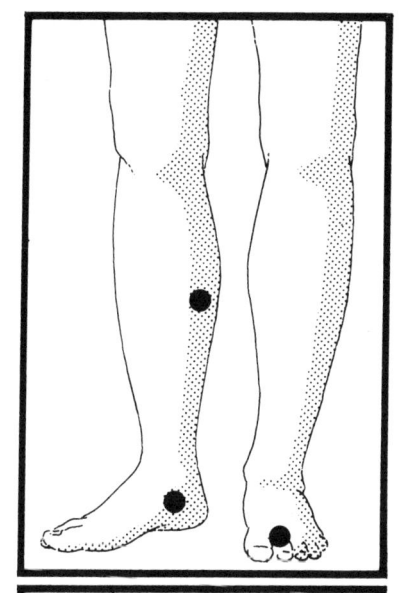

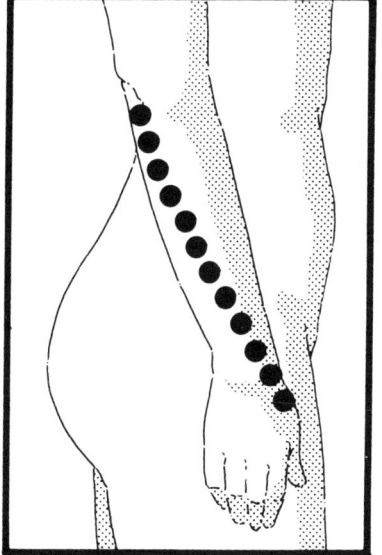

Von diesen Punkten an Beinen und Füßen gibt es »Reizleitungen«, die die Funktionen von Magen und Darm regulieren.

Auf dieser Linie werden nur die Punkte in der Mitte akupressiert.

Durchfall

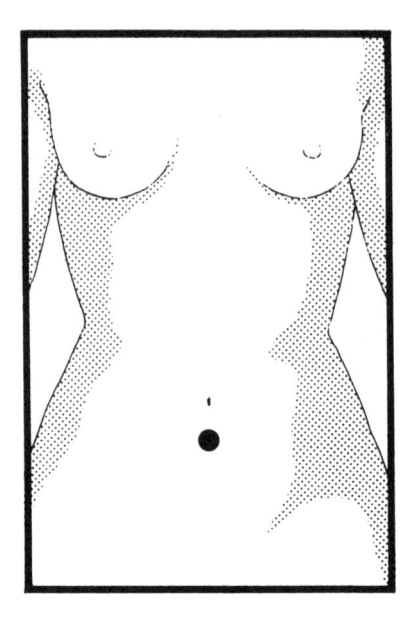

Wichtig ist eine entspannte Haltung bei der Akupressur dieses Punktes.

zweiten Zehe akupressieren. Die Haut fest zusammendrücken und hin- und herbewegen. Etwa eine halbe Minute lang, jeweils an beiden Füßen.

Auch beim vierten Punkt muß hin- und hergeschoben werden. Erst links, dann rechts. Man denkt sich eine gerade Linie **zwischen dem Daumenballen und dem äußeren Ende der Ellenbogenfalte. Auf der Mitte dieser Linie** wird gleichzeitig mit drei oder auch vier Fingerkuppen der anderen Hand mit mittelstarkem Druck akupressiert. Auf jeder Seite jeweils zehn Sekunden. »Schieben des San kuan« – so bezeichnet man diese Behandlung in China.

Vielleicht wundern Sie sich, daß alle diese vier Punkte vom eigentlichen »Ort des Geschehens«, nämlich vom Magen, so weit entfernt liegen. Aber es ist nun einmal so, daß durch die Akupressur an den richtigen Stellen Impulse ausgelöst werden, die von allein an die richtige Stelle gehen. Vergleichen Sie es mit einem Stellwerk bei der Bahn. Dort drückt jemand auf einen Knopf, und Kilometer weiter geht das entsprechende Signal an.

Nur der fünfte Punkt liegt direkt **in der Magengegend,** nämlich *eine Handbreit unterhalb des Bauchnabels.* Von diesem Punkt aus wird vor allem die Tätigkeit des Dünndarms gesteuert. Sobald man merkt, daß man wieder zur Toilette muß, leicht mit dem Mittelfinger auf diesen Punkt klopfen. Und auch auf der Toilette bei entspannter Bauchdecke weiterklopfen.

Eingeschlafene Arme und Hände

Seltsam: So viel medizinische Literatur es auch gibt – in den gängigen und anerkannten Nachschlagewerken vermißt man immer wieder ganz wichtige Dinge.

Nehmen wir zum Beispiel das Einschlafen von Armen und Händen. Unzählige Menschen leiden darunter, daß ihnen die Arme und Hände einschlafen. Erst kribbelt es, dann friert man, und schließlich stellt sich ein Gefühl der Taubheit ein.

Das ist ein Zustand, der – streng medizinisch gesehen – keine Krankheit ist. Es ist höchstens die Folge einer Krankheit. Und deshalb kann man es in all den vielen klugen Büchern höchstens als Nebensymptom unter den Stichworten »Niedriger Blutdruck«, »Konstitutionsschwäche«, »Kreislaufkrankheiten« oder »Herzleiden« finden. Nirgends aber findet man, was man dagegen tun kann. Es heißt immer nur, daß man zum Arzt gehen soll. Der allerdings steht meistens auch etwas hilflos vor der Frage, wie man das lästige Einschlafen von Armen und Händen beseitigen könnte. Er sucht nach der tieferen Ursache. Ein Unterfangen, das Jahre dauern kann. Ich kenne Menschen, die mir gesagt haben: »Nach zwanzig Jahren stellte sich endlich heraus, daß mir die Hände immer einschlafen, weil mit meinen Drüsen etwas nicht stimmt.«

Die chinesische Akupressur will und kann auch die tieferen Ursachen nicht beseitigen. Aber sie kann das Leiden erträglich machen. Sie kann das Kribbeln und das Gefühl der Kälte und der Taubheit beseitigen.

Der wichtigste Punkt, den man behandeln muß, liegt auf der **Innenseite des Handgelenks**. Jeder weiß aus eigener Erfahrung, wo ihm der Arzt den Puls fühlt. Das ist der erste Anhaltspunkt, um die richtige Stelle zu finden. Man braucht nämlich nur zwei Querfinger weiter nach oben zu gehen. Dort befindet er sich: der Kardinalpunkt auf dem Meridian der Lunge. Er wird nicht nur in der Akupressur, sondern auch in der Akupunktur behandelt, wenn irgendwelche Stauungen vorhanden sind. Und um Stauungen handelt es sich ja, wenn Arme und Hände einschlafen. Das Blut wird daran gehindert, bis in die kleinsten Gefäße in der Haut vorzudringen – aus welchem Grund auch immer. Sei es, daß der Blutdruck zu niedrig ist, oder sei es, daß die Blutgefäße durch arteriosklerotische Ablagerungen, also durch Verkalkung, so eng geworden sind, daß das Blut nicht mehr ungehindert hindurchströmen kann.

Eingeschlafene Arme und Hände

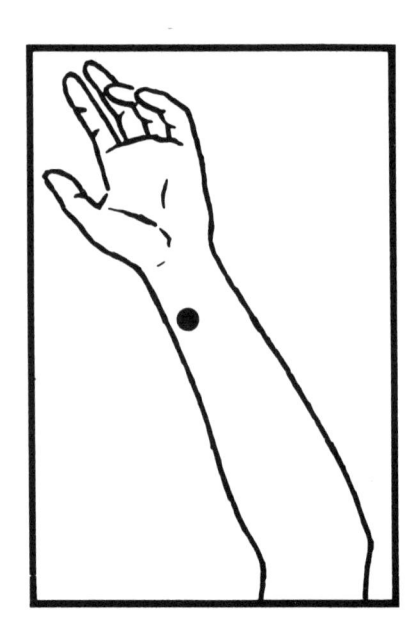

Zwei Querfinger oberhalb der Stelle, wo der Arzt den Puls fühlt – hier liegt der richtige Punkt.

Der Punkt oberhalb des Handgelenks ist druckempfindlich wie die meisten Akupressurpunkte. Mit dem Daumen findet man ihn am leichtesten. Aber wenn man ihn gefunden hat, sollte man ihn nur kurz drücken und pressen. Es geht nämlich eine sehr starke Wirkung von ihm aus.

Den zweiten Punkt finden Sie auf der **Innenseite der Unterschenkel**. Er liegt oberhalb der Fußknöchel, genau vier Fingerbreiten von ihm entfernt. Um den Abstand vom Knöchel zu messen, muß man übrigens immer die eigenen Hände beziehungsweise die eigenen Finger nehmen. Denn jeder Mensch hat ja seine eigenen Maße. Ein großer und schwerer Mann, der körperlich hart arbeitet, hat in der Regel ziemlich dicke Finger. Es wäre unsinnig, wenn er die Punkte bei einer kleinen, schmalen und zierlichen Frau suchen würde. Bei den Punkten oberhalb der Knöchel würde er viel zu hoch kommen.

Den dritten Punkt allerdings kann man nicht selber finden und auch nicht selber behandeln, weil er oben auf dem Rücken liegt. Hier braucht man fremde Hilfe. Aber die Natur hat es so klug eingerichtet, daß man diesen Punkt auch ohne die eigenen Fingermaße finden kann. Man braucht nämlich nur zu zählen – und zwar die Rippen, die man unter der Haut ohne Schwierigkeiten ertastet. Der Punkt ist wieder doppelt vorhanden: **Zwischen der siebten und achten Rippe, dicht neben der Wirbelsäule.**

Man muß ein bißchen vorsichtig sein mit diesem Punkt. Auf der einen Seite hat er hervorragende Eigenschaften. Sein Einfluß auf den gesamten Kreislauf ist sehr groß. Er kurbelt ihn an, und zwar auf eine ganz bestimmte Art und Weise. Lassen Sie es mich erklären:

Die meisten Menschen und auch viele Mediziner denken bei der Ankurbelung des Kreislaufs immer nur an die arterielle Durchblutung. Sie sagen sich, daß sie erst einmal die Herztätigkeit anregen müssen. Das Herz pumpt dann mehr frisches arterielles Blut in die Organe, und dann kommt der Kreislauf schon in Schwung.

Was aber nutzt das vermehrte frische Blut, wenn das verbrauchte venöse Blut nicht gleichzeitig in entsprechender Menge zum Herzen zurückfließt? Nichts – überhaupt nichts!

Im Gegenteil. Es bildet sich logischerweise ein Rückstau. Das Herz pumpt und pumpt. So weit, so gut. Aber das arterielle Blut stößt auf den Widerstand des venösen Blutes. Also muß doch erst einmal dafür gesorgt werden, daß das venöse Blut zum Herzen zurückströmt und Platz macht.

Sehen Sie, genau das kann man mit den beiden Punkten auf dem

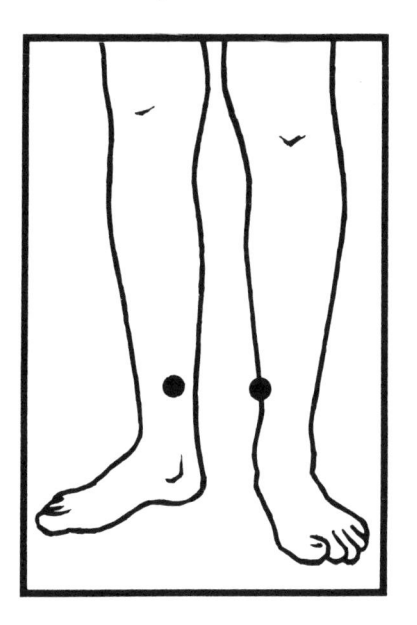

Um den richtigen Abstand von den Knöcheln zu finden, muß man beim Messen immer die eigenen Hände nehmen, weil jeder seine eigenen Maße hat.

Eingeschlafene Arme und Hände

Rücken erreichen. Erst Platz schaffen. Dann fließt das frische Blut von selber nach. Und dann schlafen auch die Arme und Hände nicht mehr ein.

Aber, wie gesagt, man muß vorsichtig sein mit diesen Punkten. Die Wirkung kann so stark sein, daß der Patient einen Kreislaufzusammenbruch bekommt. Wenn er sehr heftig reagiert, gerät auf einmal alles durcheinander. Es geht zwar immer – und das möchte ich betonen: Es geht immer nach kurzer Zeit wieder vorbei, meistens schon nach ein, zwei Minuten. Aber es ist doch unangenehm, und deshalb sollte man es vermeiden, diesen Punkt zu stark zu behandeln. Ein ganz leichtes Klopfen mit der Fingerkuppe genügt völlig. Und es genügt auch, morgens und abends nur drei- bis fünfmal zu klopfen.

Man spürt vielleicht nichts Besonderes dabei, denn der Punkt ist nicht sonderlich druckempfindlich. Aber man muß sich vergegenwärtigen, daß sich das leichte Klopfen als Reiz nach innen fortpflanzt. Dort entfaltet der Reiz seine Wirkung langsam und schonend.

Wer bei jeder kleinen Aufregung, bei jedem bißchen Ärger gleich umkippt, sollte die Punkte auf dem Rücken nicht behandeln, sondern sich auf die anderen beschränken. Sie genügen, um das Einschlafen von Armen und Händen zu verhindern.

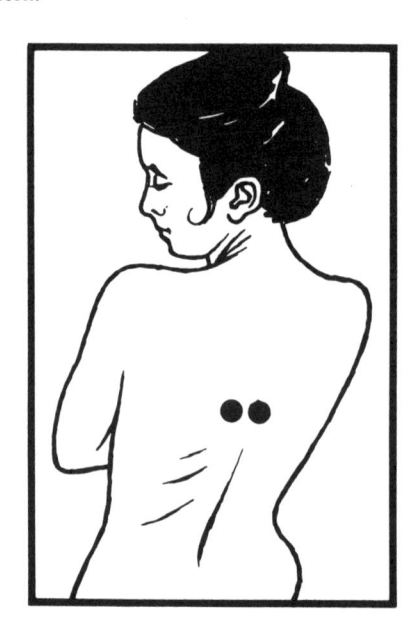

Die Punkte auf dem Rücken sorgen dafür, daß angestautes venöses Blut zum Herzen zurückfließt.

Entwöhnung für Raucher und Trinker

Es gibt Dutzende von Gründen und Ursachen, warum ein Mensch mit dem Trinken oder Rauchen oder mit beidem anfängt. Ein Teenager will vielleicht sich und der Umwelt beweisen, daß er nun erwachsen ist. Deswegen steckt er sich seine erste Zigarette an, deswegen betrinkt er sich zum erstenmal. Bei einem Erwachsenen sind vielleicht Kummer, Sorgen, Angst, Streß oder bittere Enttäuschung die auslösende Ursache. Der eine hat Kummer oder Sorgen mit seinen Kindern. Der andere hat Angst vor dem Älterwerden. Der dritte ist beruflich im Streß und fürchtet sich, seinen Aufgaben nicht mehr gewachsen zu sein. Der vierte fällt aus allen Wolken in tiefste Enttäuschung, weil sein Lebenspartner ihn plötzlich verlassen will und die Scheidung verlangt. Auch plötzliche Arbeitslosigkeit, ein zu hoch angewachsener Schuldenberg oder eine Krankheit können die Ursache sein.

Nun sind ein paar Zigaretten, um die strapazierten Nerven zu beruhigen, nicht weiter schlimm. Es ist auch nicht weiter schlimm, wenn man sich einmal betrinkt, um etwas Unerfreuliches zu vergessen.

Schlimm und gefährlich wird es, wenn Rauchen oder Trinken – oder beides – zur Gewohnheit und damit zur Sucht wird. Dann treten über kurz oder lang erhebliche gesundheitliche Schäden auf.

Das Nikotin, das für Zigaretten, Zigarren und Pfeifentabak aus der Tabakpflanze gewonnen wird, wirkt zunächst anregend auf das vegetative Nervensystem. Aber schon bald macht es müde und wirkt lähmend. Schon 0,05 Gramm reines Nikotin lähmen die Atmung.

Sehr starke Raucher, die mehr als zwanzig Zigaretten pro Tag rauchen, kennen die Neben- und Folgeerscheinungen: ein pappiges Gefühl auf der Zunge, Übelkeit und Erbrechen, Schwindelgefühle und Kopfschmerzen. Bei Lungenrauchern sind diese Beschwerden erheblich stärker als bei denen, die nur »paffen« und den Rauch nicht einatmen. Denn beim Lungenrauchen gelangt achtmal mehr Nikotin in den Organismus.

Die meisten Gewohnheitsraucher versuchen, ihre Beschwerden morgens nach dem Aufstehen dadurch zu bekämpfen, daß sie sich als erstes eine Zigarette anzünden. Meistens hat das Erfolg. Die Beschwerden verschwinden – aber nur oberflächlich. Denn das pflanzliche Gift Nikotin wird vom Körper nur sehr langsam ausgeschieden. Langsamer als Alkohol. Es richtet also, über längere Zeit gesehen, zunächst unerkannt immer größere Schäden an. Es schädigt die Lunge, in die es eingeatmet wird, und es fördert damit den Lungenkrebs. Es schädigt den Kreislauf. Dabei kommt es häufig zu Verkrampfungen der kleinsten Blutgefäße. Auch das merken sehr starke Raucher, ohne sich ärztlich untersuchen lassen zu müssen. Denn ihre Finger und Zehen fühlen sich manchmal eiskalt an – eine Folge der schlechten Durchblutung. Und über die schlechte Durchblutung wird das Herz angegriffen. Ein Herzinfarkt ist nicht selten die tödliche Folge.

Ähnlich folgenschwer ist der regelmäßige Genuß von Alkohol. Alkohol wird im Magen zwar schnell verarbeitet, aber dann gelangt er auch schnell ins Blut, das normalerweise nur 0,03 Promille Alkohol enthält.

Mit dem Blut gelangt der Alkohol ins Gehirn. Er zerstört die schützenden Fettstoffe (Lipoide), die in der Oberschicht der Zellen vorhanden sind. Jetzt kann er in die Nervenzellen eindringen. Besonders gefährdet sind die Zentren der Großhirnrinde. Hier befindet sich das, was ich einmal als Mittelpunkt der Kritikfähigkeit bezeichnen möchte. Wenn dieser Mittelpunkt durch Alkohol betäubt wird, können ganz verschiedene Dinge passieren. Man verliert überhaupt jede Kritikfähigkeit und sieht die Umwelt nur noch in rosaroten und fröhlichen Farben. Oder man verfällt ins Gegenteil: Alles um einen herum ist böse, schlecht und elend. Deshalb umarmt man nicht mehr die ganze Welt, sondern wird böse, aggressiv und gewalttätig. Oder man wird traurig und weint über das Leben, das es angeblich so schlecht mit einem meint. Oder man gerät in einen gedanklichen Höhenflug und bildet sich ein, alle Probleme dieser Welt im Handumdrehen lösen zu können.

Das Ergebnis nach einigen weiteren Gläsern ist, daß man lallt und torkelt, Sehstörungen und Halluzinationen bekommt. Und die weitere Folge: Leber und Nieren, die das Blut reinigen müssen, werden überfordert. Sie können den Alkohol nicht mehr ausscheiden und werden selber lebensgefährlich krank.

Nun entschuldigen sich manche gewohnheitsmäßigen Trinker damit, daß sie ja nur Bier trinken und Bier enthalte wenig Alkohol. Das mit dem Alkoholgehalt stimmt. Aber die Bierflüssigkeit geht ins Blut über. Sie gelangt ins Herz und bedeutet eine Mehrbelastung. Das Herz muß mit all dieser zusätzlichen Flüssigkeit fertig werden, es muß mehr arbeiten. Herzmuskelschwäche und Herzerweiterung sind die Folge. Wie die Mediziner von einem »Sportlerherz« sprechen, so sprechen sie auch von einem »Bierherzen«.

»Machen Sie eine Entziehungskur.« So lautet vielfach der Rat des Arztes. Das ist sicherlich richtig. Denn allein schafft man es fast nie, vom Trinken oder Rauchen loszukommen. Auf der anderen Seite ist die Rückfallquote sehr hoch. Denn fast neunzig Prozent fangen nach der Kur mit dem Rauchen und Trinken wieder an.

Auch mit der Akupressur allein ist hier nicht eine absolute Heilung zu erreichen. Es gehört schon der feste Wille dazu. Der Wille, von Alkohol und Nikotin unabhängig zu werden. Aber die Akupressur kann dabei helfen. Vor allem helfen, daß man auf die verschiedenen Anti-Sucht-Medikamente verzichten kann. Und diese Medikamente machen ja meistens ebenfalls süchtig, wenn man sie über einen längeren Zeitraum einnimmt.

Der erste Punkt, der akupressiert werden muß, liegt **auf der Außenseite der Waden** und ist nicht ganz leicht zu finden. Erst tastet man sich auf dem Schienbein von der Kniescheibe nach unten, bis man die Mitte zwischen Kniescheibe und Fußansatz erreicht hat. Dann tastet man nach außen, also zur Wade hin.

Bei festem Druck und beim Hin- und Herschieben der Haut gegen den Wadenmuskel findet man einen Punkt, der auf den festen Druck schmerzhaft reagiert.

Genau hier muß akupressiert weden. Erst am linken Bein, dann am rechten. So fest wie möglich. Dreimal am Tag, jeweils zehn Sekunden auf beiden Seiten.

Man kann diese Punkte leicht selber erreichen, man braucht also im allgemeinen keine fremde Hilfe. Wichtig ist allerdings, daß **die Wadenmuskeln**

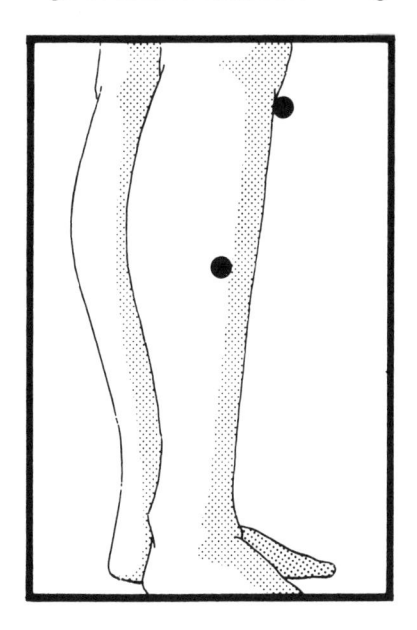

Beide Akupressurpunkte an den Beinen haben eine Fernwirkung.

während der Akupressur völlig locker und entspannt sind. Sonst kann sich der Akupressur-Reiz nicht nach innen fortpflanzen. Er würde blockiert. Im Fernen Osten habe ich oft gesehen, daß man sich dazu auf einen Tisch oder auch auf eine Mauer setzt und die Beine bzw. die Unterschenkel herunterbaumeln läßt.

Der zweite Punkt ist einer der wichtigsten Punkte in der Akupressur. Er wird bei vielen verschiedenen Leiden behandelt, und er beeinflußt vor allem die seelischen Vorgänge. Darauf weist auch schon seine chinesische Bezeichnung hin. Er heißt nämlich »Sann-Li«, und das bedeutet soviel wie seelischer und göttlicher Gleichmut.

Behandelt wird dieser Punkt, der **direkt unterhalb der Kniescheibe** liegt, gleichzeitig auf der linken und auf der rechten Seite. Mit leichtem Klopfen, zehnmal hintereinander, aber nur einmal am Tag. Wobei wieder zu beachten ist, daß man bequem sitzt, daß **alle Muskeln entspannt** sind.

Die nächsten Punkte liegen **auf den Unterarmen.** Der eine **am inneren Ende der Ellenbogenfalte.** Zuerst winkelt man den linken Arm leicht an. Dann sieht man die Falte. Wenn man jetzt mit der rechten Hand den linken Ellenbogen umfaßt, liegt der rechte Daumen so gut wie automatisch auf dem richtigen Punkt. Man drückt mit dem rechten Daumen fest zu und macht kreisende

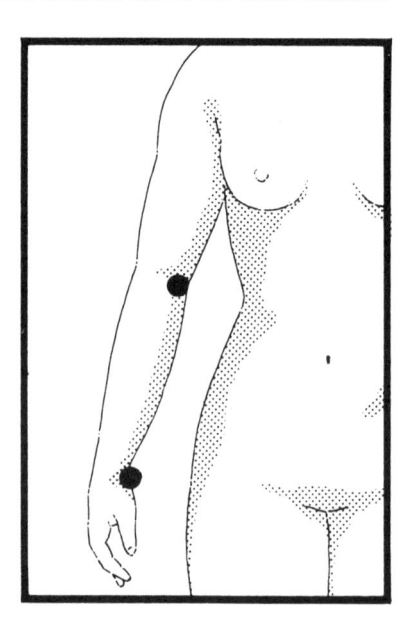

Beide Punkte an den Armen sind druckempfindlich, aber von spontaner Wirkung.

Bewegungen. Dreimal am Tag, jeweils eine halbe Minute lang, erst links, dann rechts. Bei richtiger Akupressur spürt man noch einige Minuten danach den Druck.

Der nächste Punkt liegt dort, wo man sich **am Handgelenk den Puls** fühlt. Die Hand wird leicht und locker auf einen Tisch oder auch auf die eigenen Knie gelegt. Dann wird mit einem beliebigen Finger der anderen Hand mit leichtem Klopfen akupressiert. Auf beiden Seiten zwanzigmal.

Man kann diese Punkte drei- bis fünfmal regelmäßig jeden Tag akupressieren. Als besonders wirksam hat es sich erwiesen, daß man **immer dann hier akupressiert, wenn man plötzlich das Bedürfnis hat, Alkohol zu trinken oder zu rauchen.**

Erkältung

Heiserkeit und Kratzen im Hals, Kribbeln in der Nase, Schnupfen, Husten und Kopfschmerzen, Schmerzen in Schultern und Armen, eiskalte Füße trotz fiebriger Hitze am Kopf – und vor allem ein äußerst schlechtes Allgemeinbefinden: Diese Symptome sind Ihnen ebenso bekannt wie mir. Denn eine Erkältung haben wir alle schon des öfteren gehabt.

Wie jede Krankheit, so entsteht auch eine Erkältung durch Schwäche der »lebenseigenen Kräfte«, wie Pfarrer Kneipp es genannt hat. Bei einer Erkältung liegt es vor allem daran, daß die Haut ihre Aufgaben nicht mehr richtig erfüllt – das Organ also, das in erster Linie für den Wärmehaushalt des Körpers verantwortlich ist.

Wenn plötzlich Hitze oder Kälte auf die Haut trifft, geschieht bei einer gesunden Haut genau dasselbe: Zuerst bekommt man eine Gänsehaut, dann wird die Haut blaß und kühl. Aber schon nach kurzer Zeit rötet sich die Haut, sie erwärmt sich wieder, man fühlt sich angenehm wohl.

Bei diesem Vorgang geschieht folgendes: Der Reiz – ob heiß oder kalt – veranlaßt die Blutgefäße in der Haut, sich zusammenzuziehen und das Blut damit ins Körperinnere zu drängen. Das Ergebnis sind Gänsehaut, Blässe und Kühle.

Aber das zurückgedrängte Blut holt sich sehr schnell frischen Sauerstoff und vermehrt Abwehrkörper und transportiert sie in die Haut.

Als Folge dieser besseren Durchblutung stellen sich Rötung und angenehme Wärme ein. Außerdem sorgen die Abwehrkörper dafür, daß Krankheitskeime nicht tief eindringen können, sondern gleich an Ort und Stelle unschädlich gemacht und durch die Haut wieder ausgeschieden werden. Normalerweise sind das immerhin rund 1200 Gramm pro Tag.

Sobald jedoch das Wechselspiel zwischen Zusammenziehen und Erweitern der Blutgefäße in der Haut gestört ist, können Krankheitskeime eindringen. Nun ist der Blutfluß nur noch träge, weder Sauerstoff noch Abwehrkörper werden in ausreichender Menge herbeigeschafft. Entsprechend weniger Schadstoffe werden ausgeschieden, die Haut fühlt sich kühl an.

Das alles ist ein Nährboden für eine Erkältung. Und erkälten kann man sich zu jeder Jahreszeit. Im Winter, wenn man häufig zwischen der Wärme drinnen und der Kälte draußen wechselt. Im Frühling und im Herbst, wenn die Temperaturen dauernd schwanken. Selbst in einem warmen Sommer – besonders dann, wenn man in Räumen mit Klimaanlage arbeitet. Drinnen ist es angenehm kühl, aber sobald man hinausgeht, kommt man in die Hitze. Sommergrippe ist dann oft der häufigste Grund für Krankmeldungen.

Erkältung

Es ist sicherlich richtig, daß eine Erkältung nicht zu den gefährlichen Krankheiten gehört. Aber man sollte sie auch nicht auf die leichte Schulter nehmen. Denn sie kann gefährliche Folgen haben. Dazu gehören Erkrankungen der Atemwege wie Asthma, Bronchitis und Lungenentzündung. Gefährdet sind auch Blase, Keimdrüsen und Nieren – vor allem dann, wenn die Erkältung durch Durchnässung und damit durch Unterkühlung der Füße und Unterschenkel entstanden ist.

Jeder weiß aus der eigenen Erfahrung, wann etwa er sich normalerweise erkältet. Mit der Akupressur muß vier bis sechs Wochen vor dem kritischen Zeitpunkt begonnen werden. Alle Punkte regelmäßig dreimal am Tag akupressieren. Morgens gleich nach dem Aufstehen, mittags und abends vor dem Schlafengehen.

Die ersten Punkte liegen **auf der Vorderseite des Halses.** Man hebt den Kopf etwas nach oben und akupressiert mit den Kuppen von Zeige- oder Mittelfingern **rund um die Schilddrüse herum.** Nur mit ganz leichtem Klopfen, etwa zwanzig Sekunden lang, auf beiden Seiten gleichzeitig.

Zur Akupressur der nächsten Punkte legt man sich zunächst die **rechte Hand auf die linke Schulter.** Und zwar so, daß der Daumen den Halsansatz berührt und der kleine Finger das Schultergelenk. Die Kuppe des Mittelfingers befindet

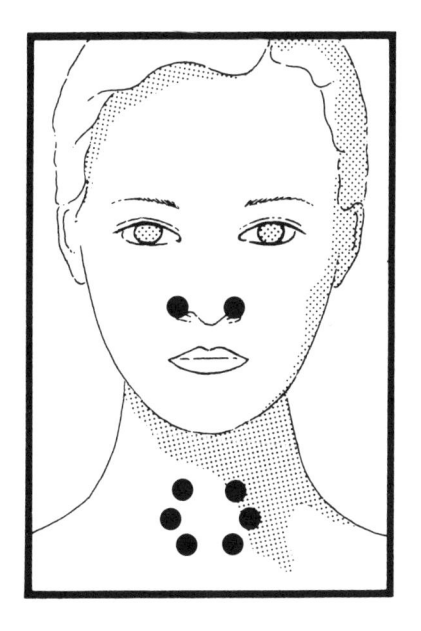

Schilddrüse und Nasenflügel bringen meist schon nach wenigen Augenblicken einen spürbaren Erfolg.

Erkältung

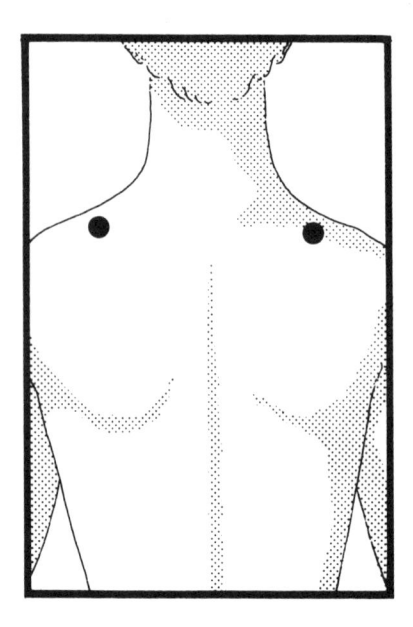

Auf der Seite, die gerade akupressiert wird, muß der Arm locker herunterbaumeln.

sich jetzt fast auf dem richtigen Punkt. Drücken Sie zur Probe einmal fest zu und schieben Sie die Haut zehnmal hin und her. Wenn Sie den Druck noch ein oder zwei Minuten danach spüren, haben Sie die richtige Stelle getroffen. Ebenso behandeln Sie dann die rechte Schulter.

Die folgenden Punkte sind wieder sehr einfach zu finden. Es sind Punkte, die auch bei einigen anderen Leiden und Beschwerden akupressiert werden, nämlich **die Nasenflügel**. Man klopft mit den Zeigefingern auf beiden Seiten gleichzeitig dagegen, zehnmal hintereinander. Und wundern Sie sich bitte nicht, wenn Sie sich danach die Nase putzen müssen. Denn die Akupressur der Nasenflügel löst den Schleim, der sich eventuell schon in der Nase festgesetzt hat.

Es kommt ein Punkt, der **auf der Vorderseite des Körpers** liegt. Zunächst tastet man sich auf dem Brustbein von oben nach unten in Richtung zum **Bauchnabel**. Dort, wo das **Brustbein** zu Ende ist, stößt man in weiches Gewebe. Nun noch zwei Fingerbreit tiefer – was man mit der anderen, freien Hand abmessen kann – und dreimal fest zudrücken.

Die meisten Menschen empfinden bei der Akupressur dieses Punktes ein unangenehmes, vielleicht sogar schmerzendes Gefühl. Aber der Punkt ist sehr gut geeignet, die Abwehrkräfte des Körpers zu stärken.

Erkältung

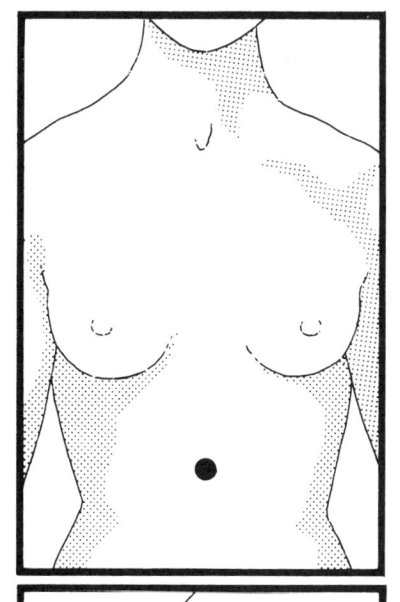

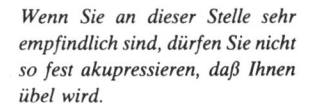

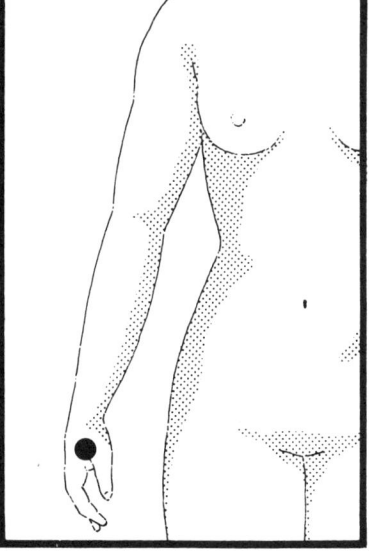

Wenn Sie an dieser Stelle sehr empfindlich sind, dürfen Sie nicht so fest akupressieren, daß Ihnen übel wird.

Dieser Punkt hilft nicht nur bei einer akuten Erkältung. Er hilft auch zur Vorbeugung.

Erkältung

Die letzten Punkte liegen **an den Händen.** Spreizen Sie Daumen und Zeigefinger der linken Hand leicht auseinander und greifen Sie mit Daumen und Zeigefinger der rechten Hand dazwischen. So, daß der Daumen auf dem Handrücken und der Zeigefinger auf dem Daumenballen liegt. Jetzt fünfmal hintereinander so fest wie möglich zudrücken. Und nach der linken Hand die rechte ebenso akupressieren.

Wenn man nach ein paar Tagen erst einmal Routine hat mit dieser Behandlung, braucht man dann nicht mehr viel Zeit dazu. Aber vor der nächsten Erkältung ist man ziemlich sicher geschützt.

Erste Hilfe

Bei meinen Gesprächen mit chinesischen und japanischen Akupressur-Spezialisten stellte sich immer wieder die Frage, ob Akupressur auch bei der Ersten Hilfe von Nutzen sein kann. Diese Frage ist weder mit einem klaren Ja noch mit einem klaren Nein zu beantworten.

Eine offene Wunde, wie sie zum Beispiel bei einem Unfall entstehen kann, kann durch Akupressur nicht geschlossen und geheilt werden.

Auch einen gebrochenen Knochen kann die Akupressur nicht wieder zusammenfügen.

Auch Verstauchungen, Quetschungen und Verrenkungen müssen vom Arzt behandelt werden.

Als Erste Hilfe kann **in diesen drei Fällen** die Akupressur jedoch durchaus nützlich sein: Sie kann die **Schmerzen lindern,** die **Heilung beschleunigen** und Folgen wie **Schwellungen, Entzündungen und Blutergüsse verhindern.**

Als erstes wird **die jeweils betroffene Stelle** akupressiert. Man legt die Handfläche darauf und übt einen leichten Druck aus. So lange, bis sich ein Gefühl der Wärme einstellt.

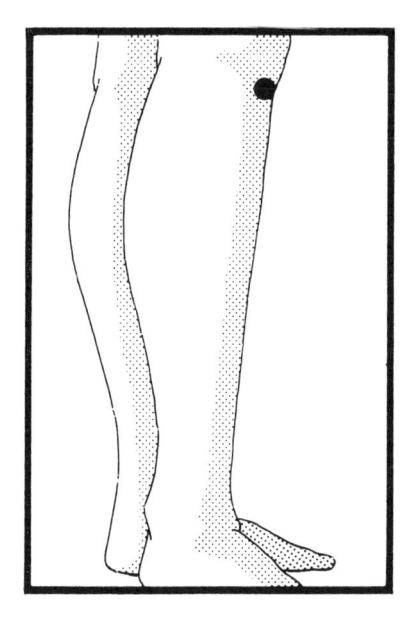

Bitte nicht direkt in der Mitte unterhalb der Knieschieben akupressieren, sondern an den äußeren Rändern.

Erste Hilfe

Es folgen Punkte, die **an beiden Beinen** behandelt werden. Jeder Punkt mit festem Druck fünf Sekunden lang. Danach wieder von vorn anfangen. Notfalls so lange fortsetzen, bis der Arzt mit seiner Behandlung beginnen kann.

Erstens die Punkte **unterhalb der Kniescheiben an den Außenseiten der Unterschenkel.** Beim Tasten findet man hier eine deutlich fühlbare Mulde. Zusätzlich kann auch auf der Innenseite akupressiert werden, indem man mit kräftigem Druck in den Mulden kreisende Bewegungen macht.

Zweitens wird eine Handbreit **oberhalb der inneren Fußknöchel** akupressiert. Hier schiebt man die Haut gegen das Schienbein hin und her.

Der dritte Punkt liegt **auf dem Fußrist,** also genau dort, wo der Fuß aufhört und der Unterschenkel anfängt. Hier akupressiert man am besten mit dem Daumen.

Bei allen drei Punkten muß darauf geachtet werden, daß **die Muskulatur locker und entspannt** ist.

Die nächsten Punkte liegen **im Nacken** und werden mit Zeige-, Mittel- und Ringfinger gleichzeitig akupressiert. Man setzt sich auf einen Stuhl und läßt den Kopf nach vorne hängen. Wenn man jetzt die Fingerspitzen in den Nacken legt, spürt man harte, angespannte Sehnenstränge. Die Fingerspitzen dort liegenlassen und den Kopf immer weiter nach hinten beugen – bei gleichzeitigem

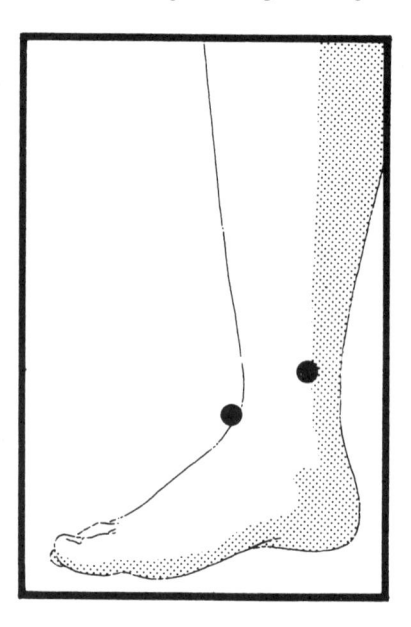

Akupressur als Erste Hilfe wirkt auch beruhigend auf die Nerven. Man muß sich nur zwingen, in aller Ruhe und nicht etwa hektisch zu akupressieren.

Erste Hilfe

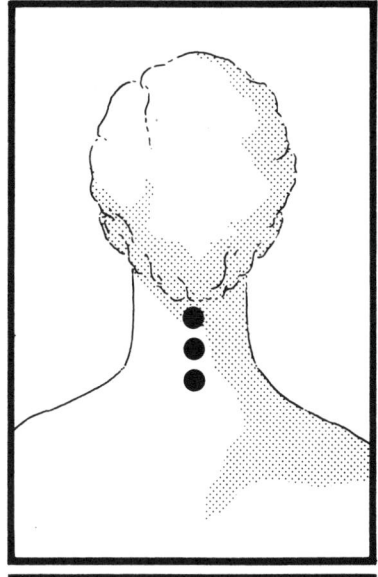

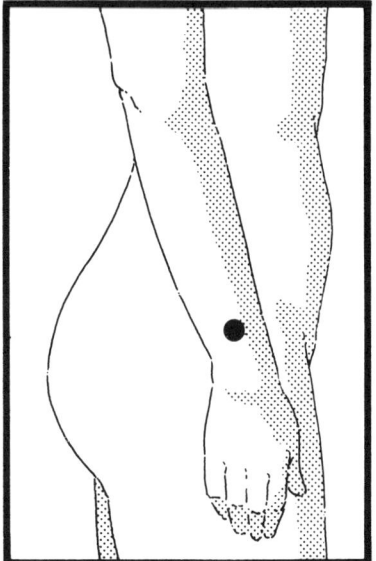

Wenn Sie hier den Kopf nach vorn neigen, spüren Sie einen Muskelstrang, der sich anspannt und verhärtet. Halten Sie den Kopf aufrecht, ist die Muskulatur locker.

Die Punkte oberhalb der Handwurzel sollten ganz schnell akupressiert werden, wenn man merkt, daß einem schwindlig wird, daß sich vor den Augen alles zu drehen beginnt.

Erste Hilfe

festen Druck. Es kommt ein Moment, in dem Sie merken, daß die Härte der Sehnenstränge nachläßt, daß es im Nacken weich wird. Jetzt fünf Sekunden lang einen festen Druck ausüben.

Die letzten Punkte sorgen vor allem dafür, daß man nicht ohnmächtig wird. Sie liegen drei Fingerbreit **oberhalb der Handwurzel,** also etwa dort, wo man die Armbanduhr trägt. Die Technik der Akupressur dieser Punkte sieht so aus: Man legt sich den Ringfinger der jeweils anderen Hand auf die Handwurzel. In Richtung **zum Ellenbogen** liegen jetzt Mittel- und Zeigefinger darüber. Mit dem Zeigefinger wird akupressiert. Wieder sehr kräftig und mit kreisender Bewegung.

Fieberbehandlung

Manche junge Mutter gerät in helle Aufregung, wenn ihr erstes Kind zum erstenmal Fieber bekommt. Sie setzt Himmel und Hölle in Bewegung, ruft den Arzt oder fährt in die nächste Klinik.

Aber Fieber ist zunächst einmal kein Grund zur Aufregung, obwohl es immerhin ein Anzeichen dafür ist, daß im Körper etwas nicht stimmt. Irgendwie sind Gifte, Viren oder Bakterien eingedrungen, gegen die der Körper sich nun wehrt: Er will sie loswerden. Das heißt, daß der Stoffwechsel sich erhöht und daß die Abwehrkräfte des Körpers sozusagen auf vollen Touren laufen. Das erzeugt Hitze – eben Fieber. Diese Selbsthilfe-Maßnahme des Körpers sollte man nicht mit Medikamenten gewaltsam unterdrücken, solange Herz und Kreislauf nicht gefährdet sind.

Ich finde es immer wieder erstaunlich, wie der Organismus es schafft, immer eine ziemlich gleichbleibende Temperatur zu halten, ganz gleichgültig, ob man im Warmen oder im Kalten ist. Temperaturänderungen werden fast immer nur von innen her verursacht. Und so stuft die Medizin die verschiedenen Temperaturen ein:

Unter 36 Grad Celsius: Untertemperatur
36 bis 37 Grad: normale Temperatur
37 bis 38 Grad: leicht erhöhte Temperatur
38 bis 39 Grad: mäßiges bis mittleres Fieber
39 bis 40 Grad: hohes Fieber
über 40 Grad: sehr hohes Fieber,
das gefährlich weden kann.

Dabei müssen wir berücksichtigen, daß die Körpertemperatur immer gewissen Schwankungen unterlegen ist. Morgens liegt sie etwa ein halbes Grad unter dem Normalen – abends liegt sie ein halbes Grad darüber. Es kommt auch darauf an, wo die Temperatur gemessen wird. Als Regel gilt: nachmittags um fünf Uhr fünf Minuten lang unter den Achseln. Wenn dann die Temperatur zwischen 36 und 37 Grad liegt, ist alles in Ordnung.

Man kann die Temperatur auch rektal im Mastdarm messen. Nur drei Minuten lang, und wenn sie ein halbes Grad höher liegt, ist immer noch alles normal.

Als drittes kann man sie unter der Zunge messen. Wieder nur drei Minuten. Man bekommt dann einen Zwischenwert zwischen der rektalen Messung und der Messung unter den Achselhöhlen.

Ich sagte schon, daß Fieber eine Selbsthilfe-Maßnahme des Körpers ist, um sich von unliebsamen Eindringlingen zu befreien. Fieber beweist, daß der

Fieberbehandlung

Körper noch stark genug ist, sich selbst zu helfen. Also im Grunde ein positives Zeichen.

Aber Fieber ist immer mit unangenehmen Begleiterscheinungen verbunden. Man hat keinen Appetit – und soll sich auch nicht zum Essen zwingen. Dafür hat man Durst – und man soll auch je nach Bedarf trinken. Man fühlt sich müde und matt, Puls und Atem gehen schneller, man hat Kopfschmerzen und wälzt sich nachts im Bett unruhig hin und her, weil man nicht richtig schlafen kann.

Gegen all diese Begleiterscheinungen kann mit Akupressur etwas getan werden. Und es kann sogar etwas getan werden, damit sich das Fieber in vernünftigen Grenzen hält. Also keine gewaltsame Unterdrückung, sondern eine behutsame Lenkung.

Zur Behandlung der ersten Punkte müssen **die Arme leicht angewinkelt werden**. Die richtigen Punkte liegen **auf der Außenseite neben den Ellbogegelenken**. Da befinden sich Vertiefungen zwischen den verschiedenen Knochen dieser Gelenke. **Direkt in diesen Vertiefungen** muß bei Fieber akupressiert werden. Und zwar nach einer ganz bestimmten Technik: erst ganz fest zudrücken, dann die Haut ganz fest hin- und herschieben. Zehn Sekunden lang. Erst links, dann rechts. Dreimal am Tag, wenn man Fieber hat. Fünf- bis

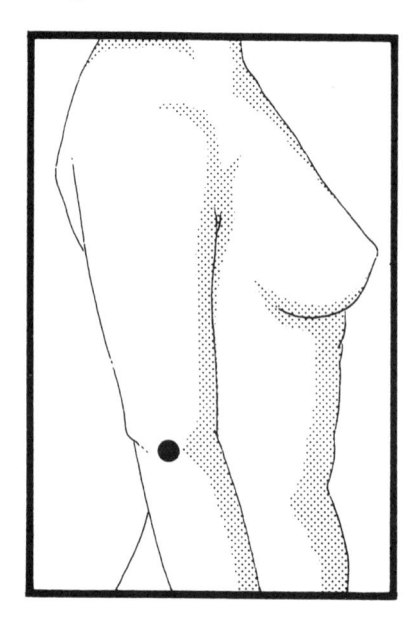

Wichtig ist es, die Vertiefungen zwischen den Knochen zu finden.

Fieberbehandlung

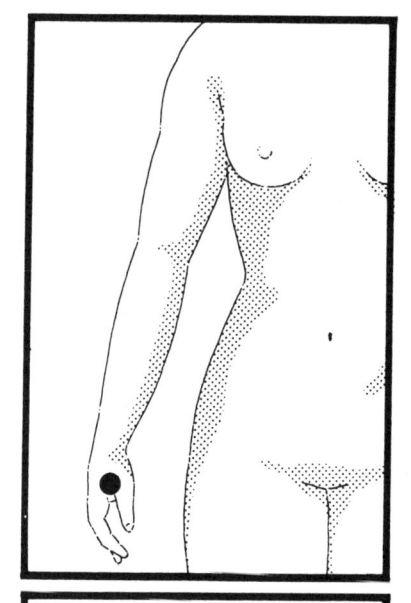

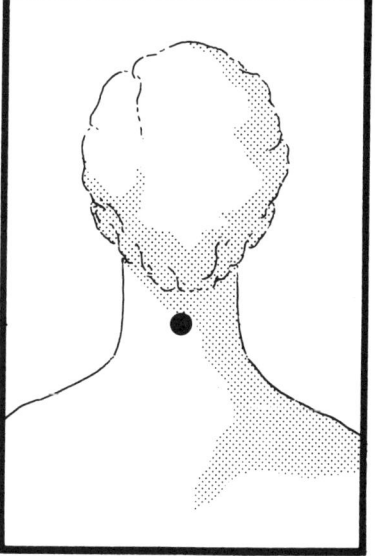

Besser als Schlaftabletten bei Fieber: die Akupressur auf dem Handrücken.

Der Punkt unterhalb des Haaransatzes beruhigt die durch Fieber aufgewühlten Körperfunktionen.

Fieberbehandlung

siebenmal bei hohem Fieber. Ein- bis zweimal, wenn man feststellt, daß das Fieber nachläßt.

Für die nächsten Punkte muß man **Daumen und Zeigefinger auseinanderspreizen.** Aber bitte nicht mit Gewalt, sondern nur ganz locker. Mit Daumen und Zeigefinger der anderen Hand greift man jetzt dazwischen und drückt fest zu. Fünfmal auf der linken Seite, fünfmal auf der rechten. Wobei es besser ist, nicht nur mit festem Druck zu akupressieren, sondern die Haut gleichzeitig hin- und herzuschieben. Sie sozusagen durchzuwalken. Besonders als Vorbereitung für einen ruhigen Nachtschlaf hat sich die Akupressur dieser Punkte bewährt – also abends vor dem Einschlafen.

Vor dem Einschlafen wird auch der nächste Punkt akupressiert. Er ist leicht zu finden. Man setzt sich bequem hin und läßt den Kopf nach vorne hängen. Mit dem Mittelfinger der rechten Hand tastet man **den Nacken** ab. Kurz unterhalb des Haaransatzes ertastet man einen Knochen – **den obersten Knochen der Wirbelsäule.**

Dieser Knochen muß akupressiert werden. Aber nur mit leichtem Klopfen, auf keinen Fall mit festem Druck. Fünf- bis zehnmal hintereinander.

Zur Akupressur der nächsten Punkte legt man sich erst einmal das linke Bein über das rechte Knie. Jetzt umfaßt man **die linke Wade in der Mitte mit der**

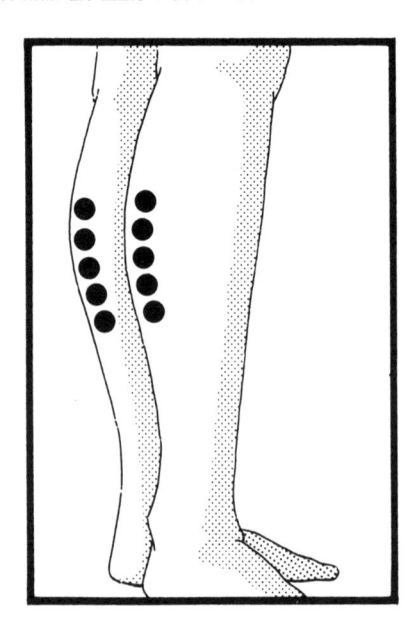

Wenn hier zu fest akupressiert wird, kann man leicht einen Wadenkrampf bekommen.

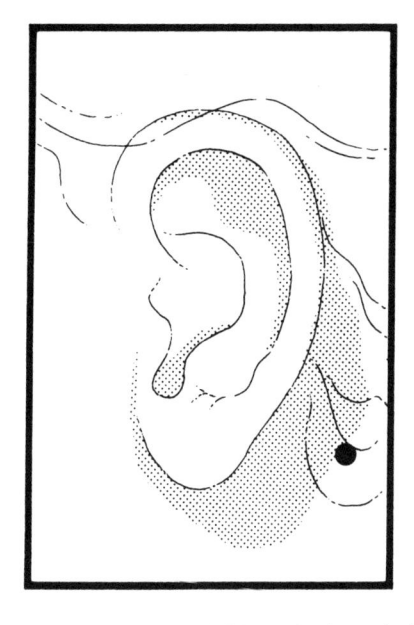

Bitte hier erst akupressieren, wenn man die Vertiefung durch Herantasten gefunden hat.

rechten Hand. Nun leicht zudrücken wie bei einer leichten Massage. Ganz sanft, damit man keinen Wadenkrampf bekommt. Fünfmal hintereinander.

Ebenso verfährt man mit der rechten Wade. Beide Waden nur **einmal** am Tag behandeln, nämlich abends vor dem Schlafengehen.

Schließlich folgen bei Fieber zwei Punkte, die gleichzeitig akupressiert werden. Wenn man **von den Ohren aus am Haaransatz in Richtung zur Wirbelsäule** tastet, kommt man schon bald **hinter den Ohrmuscheln** auf einen Knochen. Nun noch über den Knochen hinweg und ein Stückchen weiter. Da rutscht man in eine **Vertiefung**. Hier muß mit festem Druck akupressiert werden, am besten mit den Kuppen der Mittelfinger. Gleich morgens nach dem Aufwachen fünf- bis zehnmal fest zudrücken. Wenn man den Druck hinterher noch einige Minuten lang spürt, weiß man, daß man richtig akupressiert hat.

Schmerzende Fingergelenke

Es ist kein Geheimnis, daß es in der Medizin die unterschiedlichsten und widersprüchlichsten Ansichten und Standpunkte gibt. Manche Ärzte behandeln vorwiegend die Symptome ihrer Patienten. Wenn jemand Rückenschmerzen hat, dann wird der Rücken behandelt. Klagt ein anderer über Bauchweh, dann bekommt er Tabletten oder Tropfen für Magen und Darm.

Viele Ärzte aber mißtrauen dieser Methode. Sie sagen zum Beispiel: Rückenschmerzen sind noch längst kein Anzeichen für ein Rückenleiden. Es kann sich auch um etwas ganz anderes handeln. Deshalb interessiere ich mich nur am Rande für die Schmerzen meiner Patienten. In erster Linie verlasse ich mich auf die klinische Diagnose.

Die Akupressur, die leicht erlernbar ist und die jeder zu Hause oder wo auch immer selber durchführen kann, hat ein bißchen von beiden Standpunkten. Sie entspricht hier der chinesischen Mentalität. Die Chinesen sagen ungern: entweder – oder. Sie versuchen vielmehr immer, das Gute von der einen Seite mit dem Guten von der anderen Seite zu verbinden.

So behandelt man bei der Akupressur in den meisten Fällen die Schmerzen erst einmal dort, wo sie auftreten. Man behandelt also das Symptom.

Aber dann sind die Mediziner, die in China die Akupressur entwickelt haben, noch einen Schritt weitergegangen. Um ein Beispiel von vielen zu nennen: Sie haben sich gesagt, daß Kopfschmerzen ihre Ursache oft in einem verdorbenen Magen haben. Folgerichtig haben sie in ihren Katalog der Akupressur-Anweisungen vorsichtshalber einen oder mehrere Punkte eingefügt, von denen aus man die Verdauung günstig beeinflussen kann. Sie ersehen daraus, daß die Akupressur zwar sehr leicht anzuwenden ist, daß sie aber gleichzeitig auf genauen und oft ziemlich komplizierten Überlegungen beruht.

Doch das kennen wir ja nicht nur aus China, sondern auch bei uns im Westen: Hinter vielen Dingen, die einfach zu handhaben sind, verbirgt sich ein kompliziertes gedankliches Gebäude.

Nun gibt es allerdings – und das muß ich immer von neuem betonen – innere Leiden, die so weit fortgeschritten sind, daß die Akupressur sie nicht mehr heilen kann. Aber sie kann auch dann noch die Schmerzen lindern.

Die Frage, wie weit ein Leiden fortgeschritten ist, spielt bei Erkrankungen der Gelenke eine besondere Rolle. Wenn ein Gelenk bereits entartet und verformt ist, kann man mit der Akupressur nur noch die Schmerzen behandeln, aber nicht mehr heilen.

Aber nun sagen auch heute noch die meisten Lehrbücher der westlichen Schulmedizin, man könne einem Gelenkleiden so gut wie überhaupt nicht vorbeugen.

Die Lehrmeister der Akupressur sind da ganz anderer Ansicht. Sie sagen: Rechtzeitig Akupressur – und es kommt gar nicht erst zu einem Gelenkleiden.

Alle Gelenke sind im Prinzip gleich gebaut. Das Ende des einen Knochens hat eine kugelige Form, das Ende des anderen hat eine entsprechende Vertiefung, und so greifen beide Enden ineinander.

Damit sich bei einer Bewegung des Gelenks nicht harter Knochen auf hartem Knochen reibt, sind die Knochenenden mit einem elastischen Knorpelgewebe überzogen. Es wirkt gleichzeitig als Puffer. Denn bei einem Stoß oder bei hoher Belastung gibt es etwas nach.

Umschlossen wird das Ganze von einer Gelenkkapsel aus festen Sehnen. Die Innenseite dieser Kapsel sondert eine fettartige Masse ab, die Gelenkschmiere, die das Gelenk ölt. Aber sie wird nur abgesondert, wenn das Gelenk bewegt wird. Wer wegen einer Krankheit lange Zeit im Bett gelegen hat, weiß das aus eigener Erfahrung. Denn wenn er aufsteht, kann er sich zuerst nur langsam und vorsichtig bewegen, weil die Produktion der Gelenkschmiere erst wieder in Gang kommen muß.

Gelenkleiden werden heute aus unbekannten Gründen immer häufiger. Eine Abnutzungserscheinung ist die Arthrose. Dabei wird der Gelenkknorpel immer weniger. An den Rändern reibt sich Knochen gegen Knochen, und es bilden sich eigenständige Knorpel, die das Gelenk verformen.

Das zweite große Gelenkleiden ist der Gelenkrheumatismus, bei dem die Gelenke anschwellen. Eine Sonderform dieser Krankheit ist das primäre chronische Gelenkrheuma, das langsam und schleichend anfängt. Es tritt besonders oft bei Frauen in den Wechseljahren auf, was auf einen Zusammenhang mit der hormonellen Umstellung während dieser Zeit hinweist. Und es befällt vor allem die kleinen Gelenke – wie zum Beispiel in erster Linie die Fingergelenke.

Ich kenne eine ganze Reihe von Frauen, die über Schmerzen und Steifheit in den Fingergelenken geklagt haben, sobald sie in die Wechseljahre kamen. Wenn man die Akupressur rechtzeitig anwendet, kann man das vermeiden.

Schmerzende Fingergelenke

Man braucht dazu **auf jeder Körperseite nur drei Punkte** zu behandeln. Bei allen Punkten genügt es, sie **täglich zwei bis drei Minuten lang** leicht mit einer Fingerkuppe zu beklopfen. Nur wenn die Schmerzen bereits vorhanden sind, sollte fester gedrückt werden.

Der erste Punkt liegt auf dem Handrücken. Um ihn zu finden, muß man sich ein wenig herantasten. Am besten legt man zunächst eine Fingerkuppe der anderen Hand **zwischen die Knöchel des kleinen Fingers und des Ringfingers**. Wenn man dann auf dem Handrücken etwas nach oben fährt, findet man eine Furche, die etwa zwei Fingerbreit oberhalb der Knöchel ihre tiefste Stelle hat. Dieser tiefste Punkt muß akupressiert werden.

Der zweite Punkt befindet sich auf der **Außenseite der Arme**. Legen Sie die rechte Hand mit ausgestreckten Fingern auf die linke Schulter. Dann suchen Sie mit den Fingerkuppen der linken Hand genau die Mitte zwischen der Spitze des Ringfingers und dem äußersten Ende des Ellenbogenknochens. Der Punkt ist druckempfindlich und leicht zu finden.

Beide Punkte sind übrigens auch in der Akupunktur bekannt. Bezeichnenderweise werden sie oft nach einem längeren Krankenlager behandelt, weil sie die Produktion der Gelenkschmiere anregen und dafür sorgen, daß man sich schneller wieder normal bewegen kann.

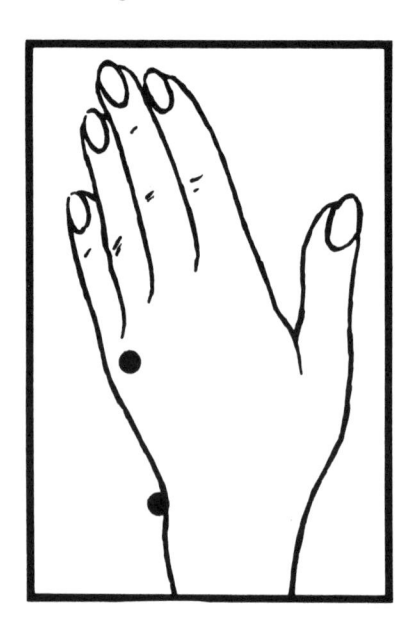

Leichtes Beklopfen mit der Fingerkuppe genügt bei den Punkten, die sich auf dem Handrücken befinden.

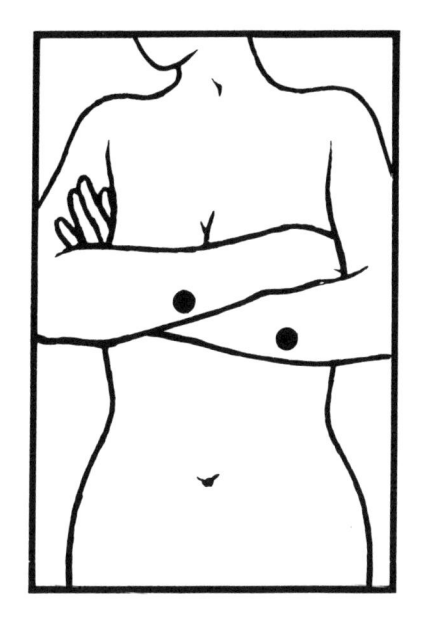

Um diesen Punkt zu finden, muß man sich eine Linie vorstellen, die genau von der Spitze des Ringfingers bis zum Ellenbogen verläuft.

Auch der dritte Punkt gegen Schmerzen in den Fingergelenken ist druckempfindlich. Man tastet, vom kleinen Finger ausgehend, **an der Außenseite der Hand** nach oben. Dort, **wo der Handballen aufhört und das Handgelenk anfängt**, findet man den richtigen Punkt.

Ich sagte, daß man all diese Punkte im normalen Fall nur leicht zu beklopfen braucht. Aber um sie erst einmal zu finden, sollte man ruhig fest drücken. Nach einigen Versuchen hat man sie dann gefunden. Und nach zwei, drei eigenen Behandlungen hat man auch die nötige Übung, um sie nicht mehr erst durch Druck suchen zu müssen.

Von größter Bedeutung bei der Akupressur ist die Regelmäßigkeit. Auf den Plakaten, die man in chinesischen Dörfern und Städten angebracht hat, wird in großen und dicken Schriftzeichen ausdrücklich darauf hingewiesen, daß man nicht aufgeben darf, wenn sich der Erfolg nicht nach wenigen Tagen einstellt. Geduld und Ausdauer sind bei der Akupressur ebenso wichtig wie das Finden der richtigen Punkte.

Fit
durch Akupressur

In unserer modernen Leistungsgesellschaft gibt es Krankheitsbilder, die noch vor hundert Jahren völlig unbekannt waren. Unter einem der häufigsten haben vor allem Menschen in den mittleren Jahren zu leiden. Männer, die einen anstrengenden Beruf haben, die fürchten, der jüngeren Konkurrenz nicht mehr gewachsen zu sein, die glauben, restlos überfordert zu sein. Aber auch Frauen leiden unter den Symptomen dieses Krankheitsbildes. Vor allem, wenn sie berufstätig sind und gleichzeitig die Familie versorgen müssen. Frauen, die »nur« Hausfrauen sind und vielleicht vier oder fünf Kinder haben, leiden dagegen weniger darunter, obwohl auch ihr Leben anstrengend ist.

Die Symptome sind sehr diffus und vielschichtig. Man fühlt sich dauernd müde, schlapp und abgespannt, kann aber trotzdem nur schlecht einschlafen. Man kann sich bei der Arbeit nicht mehr so gut konzentrieren wie früher, man neigt zu Depressionen, zu Kopf- oder Magenschmerzen, zu Reizbarkeit und Nervosität.

Beschrieben wird dieser Zustand mit den Worten: Man ist nicht mehr fit. Fitneß – für dieses aus dem Englischen stammende Wort gibt es keine deutsche Übersetzung und auch keine wissenschaftliche Bezeichnung. Gemeint aber sind Tauglichkeit, Leistungsfähigkeit, Lebenskraft, in Ordnung und gesund sein. Und wer nicht mehr fit ist, dem fehlt es an diesen Dingen.

Um fit zu bleiben oder wieder fit zu werden, wurde die Trimm-Dich-Bewegung entwickelt. Mit Trimm-Dich-Pfaden in Parks und Wäldern, mit allen möglichen Ratschlägen, wie man am Feierabend, am Wochenende und im Urlaub durch Sport und Gymnastik etwas für die Fitneß tun kann.

Ich will nichts gegen die Trimm-Dich-Bewegung sagen. Aber das Wort »trimmen« zeigt schon, daß diese Bewegung einen Nachteil hat. Wer den ganzen Tag in den meisten Fällen ohne viel körperliche Bewegung gearbeitet hat, kann sich nicht nach Feierabend mit Gewalt dazu trimmen, fit zu bleiben. Von hundert Ärzten, die ich befragt habe, waren neunzig gegen jedes gewaltsame Trimmen. Vor allem Kreislauf und Herz können dadurch geschädigt werden.

Mit der Akupressur geht es ohne jede Gewalt. Man kann sich zu Hause selber damit behandeln und tut so etwas zur Steigerung der geistigen und körperlichen Energie. Gleichzeitig wirkt die Akupressur als Vorbeugung. Denn wer nicht mehr fit ist, ist unter Umständen organisch noch völlig gesund. Über kurz oder lang, manchmal erst nach zehn, fünfzehn Jahren, erkrankt jedoch ein Organ. Es ist das meistens dasjenige, das von der Veranlagung her das schwächste ist. Bei jedem also ein anderes, da jeder anders veranlagt ist.

Die ersten Punkte, die akupressiert werden müssen, liegen **auf den Zehen.** Man beginnt mit dem linken großen Zeh und akupressiert vom Nagel an aufwärts bis dahin, wo die Zehe aufhört und der Fußrücken anfängt.

Man akupressiert mit dem Daumen dreimal hintereinander **vom Nagel bis zum Fußrücken** – mit mittelstarkem Druck. Nacheinander werden dann die übrigen Zehen des linken Fußes akupressiert. Ähnlich akupressiert man anschließend den rechten Fuß.

Bewährt hat es sich, diese Punkte gleich morgens nach dem Aufwachen und noch im Bett zu akupressieren. Es schafft Energie für den ganzen Tag, wie in Japan und China festgestellt wurde.

Bei den nächsten Punkten ist nur ein leichtes Klopfen mit dem Mittel- oder Zeigefinger erforderlich. Und zwar klopft man im Uhrzeigersinn einmal **rund um die Kniescheiben.** Wieder erst links, dann rechts, ebenfalls morgens nach dem Aufwachen im Bett. Beide Stellen sollen vorbeugend Energie für den kommenden Tag schaffen.

Bei den nächsten Punkten kommt es in erster Linie darauf an, immer dann zu

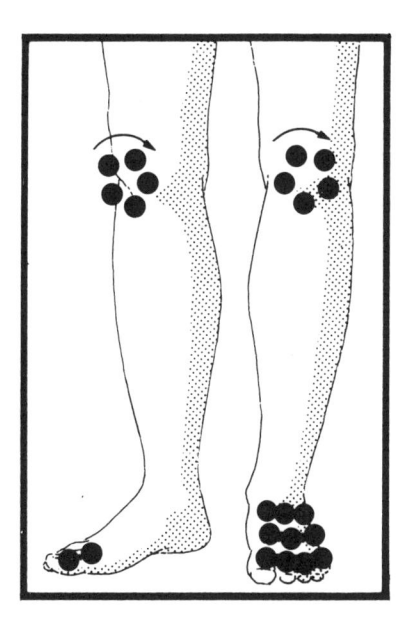

Die Akupressur an den Füßen erfolgt in der Richtung zum Herzen. Um die Kniescheiben wird sowohl rechts wie auch links im Uhrzeigersinn akupressiert.

Fit durch Akupressur

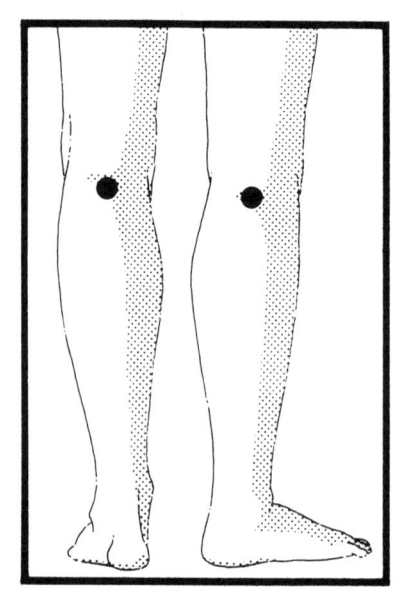

Die Füße sollen nur leicht auf dem Fußboden ruhen, damit keine Muskeln angespannt sind.

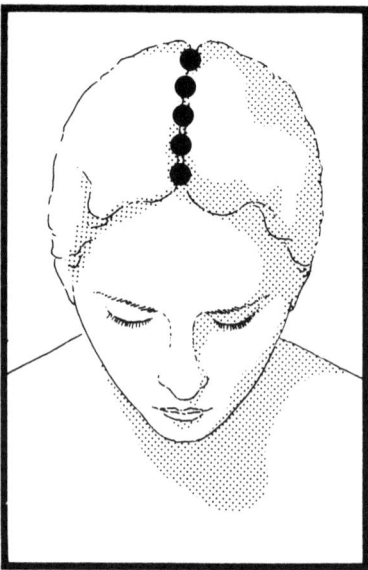

Die Halsmuskulatur nicht dabei verkrampfen.

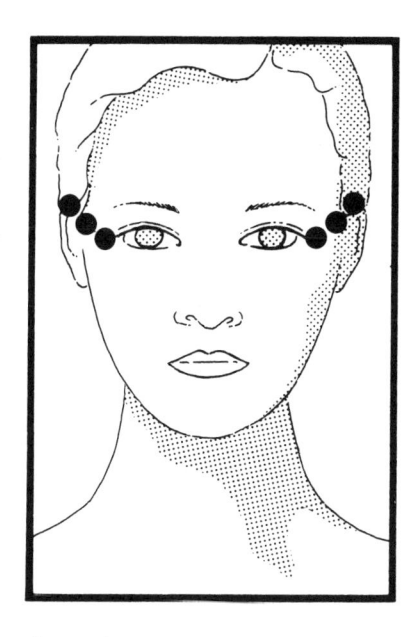

Die Punkte am Kopf können sehr rasch neue Energie frei machen.

akupressieren, wenn man merkt, daß Energie, Leistungskraft und Konzentrationsfähigkeit nachzulassen beginnen. Hier kann beliebig oft am Tag akupressiert werden.

Da sind zunächst einmal Punkte, die **genau in der Mitte der Kniekehlen** liegen. Sie können links und rechts gleichzeitig akupressiert werden.

Man setzt sich bequem und gelockert auf einen Stuhl und beugt sich etwas nach vorne. Dann umfaßt man beide Kniegelenke in der Art, daß **die Daumen in der Mitte der Kniekehlen** liegen. Jetzt dreimal mit mittelstarkem Druck akupressieren.

Die folgenden Punkte werden nur mit leichtem Klopfen akupressiert. Sie liegen in einer geraden Linie **auf der Mitte der Schädeldecke, angefangen über der Stirn am Haaransatz.** Von hier führt die Linie bis zur höchsten Stelle des Kopfes, bis dahin also, wo **der Hinterkopf** anfängt.

Zum Schluß folgen Punkte, die ebenfalls am Kopf liegen, und zwar in einer geraden Linie **zwischen den Augenwinkeln und den oberen Ansätzen der Ohren.** Akupressiert wird mit den vier Fingern jeder Hand gleichzeitig links und rechts. Fünfmal hintereinander mit leichtem Klopfen, dreimal am Tag zur Vorbeugung. Und auch immer dann, wenn man merkt, daß der Zustand des Fit-Seins nachläßt.

Frigidität

Viele Frauen empfinden ihr Leben lang nichts beim Geschlechtsverkehr. Sie erleben nie einen Höhepunkt, obwohl sie den Mann, mit dem sie verheiratet sind, lieben. Man bezeichnet dieses Leiden als Frigidität, als sexuelle Gefühlskälte.

Diese Frauen halten sich für krank, für überflüssig. Das ist falsch, denn um eine wirkliche Krankheit handelt es sich nicht. Es handelt sich vielmehr um psychische Vorgänge, die sich im Laufe der Zeit immer mehr anhäufen.

Da ist zunächst eine zu strenge Erziehung im Elternhaus. Aus Angst, daß ihre Tochter ein uneheliches Kind bekommt, wird das Mädchen ständig unter Kontrolle gehalten. Es wird ihm immer wieder gesagt, »so etwas« tue man nicht, denn es sei schmutzig. Durch diese Erziehung, die heute nach Ansicht der Pädagogen völlig falsch ist, werden moralische Barrieren aufgebaut, die später nur schwer wieder abzubauen sind.

In der Ehe oder auch in einer Partnerschaft ohne Trauschein stellen sich Unsicherheit und Angst ein, die zu Verkrampfungen führen. Manche Frauen glauben auch, daß sie kein Kind bekommen können, daß sie unfruchtbar sind, weil sie nichts empfinden. Das allerdings ist ein Irrglaube, denn das eine hat mit dem anderen nichts zu tun. Auch wenn eine Frau den sexuellen Höhepunkt nicht erlebt, kann trotzdem ein Ei befruchtet und ein gesundes Kind geboren werden.

Mit Medikamenten ist bei Frigidität nichts zu machen. Auch die psychotherapeutische Behandlung ist umstritten. Denn wenn die Patientin kein absolutes Vertrauen zu ihrem Behandler hat, wird sie ihm auch nicht ihre tiefsten und innersten Gefühle und Gedanken offenbaren.

Mit der Akupressur können sich zwei Menschen helfen, ohne daß ein Dritter etwas damit zu tun hat. Und zwar nicht nur im Schlafzimmer, sondern immer dann, wenn sich eine Gelegenheit dazu ergibt. Gerade im Urlaub ergibt sich diese Gelegenheit jeden Tag. Denn man hat ja mehr Zeit füreinander als im Alltag.

Zur Behandlung der ersten Punkte legt sich die Partnerin auf den Bauch. Akupressiert werden die Punkte **links und rechts neben dem dritten, vierten und fünften Lendenwirbel.**

Um die richtigen Punkte zu finden, muß man ein wenig probieren:

Die Wirbelsäule hört unten mit dem Steißbein und dem Kreuzbein auf. Beim Abtasten mit festem Druck stellt man fest, daß die Wirbelkörper dieser beiden unteren Abschnitte fest zusammengewachsen sind. Sie sind deshalb nicht beweglich wie die darüberliegenden Wirbel.

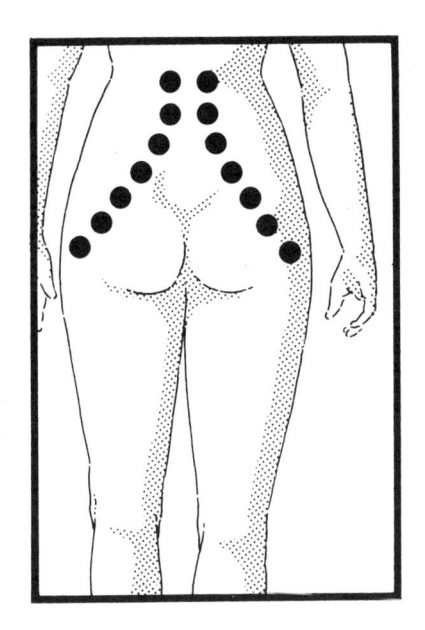

Man braucht Geduld zur Akupressur dieser Punkte. Die Reaktion im Organismus erfolgt nur langsam.

Hat man den obersten Punkt der zusammengewachsenen Wirbel erreicht, geht man einen Wirbel höher. Das ist der fünfte Lendenwirbel. Darüber liegen der vierte und der dritte.

Mit der Akupressur fängt man beim dritten an und akupressiert nach unten. Mit sehr festem Druck, auf beiden Seiten gleichzeitig, wie gesagt, nicht auf, **sondern neben den Wirbeln.** Die nächsten Punkte liegen ebenfalls auf der Körperrückseite. Nachdem man den fünften Lendenwirbel erreicht hat, akupressiert man **in schrägen Linien über das Gesäß nach außen bis zum Ansatz der Oberschenkel.** Hier nicht mit festem Druck, sondern mit sanftem Klopfen.

Hilfreich ist es, die Tätigkeit der Schilddrüse anzuregen. Dazu akupressiert man **rund um die Schilddrüse** herum. Wie immer bei der Akupressur dieser empfindlichen Punkte: nur mit **sehr sanftem** Druck oder Klopfen.

Es folgen Punkte, die **am Kopf** liegen. Zunächst behandelt man mit einer leichten Streich-Akupressur eine Linie, die zwischen den Augenbrauen beginnt und über die Stirn und den Mittelscheitel bis zum Haaransatz im Nacken verläuft.

Dann Punkte **unterhalb der Ohren.** Sie liegen dort, wo Unter- und Oberkiefer sich treffen. Zwischen den Abschlußknochen dieser beiden Kno-

Frigidität

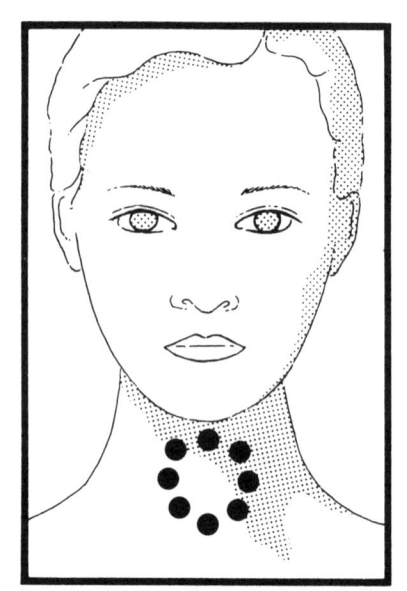

Von der Schilddrüse aus wird auch die Funktion der Sexualdrüsen gelenkt.

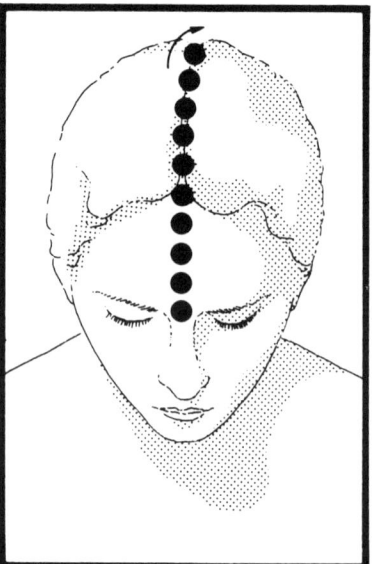

Die Linie, die akupressiert werden muß, verläuft bis zum Haaransatz im Nacken.

Frigidität

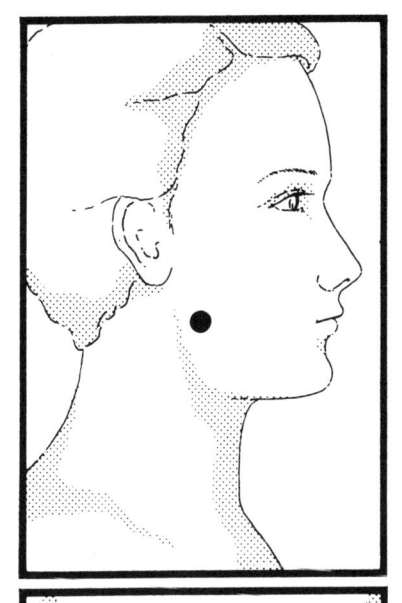

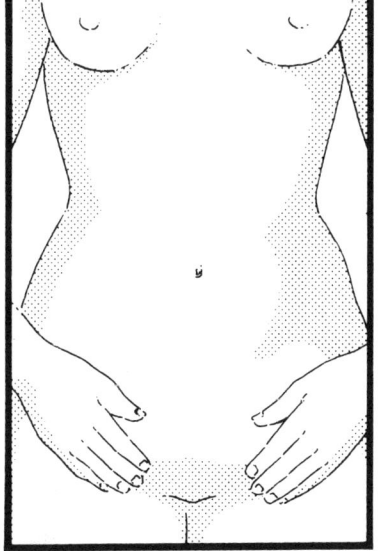

Der Druck an dieser Stelle darf nicht unangenehm stark, aber auch nicht zu leicht sein. Hören Sie auf, wenn das Druckgefühl noch einige Sekunden nach der Akupressur zu spüren ist.

Die Akupressur dieser Stellen erfordert Fingerspitzengefühl und sanften Druck.

chengebilde findet man eine Vertiefung. Dort wird mit kräftigem Druck und Hin- und Herschieben der Haut gegen die Unterlage akupressiert. Wie kräftig der Druck ist, muß jeder für sich selber ermitteln. Er darf nicht so stark sein, daß es unangenehm wird.

Die letzten Punkte liegen **in der Leistenbeuge.** Auf beiden Körperseiten legt man sich die Hände hierhin und übt mit leichtem Druck eine schiebende Bewegung nach unten aus.

Selbstverständlich können auch alle Punkte, die nicht auf dem Rücken liegen und die man selber erreichen kann, ebenfalls vom Partner akupressiert werden. Japanische Forscher halten das sogar für besser, weil dadurch die innere, seelische Bindung zwischen zwei Menschen vertieft wird.

Schmerzende Füße

Fußbeschwerden sind eine ausgesprochene Zivilisationskrankheit. Volksstämme, die barfuß im Urwald leben, kennen sie nicht.

Aber Schuhe, die mehr der Mode als der Gesundheit dienen, dauerndes Sitzen zu Hause, im Auto oder im Büro, einseitige Belastung durch ständiges Stehen, zum Beispiel als Verkäuferin hinter dem Ladentisch – das bedeutet eine Überbeanspruchung der Füße. Und wenn man nicht eine kerngesunde Veranlagung besitzt, dann führt das über kurz oder lang auch zu Beschwerden.

Die Liste der möglichen Fußbeschwerden ist ziemlich umfangreich. Bei vielen Menschen ist morgens nach dem Aufstehen mit den Füßen noch alles in Ordnung. Im Laufe des Tages aber werden sie schwer wie Blei. Es kribbelt und pocht. Man mag nicht mehr stehen und nicht mehr sitzen.

Die häufigste Ursache für diese Erscheinung sind Durchblutungsstörungen. Das Blut staut sich in den Füßen – deshalb das Gefühl der Schwere. Es überdehnt die Gefäße – daher das Kribbeln und Pochen.

Was auf diese Art und Weise verhältnismäßig harmlos anfängt, kann sich im Laufe der Zeit steigern und immer schlimmer werden. Die Schuhe drücken und die Füße schmerzen. Es ist, als würde man mit Nadeln oder Messern gestochen. Und aus den Füßen strahlen die Schmerzen in die Waden aus, wo es dann zu äußerst quälenden Muskelkrämpfen kommen kann.

Besonders gefährdet sind Menschen, die an einer anatomischen Veränderung der Füße leiden. An einem Spreizfuß, bei dem die Zehen weit auseinandergespreizt sind. Oder an einem Senk- oder Plattfuß, bei dem die Fußsohle nicht leicht nach oben gewölbt ist, sondern flach und platt auf dem Boden liegt.

Wer keine Fußbeschwerden hat, denkt normalerweise nicht viel über seine Füße nach. Sie sind dazu da, daß man stehen und gehen kann. Damit hat sich der Fall.

Erst wenn die Beschwerden anfangen, fängt man auch mit dem Nachdenken an. Und dann kommt man dahinter, daß die Füße doch eigentlich kleine Wunderwerke sind. Denken Sie nur einmal an ein x-beliebiges Denkmal. Die Figur aus Stein braucht meist ein Fundament, das groß, breit und wuchtig ist. Beim Menschen ist das Fundament – die Füße – winzig klein im Verhältnis zum übrigen Körper. Ein sinnvolles Gefüge aus 26 Knochen, aus Sehnen, Fettpolstern und Muskeln zum Beugen und Strecken sorgt dafür, daß wir trotzdem nicht umkippen.

Schmerzende Füße

In der Akupressur gibt es zur Behandlung von Fußbeschwerden eine ganze Reihe von Punkten. **Die wichtigsten Punkte** liegen auf beiden Beinen in den **Dellen unterhalb der Kniescheiben**. Man massiert diese Dellen am besten, wenn man liegt oder sitzt und die Beinmuskulatur so entspannt wie möglich ist.

In der chinesischen Sprache haben diese beiden Punkte einen Namen, der ihre Wirkungsweise erklärt. Sie heißen: Wundersame Heiler der Knie und der Füße.

Aber sie haben noch einen zweiten Namen, der schon viele hundert Jahre alt ist: Drei Dörfer.

Ein seltsamer Name, werden Sie sagen, und Sie haben recht damit. Aber er läßt sich sehr einfach erklären: Wenn in früheren Jahrhunderten die Soldaten eines chinesischen Heeres auf dem Vormarsch waren, dann behandelten sie diese Punkte durch Akupressur. Danach konnten sie so gut und flott marschieren, daß sie an einem einzigen Tag drei Dörfer eroberten.

Die nächsten Punkte befinden sich an den Füßen. Zunächst der Meisterpunkt aller Schmerzen **in der Mitte zwischen dem äußeren Knöchel und der Ferse. Dann** ein Punkt **senkrecht unter dem Knöchel auf der**

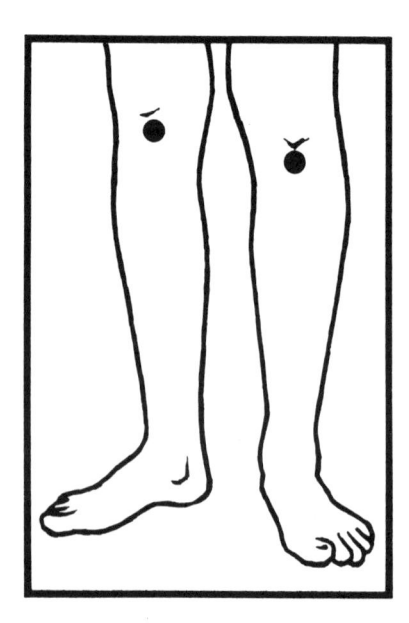

»Drei Dörfer« – so heißen diese Punkte in China. Sie befreien innerhalb von Sekunden von Schmerzen in den Füßen.

Schmerzende Füße

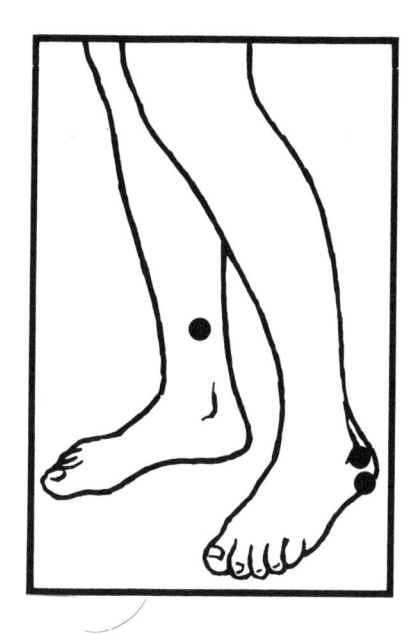

Die Punkte an den Beinen und Fersen müssen besonders kräftig akupressiert werden, damit sich der Erfolg einstellt.

Außenkante des Fußes. Beide sind leicht zu finden, weil sie druckempfindlich sind. Man merkt es sofort, wenn man sie kräftig massiert. Und in diesem Fall muß man so kräftig wie möglich massieren.

Ebenso kräftig muß man die nächsten Punkte behandeln. Sie liegen auf den **Fußsohlen**, und zwar genau **in der Mitte zwischen den Groß- und Kleinzehenballen**. Wenn man einigermaßen gelenkig ist, kann man sie selber akupressieren. Besser aber ist es, wenn es ein anderer macht, weil er einen stärkeren Druck ausüben kann. Man kniet sich auf einen Stuhl und hält sich gut fest. Der Partner, der die Akupressur durchführt, drückt den Mittelknochen des gekrümmten Zeigefingers gegen die betreffende Stelle.

Es tut bei einer richtigen Behandlung sehr weh. Es kann sogar sein, daß man den Druck nach nur ein- oder zweimaligem Pressen noch stundenlang spürt. Aber die Wirkung ist verblüffend. Es ist, als würden die Füße neu belebt.

Wenn zusätzlich zu den Fußschmerzen auch **Wadenschmerzen oder Verkrampfungen** in diesem Bereich bestehen, muß ein weiterer Punkt behandelt werden. Er liegt **drei Querfinger oberhalb der inneren Knöchel**. Er ist druckempfindlich, und es gilt wieder die Regel: so fest wie möglich

Schmerzende Füße

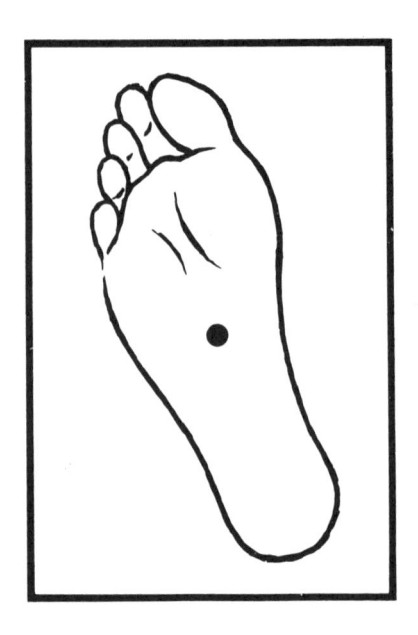

Auch diesen Punkt kann man selber behandeln. Besser ist es jedoch, sich dabei helfen zu lassen.

drücken, auch wenn im Augenblick der Behandlung die Schmerzen eher stärker als schwächer werden.

Bei Fußbeschwerden können, wie gesagt, alle Punkte durch Massage mit den Händen behandelt werden. Wer sich jedoch in der Akupressur einigermaßen auskennt, kann auch einen Holzstab benutzen, weil man dadurch eine noch stärkere Beeinflussung erzielen kann.

Diese Holzstäbe – wir sprachen schon darüber – werden auch von Masseuren benutzt. Sie sind an dem einen Ende spitz, am anderen abgerundet.

Das spitze Ende sollte eigentlich nur von einem Fachmann verwendet werden. Man muß den Punkt schon sehr genau gefunden haben, um ihn richtig zu treffen und richtig zu behandeln.

Das abgerundete Ende aber kann man auf der Haut hin und her rollen. Dabei trifft man den richtigen Punkt auf jeden Fall.

Und noch etwas Wichtiges bei Fußbeschwerden. Wenden Sie die Akupressur nicht nur dann an, wenn Sie gerade Schmerzen haben oder ein Kribbeln und Pochen spüren. Behandeln Sie sich **gleich morgens nach dem Aufstehen**. Damit sorgen Sie dafür, daß auch im Laufe des Tages alles in Ordnung bleibt.

Steifer Hals

Im normalen täglichen Leben denken wir alle nicht weiter über unsere Muskeln nach. Wir wollen einen Arm heben – und tun es einfach. Wir wollen aufstehen, gehen, uns setzen, uns bücken oder den Kopf drehen – wir tun es, ohne daß wir den jeweiligen Bewegungsgedanken überhaupt bewußt zu Ende denken.

Aber die Muskeltätigkeit, die so reibungslos abläuft, ist in Wirklichkeit ein höchst komplizierter Vorgang. Die chemische Energie, die mit den Kohlehydraten durch die Blutbahn zu den Muskeln gebracht wird, verwandelt sich in mechanische Energie, die es uns möglich macht, einen Muskel zu bewegen.

Nun gibt es im Prinzip zwei Arten von Muskeln. Die einen sind unserem Willen unterworfen. Wenn wir wollen, dann treten sie in Aktion. Unter dem Mikroskop kann man sie daran erkennen, daß sie aus deutlich quergestreiften Fasern bestehen.

Zu dieser Art von Muskeln gehören alle Bewegungsmuskeln an Beinen, Armen, Schultern, Hals und so weiter.

Es gibt dann noch die anderen, die unserem Willen nicht unterworfen sind. Die Muskeln von Magen und Darm und auch die Muskeln der Blutgefäße arbeiten, ohne daß wir es wollen oder nicht wollen. Unter dem Mikroskop zeigen sie keine quergestreifte, sondern eine glatte Faserung.

Die einzige Ausnahme bildet der Herzmuskel. Er besteht aus einer Kombination von glatt- und quergestreiften Fasern, ist unserem Willen aber trotzdem nicht unterworfen, wenn man einmal von indischen Yogis absieht, die ja wirklich in der Lage sind, durch den Willen ihr Herz für eine Zeitlang stillstehen zu lassen, ohne daß sie sterben.

Doch kommen wir zurück zu den Muskeln, die wir selber je nach Bedarf und Willen arbeiten lassen können. Dazu gehören auch die Halsmuskeln, die es uns ermöglichen, den Kopf zu drehen, ihn bedächtig hin und her wiegen zu lassen, zu nicken oder ihn in den Nacken zu legen.

Eine ganze Vielfalt von Bewegungen also, die durch diese Muskeln zustande kommen. Auch darüber denken wir normalerweise nicht weiter nach. Es sei denn, wir werden durch einen heftigen Schmerz daran erinnert. Und diesen Schmerz, verbunden mit Unbeweglichkeit, empfinden wir immer dann, wenn wir plötzlich einen sogenannten steifen Hals bekommen. Ein Muskelkrampf, den jeder von uns schon einmal gehabt hat.

Der eine hebt vielleicht zu Beginn der Urlaubsreise einen zu schweren

Steifer Hals

Koffer in sein Auto. Es gibt einen plötzlichen Ruck, und er hat einen steifen Hals.

Der andere legt sich nachts im Schlaf so quer und krumm, daß er morgens aufwacht und einen steifen Hals hat.

Der dritte dreht nur seinen Kopf ruckartig nach hinten, weil hinter ihm sein Name gerufen wird.

Der vierte sitzt stundenlang in einseitig gebeugter Haltung am Schreibtisch, und der fünfte verbringt seine Zeit in einem zugigen Zimmer. In allen Fällen kann ein steifer Hals die Folge sein.

Sicherlich ist das keine schwerwiegende Krankheit. Aber es tut weh und ist außerdem lästig, weil man in seiner Beweglichkeit behindert ist und bei jeder Kopfdrehung an das Übel, das stunden- oder auch tagelang anhalten kann, erinnert wird.

Die Grundregel bei der Akupressur gegen einen steifen Hals lautet: Vorsichtig zu Werke gehen. Denn eine zu feste Akupressur kann die Sache noch schlimmer machen und sogar zu einer Muskelentzündung führen, die dann von einem Arzt behandelt und auskuriert werden müßte.

Zunächst muß man durch ganz sanftes Abtasten herausfinden, wo der **Kernpunkt der Schmerzen** liegt. Das ist natürlich von Fall zu Fall ein anderer Punkt. Mal auf der linken Halsseite, mal rechts. Einmal etwas weiter oben, das andere Mal weiter unten oder genau in der Mitte. Jetzt legt man eine Fingerkuppe direkt auf diese »Zentrale« des Schmerzes. Welchen Finger man dabei nimmt, ist gleichgültig. Am besten denjenigen, mit dem man den Punkt am leichtesten und bequemsten erreicht.

Und nun wird ein mehrmaliger leichter Akupressurdruck ausgeübt: etwas drücken, etwas nachlassen, etwas drücken, wieder etwas nachlassen und so weiter. Dabei bitte den Finger beim Nachlassen nicht von der Haut entfernen, also nicht wie bei einigen anderen Behandlungen klopfen.

Führen Sie die Akupressur an dieser Stelle etwa zwanzig bis dreißig Sekunden durch. Wenn Sie Glück haben, und wenn es mit dem steifen Hals nicht ganz so schlimm ist, läßt dann der Schmerz bereits nach.

Wenn Sie dagegen noch keine Besserung spüren, machen Sie bitte eine Pause von zwei bis drei Minuten. Danach wird die Behandlung wiederholt. Doch bitte immer daran denken: leicht und sanft akupressieren!

Zur Unterstützung und zur schnelleren Beseitigung eines steifen Halses können Sie in den Pausen noch drei weitere Punkte akupressieren. Sie befinden sich an **Arm und Schulter der erkrankten Seite**.

Der erste liegt auf der **Vorderseite der Schulter** genau dort, wo die leichte Verwölbung ihren höchsten Punkt erreicht. Wenn Sie hier etwas fester tasten, finden Sie den harten Widerstand eines Knochens. Verschie-

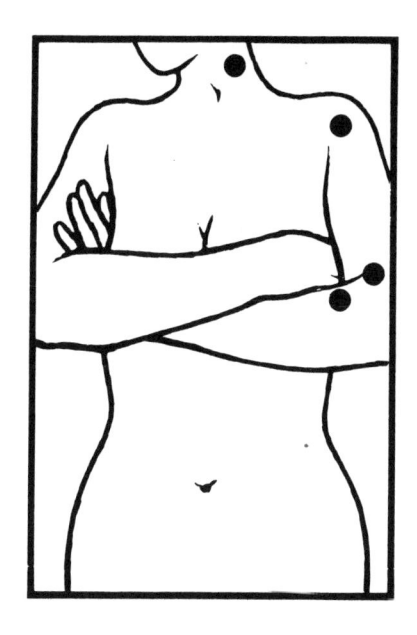

Ein steifer Hals kommt auch bei Kindern sehr häufig vor. In diesen Fällen sollten am besten die Eltern die angegebenen Punkte akupressieren.

ben Sie die Haut mehrmals gegen diesen Knochen hin und her. Am besten mit den Kuppen von Zeige- und Mittelfinger. Drei- bis viermal genügt.

Was den Druck angeht, so gilt hier genau das Gegenteil: nicht sanft akupressieren, sondern kurz und so fest wie möglich.

Dasselbe gilt für die beiden anderen Punkte am Arm. Den nächsten finden Sie, wenn Sie sich den Arm der erkrankten Seite leicht auf die Brust legen. Schauen Sie jetzt bitte einmal zu Ihrem Ellenbogen hinunter. Sie sehen dort eine Falte, die **Ellenbogenfalte**. Genau an ihrem äußeren Ende befindet sich der gesuchte Punkt. Man behandelt ihn am besten, indem man die andere Hand um den Ellenbogen herumlegt und mit der Spitze des Zeigefingers akupressiert. Auch hier: drei- bis viermal fest akupressieren.

Für den dritten Punkt lassen Sie die Hand bitte so liegen. Tasten Sie mit den Fingern der anderen auf der **Außenseite des Unterarms** vom Ellenbogenknochen in Richtung zum Handrücken. Sie brauchen nicht weit zu gehen. Nur einige Zentimeter. Dann finden Sie einen Punkt, der auf starken Druck schmerzhaft reagiert. Aber Sie müssen diesen kurzen Schmerz in Kauf nehmen und fest akupressieren.

Schmerzende Handgelenke

Die westliche Schulmedizin steht mit den Schmerzen auch heute noch immer ein bißchen auf Kriegsfuß. Für die Diagnose, für die Erkennung einer Krankheit – so heißt es – seien die Schmerzen eines Patienten mit großer Skepsis zu betrachten. Man könne, um die Ursache eines Leidens zu finden, wenig damit anfangen, wenn der Patient sagt, wo es ihm weh tut. Besser sei es, sich auf die eigenen Untersuchungsergebnisse zu verlassen. Also auf das Elektrokardiogramm, das die Tätigkeit des Herzens aufzeichnet, auf Röntgenbilder, auf den Blutdruck, auf Laborbefunde über das Blut oder über das Gewebe.

Es herrscht bei den meisten Ärzten ein regelrechtes Mißtrauen gegenüber den Schmerzangaben ihrer Patienten. Sie nehmen es oft kaum zur Kenntnis, wenn man ihnen sagt, wo es schmerzt. Oder sie wischen es mit einer Handbewegung beiseite und meinen: »Das hat nichts zu bedeuten.«

Woher kommt dieses Mißtrauen gegenüber dem Schmerz? Was ist das eigentlich: Schmerz?

Er bildet eine Einheit mit dem Temperatur- und mit dem Drucksinn. Das heißt, wir empfinden den Schmerz genauso wie Hitze, Kälte oder Druck. Wenn wir zum Beispiel mit dem Kopf gegen die Wand rennen, so ist das ein Druck, den wir gleichzeitig als Schmerz empfinden. Ebenso ist es, wenn wir uns verbrennen oder ein Stück Eis auf die Haut legen. Temperatur, Druck und Schmerz werden, wie gesagt, auf dieselbe Art und Weise gespürt.

Man weiß auch, wie das vor sich geht. Winzige Nervenenden nehmen den Reiz auf. Über die Nervenbahnen wird der Reiz zum Rückenmark geleitet. Von dort gelangt er ins Stammhirn und wird weiterdirigiert in den Scheitellappen des Großhirns, das sich im vorderen Teil des Kopfes befindet.

Ein ziemlich komplizierter und weiter Weg also. Man sollte meinen, daß es wenigstens einige Sekunden, wenn nicht sogar Minuten dauert, bis man den Schmerz, die Temperatur oder den Druck fühlt. Aber es dauert nicht einmal Sekundenbruchteile. Man spürt es sofort. Es ist wie mit der Elektrizität. Schließen Sie eine Lampe an eine hundert Meter lange Verlängerungsschnur an und schalten Sie das Licht an. Die Lampe leuchtet sofort auf, obwohl man doch eigentlich denken müßte: der Strom braucht ja seine Zeit, um durch die lange Leitung hindurchzulaufen.

Aber nein, er braucht diese Zeit nicht. Er rast, wie man sagt, mit Gedankenschnelle.

Damit haben wir eine Antwort auf die Frage, was Schmerz ist und wie er zustande kommt. Es bleibt noch die Frage zu beantworten, warum die Mediziner so mißtrauisch sind.

Nehmen wir ein typisches Beispiel. Ein Patient kommt zum Arzt und klagt über Schmerzen in der linken Brust. Nun verläßt sich der Arzt nur auf diese Angabe und denkt: Es muß am Herzen liegen. Er gibt dem Patienten also Medikamente zur Stärkung des Herzens.

Aber die Schmerzen lassen nicht nach, und der Patient kommt schließlich in eine Klinik. Er wird gründlich untersucht, und es stellt sich heraus, daß die Schmerzen in der Brust ihre Ursache im Magen haben. Der Patient leidet – so komisch das auch klingt – an Blähungen. Nicht sein Herz muß behandelt werden, sondern es muß etwas für seine Verdauung getan werden.

Man möchte lachen bei diesem Beispiel. Aber es ist eine Tatsache, daß bestimmte Krankheiten und Leiden sich durch Schmerzen an einer ganz anderen Stelle des Körpers bemerkbar machen. Deshalb sind die Mediziner so mißtrauisch, wenn die Patienten sagen, wo es ihnen weh tut.

Fragen Sie nur einmal in den Kliniken nach. Es gibt Fälle, da werden Patienten mitten in der Nacht mit dem Krankenwagen, mit Blaulicht und Sirenengeheul ins Krankenhaus gebracht, weil sie über starke Schmerzen in der linken Brust geklagt haben und weil der Hausarzt gesagt hat: Das ist ein Herzinfarkt.

Hinterher wird der Hausarzt von seinen Kollegen ausgelacht. Sie sagen ihm: Das war kein Herzinfarkt, das waren Blähungen.

Oder ein Patient wird wegen seiner Schmerzen im linken Oberarm auf Rheuma behandelt. Erst nach Jahren stellt sich heraus, daß er ein Herzleiden hat. Das kranke Herz hat sich durch Schmerzen im linken Oberarm gemeldet, aber keiner hat es gemerkt.

Die Akupressur geht andere Wege bei Schmerzzuständen. Sie sagt: Wenn ein krankes Organ sich durch Schmerzen an einer ganz anderen Stelle des Körpers meldet, dann bestehen hier bestimmte nervliche Verbindungen. Aber sie bestehen nicht nur von innen nach außen, sondern auch von außen nach innen. Man braucht also nur die äußeren Schmerzen durch Akupressur selber zu beseitigen. Dann gehen die richtigen Impulse nach innen weiter, wo immer die Krankheit auch liegen mag. Und wenn sie durch Akupressur beseitigt ist, hat das betreffende innere Organ keine Veranlassung mehr, sich durch Schmerzen zu melden.

Diese Überlegung klingt logisch, enthält aber zugleich eine Warnung:

Schmerzende Handgelenke

Wenn die Schmerzen durch Akupressur nicht verschwinden, ist auch das innere Organ noch nicht wieder gesund. Dann sollte man lieber mit der Selbstbehandlung aufhören und zum Arzt gehen.

Auch Schmerzen oder sogar eine Lähmung des Handgelenks können verschiedene Ursachen haben. Rheuma in den Gelenken, Rheuma in den Muskeln, starke Durchblutungsstörungen. **Acht Akupressurpunkte** können die Schmerzen und Beschwerden beseitigen. Es sind jeweils vier auf jeder Körperseite:

– **Auf der äußeren Seite des Unterarms in der Mitte zwischen Fingerspitzen und Ellenbogen.**
– **Auf der Außenseite des Unterarms, etwa drei Querfinger unterhalb des Ellenbogens.**
– **In der Handgelenksfurche oberhalb des Daumens.**
– **Genau auf der vordersten Spitze des Schultergelenks.**

Manche Menschen haben diese Schmerzen nur in einem Handgelenk, weil es durch die Arbeit, durch den Beruf besonders belastet wird. Meistens handelt es sich in diesen Fällen um eine Überbeanspruchung der Muskeln. Sie ist durch Akupressur am einfachsten zu beheben. Aber auch wenn es nur eine Seite ist, sollten beide Seiten behandelt werden.

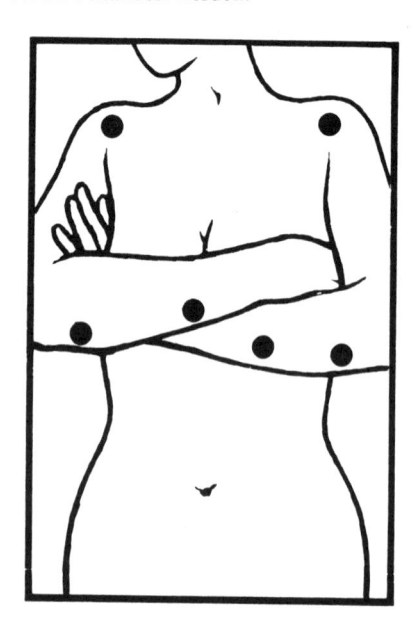

Alle Punkte sollten möglichst links und rechts akupressiert werden, auch wenn Schmerzen in den Handgelenken gewöhnlich nur auf einer Seite auftreten.

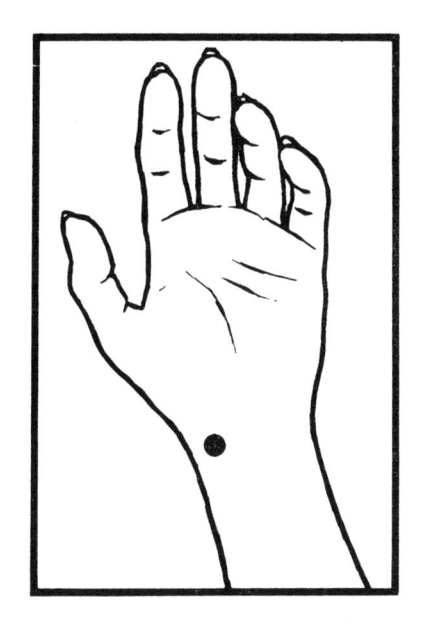

Durch die Akupressur dieses Punktes am Handgelenk kann einer Sehnenscheidenentzündung vorgebeugt werden.

Akupressur ist hier auch sehr gut zur Vorbeugung geeignet. Wenn man schon bei den ersten Anzeichen mit Akupressur beginnt, kann man gefährlichere Erkrankungen, wie beispielsweise eine Sehnenscheidenentzündung, verhindern.

Wichtig ist, daß man die acht Punkte nicht nur dann behandelt, wenn man gerade Schmerzen hat. Man sollte vielmehr in einem regelmäßigen Rhythmus mit den Fingerkuppen auf die Punkte drücken. Morgens einige Male, und dann wieder mittags und abends. Regelmäßig und nicht zu stark. Das hilft mehr als hin und wieder mit Gewalt. Nicht nur bei Schmerzen in den Handgelenken, sondern auch bei anderen Beschwerden.

Jugendliche Haut

Jeder von uns kann es in seinem Bekanntenkreis beobachten: Da gibt es Menschen, die haben auch mit fünfzig oder sechzig Jahren noch eine jugendliche, straffe, schöne und gesunde Haut. Bei anderen dagegen sieht die Haut schon mit dreißig so aus wie bei einem Siebzigjährigen. Nämlich runzlig, faltig, unansehnlich. Die Haut sieht alt aus, obwohl von einer richtigen Hautkrankheit wie Akne, Flechte oder Ekzem nicht die Rede sein kann.

Viele nehmen das frühzeitige Altern ihrer Haut als schicksalsgegeben hin.

Andere verbrauchen eine Unmenge an Salben, die jedoch nur übertünchen, nicht aber von innen heraus verjüngen und verschönern.

Die Haut ist das größte Organ des Menschen. Würde man sie wie einen Teppich ausbreiten, ergäben sich bei einem normal großen Menschen anderthalb bis zwei Quadratmeter.

Natürlich, die Haut ist die äußere Hülle unseres Körpers. Sie ist unser Schutzmantel. Aber als Organ ist sie noch viel mehr:

- Die Haut signalisiert uns Druck und Schmerz ebenso wie angenehmes Wohlbefinden bei schönem Wetter.
- Die Haut reguliert den Wärmehaushalt des Körpers. Sie arbeitet wie ein Thermostat, der dafür sorgt, daß die Temperatur im Körperinneren immer gleichbleibt, also immer etwa 36,5 bis 37 Grad Celsius beträgt. Gleichgültig, ob es draußen warm oder kalt ist.
- Die Haut hilft mit, den Flüssigkeitshaushalt im Gleichgewicht zu halten. Pro Tag schwitzt die Haut einen halben bis einen Liter Flüssigkeit aus, ohne daß wir es merken, ohne daß wir es als unangenehmes Schwitzen empfinden.
- Die Haut scheidet mit dem Schweiß schädliche Endprodukte des Stoffwechsels aus. Fett, Salze und Mineralstoffe, die der Körper nicht mehr braucht, werden nicht nur durch Kot und Urin ausgeschieden, sondern auch durch die Haut.
- Die Haut hilft mit beim Atmen. Ohne Hautatmung würden wir ersticken, denn die Lunge allein schafft es nicht.
- Die Haut ist schließlich auch ein Spiegel der Seele. Sie reagiert auf seelische Einflüsse und auf Gemütsbewegungen. Jeder von uns kennt das. Wenn man sich schämt, wird man rot im Gesicht. Bei einem plötzlichen Schreck oder bei Angst bekommt man eine Gänsehaut.

Es ist bis heute nicht geklärt, warum bei manchen Menschen die Haut frühzeitig altert und bei anderen bis ins hohe Alter hinein rosig und frisch bleibt. Die ererbte Veranlagung spielt sicherlich eine Rolle.

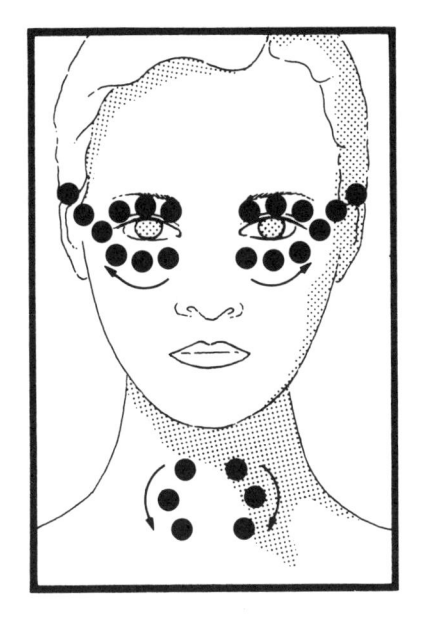

Fast alle Punkte für eine gesunde Haut liegen im Gesicht und am Hals. Also genau dort, wo die Haut zuerst anfängt, unansehnlich zu werden.

Geklärt aber ist, wie man sich durch Akupressur eine jugendliche Haut erhalten kann.

Als erstes muß **die Schilddrüse** akupressiert werden. Mit dem linken Daumen ganz **vorsichtig** die linke Seite der Schilddrüse, von oben nach unten, fünfmal hintereinander. Bei jedem Druck ruht der Daumen fünf Sekunden lang auf der Haut. Nach der linken Seite kommt die rechte an die Reihe.

Die Schilddrüse sollte dreimal am Tag akupressiert werden. Als eine der wichtigsten Drüsen im Organismus ist sie auch mitverantwortlich für das Aussehen der Haut.

Es folgen Punkte **unterhalb der Augenbrauen.** Hier muß etwas aufgepaßt werden, denn **die Augenlider sollen nicht berührt werden.** Und die Daumennägel dürfen mit der Haut nicht in Berührung kommen.

Die Technik sieht so aus: Man drückt die Haut gegen die darunterliegenden Knochen und schiebt sie mit mittlerem Druck nach oben zu den Augenbrauen hin. Fünfmal hintereinander, drei- bis fünfmal am Tag.

Anschließend beklopft man leicht den unteren Rand der Augenhöhlen, und zwar von innen nach außen.

Auch die nächsten Punkte liegen in der Nähe der Augen. Man legt die vier Fingerkuppen beider Hände **in einer Linie zwischen die Augenwinkel und die**

Jugendliche Haut

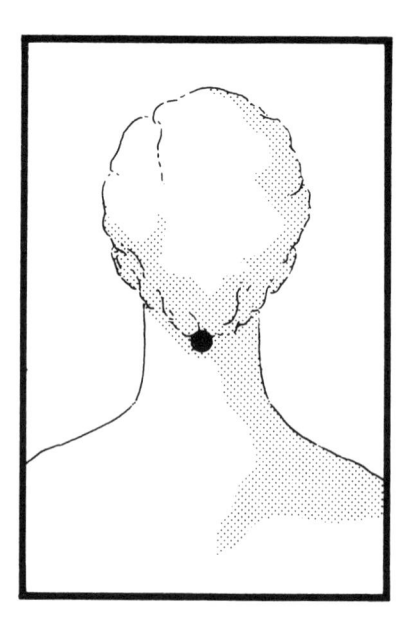

Der Punkt im Nacken wirkt in erster Linie auf die Nerven, die hier aus der Halswirbelsäule heraustreten.

obersten Punkte der Ohren. Es genügt leichtes Klopfen, beliebig oft am Tag.

Der letzte Punkt liegt **in der Nackenmitte**, dort, **wo der Haaransatz ist.** Der Kopf wird dabei aufrecht und locker gehalten. Der Akupressur-Druck soll fest sein und drei- bis fünfmal am Tag durchgeführt werden.

Bisher wurden die besten Erfahrungen gemacht, wenn mit dieser Akupressur sehr rechtzeitig angefangen wird, also spätestens dann, wenn die Haut die allerersten Ermüdungserscheinungen zeigt. Aber auch später kann zumindest der augenblickliche Zustand erhalten bleiben. Ein weiteres Altern der Haut wird vermieden oder hinausgezögert.

Hautleiden

Man kann nicht oft genug darauf hinweisen: Unsere Haut ist mit ihren anderthalb bis zwei Quadratmetern nicht nur unser größtes Organ. Sie bildet nicht nur den äußeren Mantel, der alles andere irgendwie zusammenhält. Sie verdunstet nicht nur mit dem Schweiß über einen halben Liter Flüssigkeit pro Tag. Sie schützt uns nicht nur vor Hitze und Kälte. Sie signalisiert nicht nur ein Schmerzgefühl, wenn wir uns verletzt haben.

Nicht nur, habe ich gesagt. Obwohl alles, was ich hier aufgezählt habe, schon eine ganze Menge ist.

Trotzdem bleibt es bei dem »nicht nur«. Denn die Haut hat darüber hinaus noch eine ganze Reihe weiterer Aufgaben und Funktionen. Eine Tatsache, die – das muß leider gesagt werden – von vielen Hautärzten nicht genügend berücksichtigt wird, wenn es darum geht, eine Erkrankung der Haut zu behandeln und zu heilen.

Ich will die Hautärzte nicht angreifen. Das steht mir nicht zu. Aber ich möchte zitieren, was mir kürzlich ein Facharzt für Hautleiden sagte. Ein Mann, der auf seinem Gebiet eine von allen Wissenschaftlern anerkannte

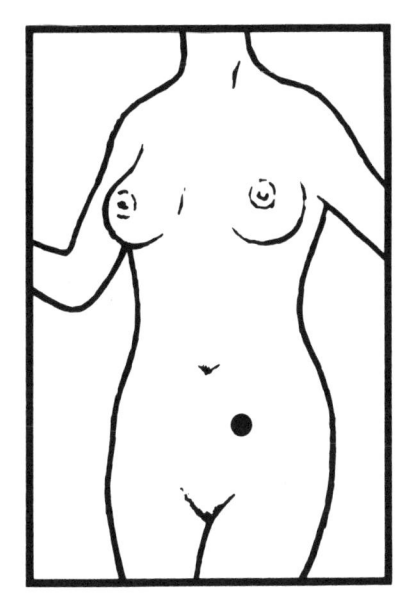

Vier Querfinger vom Bauchnabel und schräg links darunter befindet sich der wichtigste Punkt gegen Hautleiden.

Hautleiden

Kapazität ist. In seiner manchmal etwas drastischen Art meinte er: »Es ist oft zum Haareausraufen. Da kommt jemand mit einem Hautausschlag zu einem meiner Kollegen. Zuerst wird er mit einer Salbe behandelt. Außerdem wird ihm gesagt, er soll möglichst viel Rohkost essen und scharfe Gewürze vermeiden. Wenn das dann nicht hilft, wird ein Allergie-Test gemacht. Vielleicht ist seine Haut ja allergisch gegen Bettfedern, Staub oder Blütenpollen. Wenn das auch nicht hilft, kriegt er halt eine andere Salbe. Aus. Er wird zum Dauerpatienten, der sich regelmäßig seine Salbe abholt – und an seinem Hautleiden ändert sich trotzdem nichts. Dabei hat er seinen Ausschlag vielleicht nur deshalb, weil seine Ehe unglücklich ist. Würde mein Kollege ihn zu einem guten Eheberater schicken, könnte er geheilt werden.«

Eine unglückliche Ehe als Ursache für Hautausschlag? Klingt das nicht unglaubwürdig?

Mag sein. Aber es ist eine Tatsache, daß seelische Vorgänge auch zu Hautkrankheiten führen können. Denn alle seelischen Belastungen müssen abreagiert werden. Und wenn die Seele keine andere Möglichkeit mehr findet, dann kann diese Abreaktion in einem Hautausschlag bestehen. Die Haut färbt sich rot. Es entstehen Bläschen, die aufplatzen und

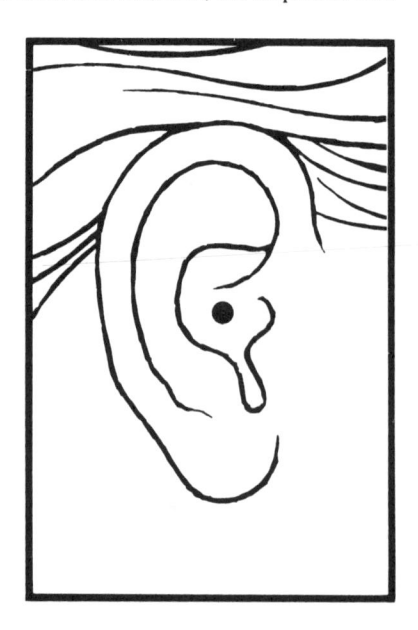

Den Punkt in den Ohren erreicht man am einfachsten mit den beiden kleinen Fingern.

sich entzünden. Es juckt, und je mehr man sich kratzt, desto schlimmer wird es. Es bilden sich Borken, es näßt, und es sieht nicht gerade appetitlich aus.

Aus alldem geht schon hervor, daß die Akupressur einen Hautausschlag – übrigens die häufigste Hauterkrankung – nicht immer restlos heilen kann. Akupressur kann nicht eine unglückliche Ehe glücklich machen.

Aber sie kann die Symptome eindämmen. Und sie kann, wie die Erfahrungen in China gezeigt haben, den Ausschlag heilen, wenn organische Ursachen wie zum Beispiel eine schlechte Verdauung dahinterstekken. Ja, auch mit der Verdauung steht die Haut in Verbindung.

Den ersten Punkt zur Selbstbehandlung finden Sie **schräg links unterhalb des Bauchnabels**, etwa vier Querfinger vom Bauchnabel entfernt.

Tasten Sie hier erst einmal vorsichtig ab, ob Sie unterhalb der Haut eine Verdickung oder Verhärtung spüren. Falls nein, brauchen Sie diesen Punkt nicht zu akupressieren. Falls ja, wie in den meisten Fällen, drücken Sie bitte mit zwei oder drei Fingerkuppen sieben- bis zehnmal hintereinander mit mittelstarkem Druck zu.

Man muß darauf achten, daß man nicht schräg akupressiert, sondern senkrecht nach innen. Diese Technik hat sich auch in der Akupunktur

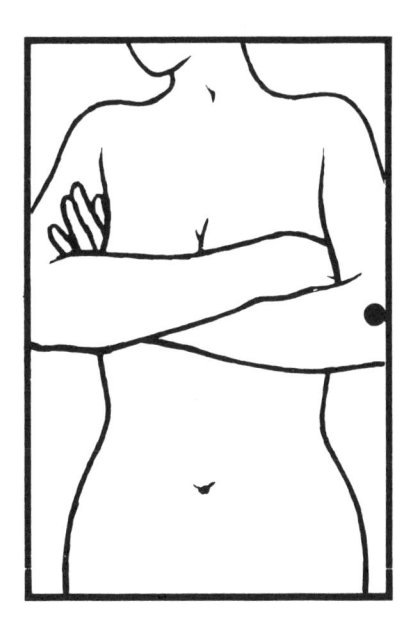

Um diesen Punkt zu finden, werden die Arme vorher angewinkelt. Akupressiert wird sowohl links wie auch rechts.

Hautleiden 122

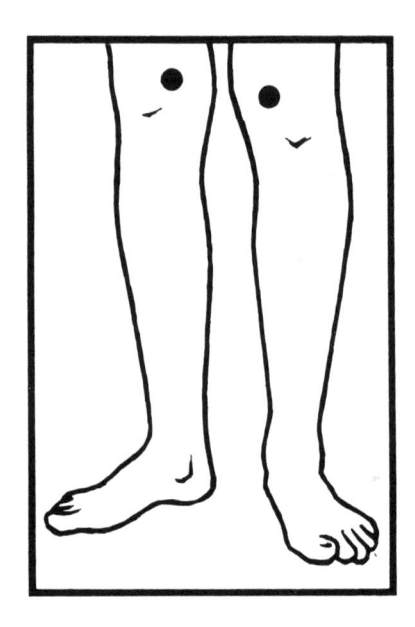

Die Punkte oberhalb der Kniescheiben liegen in einer Mulde, die man durch Ertasten findet.

bewährt. »Der senkrechte Einstich ist bei den meisten Anwendungen besonders geeignet. Vor allem dort, wo sich Muskeln oder Fett befinden.« So steht es in einer offiziellen Mitteilung des Gesundheitsamtes der chinesischen Provinz Hopei.

Zur Akupressur des nächsten Punktes nimmt man am besten den kleinen Finger. Genauer gesagt: beide kleine Finger. Man steckt sie **ins Ohr**, als wolle man Ohrenschmalz herausholen. Dann »rührt« man einige Male im Ohr herum. Fünf kreisende Bewegungen genügen. Aber bitte darauf achten, daß die Fingernägel kurz geschnitten sind, damit man sich nicht verletzen kann.

Auf beiden Körperseiten befindet sich auch der nächste Punkt. Wenn man erst den linken und dann den rechten Arm anwinkelt, sieht man von oben die **Falte**, die sich **im Ellenbogen** bildet. Am äußeren Ende dieser Hautfalte liegt ein Punkt, über den wir schon öfter gesprochen haben, und der in der Akupressur auch sehr wichtig ist.

Im Falle eines Hautausschlages aber müssen wir noch etwas weiter gehen und einen anderen Punkt suchen. Einen Punkt, der leicht zu finden ist. Denn man braucht bloß vom Ende der Hautfalte in Richtung Ellenbogen zu tasten. Dann stößt man schon bald auf den Widerstand des

Knochens. Es fühlt sich an, als habe man hier eine **Mulde**, die von einem runden Knochen begrenzt wird. Genau diese Mulde muß akupressiert werden. Am besten mit der Kuppe des Zeigefingers. Fünfmal hintereinander fest drücken.

Sie werden dabei einen leichten Schmerz empfinden, und das Druckgefühl wird auch nach der Akupressur noch anhalten. Aber lassen Sie sich dadurch nicht stören. Es ist nur der Beweis, daß Sie den richtigen Punkt getroffen haben.

In einer Mulde liegen auch die nächsten Punkte. Man setzt sich in einen bequemen Sessel, beugt sich ein wenig vor und legt sich die Hände so auf die **Oberschenkel**, daß man mit den Fingerspitzen die **Kniescheiben** erreicht. Dort, wo die Zeigefinger liegen, befindet sich die Mulde zwischen zwei Knochen. Sie wird akupressiert, indem man mit den Zeigefingern fest zudrückt und sie einige Male hin und her bewegt.

Es leuchtet wohl jedem ein, daß man bei der Behandlung eines Hautausschlages keine Wunder erwarten darf. Gewiß, einen plötzlichen Anfall von Kopfschmerzen kann man mit der Akupressur manchmal in Sekunden verschwinden lassen. Doch ein Hautausschlag kann sich nicht in Sekunden zurückbilden. Das dauert seine Zeit. Akupressieren Sie die Punkte regelmäßig dreimal am Tag. Nach vier, fünf Wochen müßte sich dann die erste Besserung einstellen, wie die chinesischen Ärzte herausgefunden haben. Bleiben Sie aber bitte in dieser Zeit auf jeden Fall in der Behandlung des Hautarztes. Und es schadet auch ganz sicher nicht, nach möglichen seelischen Ursachen für die Hauterkrankung zu forschen.

Heiserkeit

Jeden Freitagmorgen gehe ich mit meiner Frau auf den Markt, um für das Wochenende einzukaufen. Diesen Markt gibt es in dem Stadtteil von Hamburg, wo wir wohnen, nur am Dienstag und am Freitag. Unter freiem Himmel bauen die Händler ihre Stände auf – ob es nun regnet oder schneit, oder ob die Sonne scheint.

Einen dieser Händler habe ich lange Zeit beobachtet. Er verkauft frische Eier, Gemüse und Obst vom Lande. Bei gutem und bei schlechtem Wetter steht er da und preist seine Ware an. Er preist sie nicht nur laut, sondern auch ununterbrochen an. Stundenlang schallt seine Stimme über den halben Markt.

Ich habe ihn kürzlich gefragt: »Sagen Sie bitte, wie hält das eigentlich Ihre Stimme aus? Werden Sie dabei nicht heiser?«

Er hat mich angestrahlt, und er hat geantwortet: »Heiser? Ich? Nicht die Spur! Und im Vertrauen gesagt: Hier auf diesem Markt verkaufe ich ja nur am Dienstag und am Freitag. An den anderen Wochentagen arbeite ich auf anderen Märkten. Da schreie ich genauso laut. Aber meiner Stimme macht das überhaupt nichts aus.«

Das ist der eine Fall. Der zweite betrifft eine Schauspielerin aus unserem Bekanntenkreis. Sie schont ihre Stimme, wo immer sie kann. Sie flüstert nur, und wir haben sie deswegen schon ausgelacht. Aber im Grunde hat sie recht. Sie ist nämlich dauernd heiser, obwohl sie nur abends auf der Theaterbühne zu sprechen hat.

Heiserkeit und ein kratzendes Gefühl im Hals – das kennen wir alle. Meistens sind wir heiser, wenn wir uns eine Erkältung geholt haben. Auch Scharlach, Diphtherie oder Keuchhusten sind mit gereizten Stimmbändern und mit Heiserkeit verbunden.

Doch es gibt noch mehr Gründe für die so häufig auftretende Heiserkeit. Eine Entzündung der Bronchien, der Nase, der Nebenhöhlen oder des Rachens. Es kann sich eine Wucherung im Bindegewebe einstellen. Im Prinzip nicht weiter tragisch, weil sie gutartig ist. Aber eben lästig, weil sie die Stimme heiser und krächzend werden läßt.

Auch eine örtliche Entzündung direkt an den Stimmbändern kommt sehr oft vor, die sogenannte Laryngitis. Ja, und dann die nervlich bedingte Heiserkeit. Unser Händler vom Markt leidet bestimmt nicht daran. Unbekümmert läßt er seine Stimme über den Marktplatz dröhnen. Er hat keine Angst, heiser zu werden. Er kommt gar nicht auf die Idee. Und deshalb wird er es auch nicht.

Unsere Bekannte dagegen, die Schauspielerin – sie hat Angst vor der Heiserkeit. Sie weiß, daß es in Berufskreisen die gefürchteten »Sängerknötchen« gibt. Auch dabei handelt es sich um kleine Wucherungen im Bindegewebe. Und weil sie das alles weiß, weil sie weiß, daß sie jeden Abend auf der Bühne ihre Stimme für ihren Beruf braucht, deshalb ist sie dauernd heiser.

Es gibt eine ganz einfache Möglichkeit, um herauszufinden, ob eine Heiserkeit nervlich-seelisch bedingt ist, oder ob die Stimmbänder organisch erkrankt sind. Man braucht nur zu warten, bis der heisere Mensch plötzlich husten muß. Sind die Stimmbänder erkrankt, klingt auch das Husten heiser. Ist die Heiserkeit dagegen seelisch oder nervös bedingt, dann klingt der Hustenton völlig normal.

Aber wie auch immer: Die Akupressur hilft gegen alle Formen der Heiserkeit. Nur darf man nicht vergessen, daß sie einen eventuell vorhandenen organischen Schaden nicht beseitigen kann. Auch wenn das Symptom »Heiserkeit« durch die Akupressur verschwindet, sollte man sich vom Arzt untersuchen lassen.

An die ersten vier Akupressur-Punkte gegen Heiserkeit müssen Sie sich erst einmal langsam herantasten. Sie sind nämlich nicht so ganz leicht zu

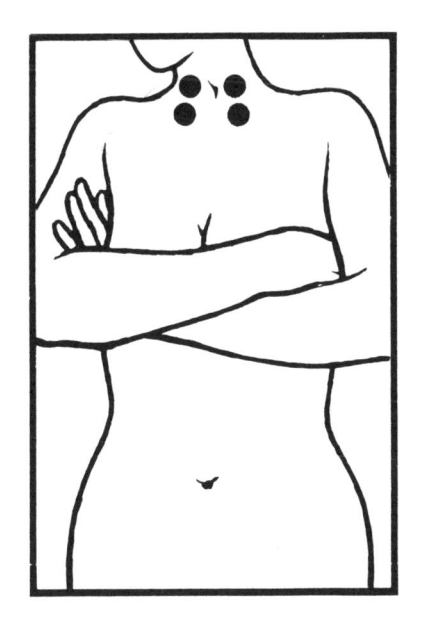

Um die Schilddrüse nicht zu gefährden, darf am Hals nur sehr sanft akupressiert werden.

Heiserkeit

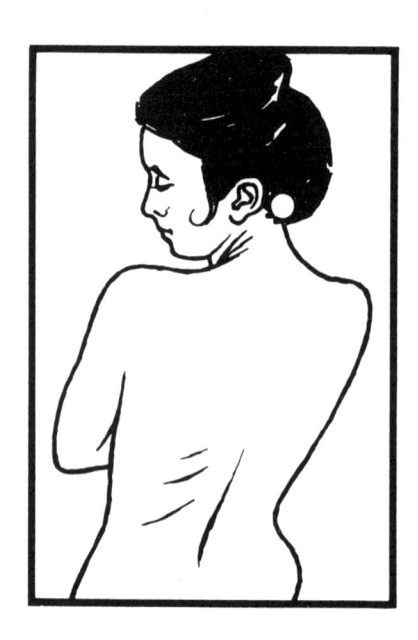

Der Punkt im Nacken ist nicht druckempfindlich. Um ihn zu treffen, klopft man am besten den gesamten Nacken ab.

finden. Am besten legt man sich die beiden Zeigefinger so auf den Hals, daß man zwischen den Fingerspitzen den Adamsapfel fühlt. Dann läßt man die Fingerpitzen in Richtung zu den Schultern schräg nach unten gleiten. Man merkt, daß sich dort die weiche Haut des Halses ein wenig vorwölbt. Sie tut es, weil darunter die Schilddrüse ihren Sitz hat.

Hier liegen links und rechts die zwei ersten Punkte, die bei Heiserkeit akupressiert werden müssen. Genau dort, **wo die Schilddrüse anfängt, sich vorzuwölben**. Aber bitte **nur ganz leicht klopfen**, und nicht etwa fest zudrücken.

Wenn man diese beiden Punkte gefunden hat, ist es mit den zwei nächsten nicht mehr ganz so schwer. Man braucht mit den Fingerkuppen nur noch etwas weiter nach unten zu gehen. Dann trifft man beim Abtasten auf den Widerstand des **Schlüsselbeins**, also auf den Widerstand von Knochen. Genau hier liegen die Punkte. Wieder nur leicht klopfen, bitte. Denn jeder feste Druck wäre falsch.

Allerdings kann man in schneller Folge mehrmals klopfen.

In den chinesischen Lehrbüchern heißt es, daß man mindestens fünfmal kurz hintereinander akupressieren soll. In hartnäckigen Fällen kann es auch zehnmal geschehen. Es schadet auf keinen Fall, solange nur leicht

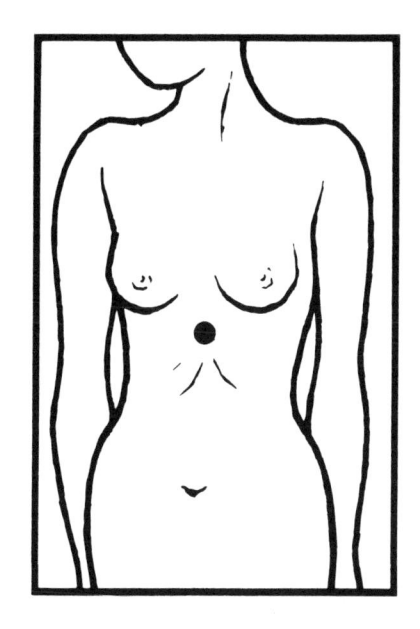

Wer sich diesen Punkt in der Magengrube akupressiert, spürt den Druck noch mehrere Minuten lang. Ein Beweis, daß der richtige Punkt behandelt wurde.

geklopft wird. Bei festem Druck dagegen kann die Schilddrüse beeinträchtigt werden. Und das ist ja nicht der Sinn der Sache.

Auch beim nächsten Punkt darf man nur mit einem sanften Klopfen akupressieren. Er liegt **im Nacken, etwas unterhalb der Stelle, wo der Hinterkopf anfängt**. Er ist nicht druckempfindlich und deswegen ebenfalls nicht so leicht zu finden. Am besten ist es, sich den ganzen Nacken mit dem Mittelfinger abzuklopfen. Von oben nach unten. Dabei trifft man den richtigen Punkt auf jeden Fall.

Schließlich kommt ein Punkt, den man sehr leicht findet. Man braucht nur auf dem Brustbein von oben nach unten zu tasten. Wo das Brustbein aufhört, wird es plötzlich weich und tief. Hier liegt die **Magengrube**, und hier muß man bei Heiserkeit kurz, aber kräftig akupressieren. Drei- bis fünfmal – das genügt.

Für Menschen, die genau wissen, daß ihre Heiserkeit eine **seelische Ursache** hat, kommt noch ein weiterer Punkt hinzu. Man findet ihn, wenn man die Arme anwinkelt. Beim Anwinkeln bildet sich die **Ellenbogenfalte**. Dort, wo sie **auf der Innenseite des Ellenbogens** aufhört, liegt der richtige Punkt. Am einfachsten akupressiert man ihn mit dem Daumen, wobei man mit der Handfläche um den Ellenbogen herumgreift.

Heiserkeit 128

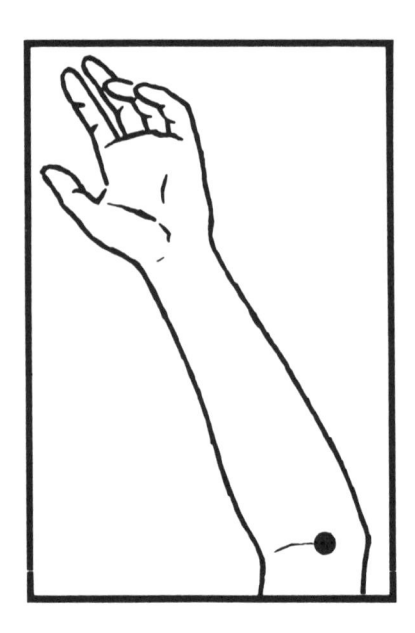

Dieser Punkt muß nur behandelt werden, wenn die Heiserkeit eine seelische Ursache hat.

Dieser letzte Punkt gegen Heiserkeit ist druckempfindlich. Er muß mit einem kurzen, aber festen Druck akupressiert werden. Links und rechts drei- bis fünfmal hintereinander – und das mindestens dreimal am Tag. Wenn die Heiserkeit gerade erst angefangen hat und noch ziemlich stark ist, kann man auch mehrmals am Tag akupressieren.

Gesundes Herz

In romantischen Geschichten, in denen viel von der Liebe die Rede ist, spielt auch das Herz eine große Rolle. Es schlägt schneller, wenn die Heldin oder der Held den geliebten Menschen sieht.

Auch bei spannenden Kriminalgeschichten rast oder klopft es zum Zerspringen, wenn das Opfer in den letzten Augenblicken seines Lebens dem furchtbaren und gnadenlosen Mörder in die Augen blickt.

Die Autoren von Liebes- und Kriminalgeschichten haben natürlich völlig recht, wenn sie das Herz in ihre Schilderungen immer wieder einbeziehen. Denn das Herz ist ja in der Tat eng mit unseren Gefühlsbewegungen verbunden. Oder hat Ihr Herz noch nie schneller geschlagen, wenn Sie verliebt waren? Hatten Sie zum Beispiel bei einer gefährlichen Situation im Straßenverkehr noch nie das Gefühl, daß Ihr Herz aussetzt?

Starke Gefühlsregungen wie Liebe, Angst oder Schrecken können also die Tätigkeit des Herzens beeinflussen. Durch unseren Willen aber können wir unseren »Lebensmotor« nicht beeinflussen. Es läßt sich nicht einfach befehlen, daß er schneller oder langsamer arbeiten soll. Das Herz schlägt Tag und Nacht, so lange wir leben. Siebzig, achtzig, neunzig oder noch mehr Jahre lang.

Haben Sie sich einmal überlegt, was das für eine gigantische Leistung bedeutet?

Ich glaube nicht, daß es eine von uns Menschen konstruierte Maschine gibt, die das schafft, was unser Herz in seiner unermüdlichen Arbeit zustande bringt.

Das Herz ist ein Hohlmuskel, der von einem häutigen Beutel umschlossen wird. In jeder Minute zieht sich dieser Muskel sechzig- bis achtzigmal zusammen. In dieser einen Minute pumpt das Herz zwischen fünf und acht Liter Blut in den Organismus. Ein komplizierter Vorgang, der in mehreren Phasen erfolgt:

Das venöse und verbrauchte Blut strömt in den rechten Herzvorhof und von dort durch die rechte Herzklappe in die rechte Herzkammer.

Die rechte Herzkammer pumpt es in die Lungen, wo es Kohlenstoff abgibt und Sauerstoff aus der Atmung aufnimmt.

Das frische Blut kommt in den linken Vorhof und fließt durch die linke Klappe in die linke Kammer.

Die linke Kammer pumpt es in die Arterien, die es dann im ganzen Körper verteilen.

Machen Sie doch einmal ein kleines Experiment, um sich zu verdeutli-

Gesundes Herz 130

chen, welche fast schon unglaubliche Leistung das Herz vollbringt. Schließen und öffnen Sie die Faust etwa sechzig- bis achtzigmal in der Minute – und versuchen Sie, wie lange Ihre Faust das durchhalten kann. Bei den meisten Menschen erlahmt die Muskelkraft schon nach wenigen Minuten.

Ein so schwer arbeitender Muskel muß besonders gut ernährt werden. Das Herz bezieht seine Nährstoffe aber nicht etwa aus dem pausenlos durchströmenden Blut, sondern aus einem eigenen System von Blutgefäßen, aus den sogenannten Herzkranzgefäßen. Sie sind der Sitz der gefürchtetsten Herzkrankheit, des Herzinfarkts. Ein Blutgerinnsel verstopft ein Kranzgefäß, oder es zieht sich – nervlich bedingt – in einem Krampf zusammen. Dann wird ein Teil des Herzens sozusagen lahmgelegt. Das Ergebnis ist ein Infarkt.

Aber es gibt noch viele andere Krankheiten, die das Herz gefährden: Entzündung des hautartigen Herzbeutels, Entzündung der Innenhaut des Herzens, allgemeine Herzschwäche, Entzündung des Muskels, ein Klappenfehler, Krämpfe.

Wenn ein organischer Schaden vorliegt, kann er durch die Akupressur nicht mehr beseitigt werden. Akupressur kann zum Beispiel keine fehlerhafte Herzklappe wieder in Ordnung bringen.

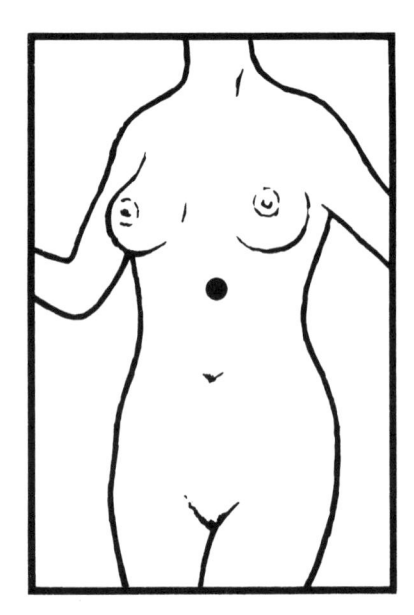

Ein mittelstarker Druck in die Magengrube genügt nach den chinesischen Erfahrungen, um das Herz gesund zu halten.

Trotzdem kann man mit der Akupressur zwei Dinge erreichen, die das Herz betreffen.

Erstens können Sie, solange Sie noch ein gesundes Herz haben, durch Akupressur dafür sorgen, daß es so lange wie möglich gesund bleibt. Mit anderen Worten: Sie können Herzschäden vorbeugen.

Zweitens können Sie ein etwas schwaches Herz durch die Akupressur stärker machen.

Die Punkte, die akupressiert werden müssen, sind in beiden Fällen dieselben. Der erste liegt in der **Magengrube**, also gleich **unterhalb des Brustbeins in der weichen Vertiefung**, die Sie hier leicht finden. Akupressieren Sie drei- bis fünfmal am Tag. Nach chinesischen Erfahrungen ist ein mittelstarker Druck am besten geeignet. Ausgeführt wird er mit der Kuppe des Mittelfingers. Wie lange man akupressiert, muß jeder für sich selber herausfinden. Als Faustregel gilt: Aufhören, sobald sich ein dumpfes Druckgefühl einstellt.

Als nächstes wird die **Innenseite des linken Arms** akupressiert. Das ist sehr einfach. Man fängt im **Ellenbogengelenk** an und »akupressiert sich nach oben« **bis zur Achselhöhle**. Auch das bitte drei- bis fünfmal am Tag. Der Druck braucht nicht ganz so stark zu sein wie bei der Magengrube.

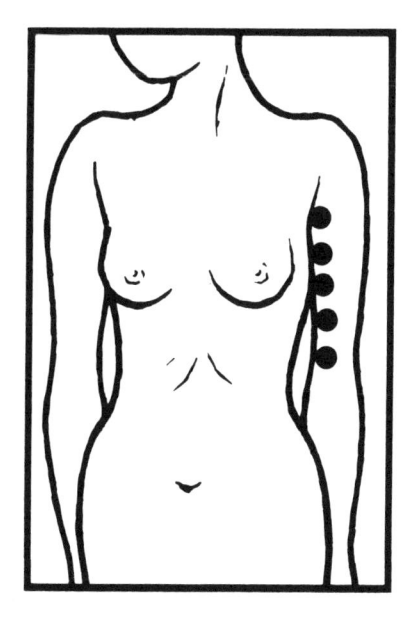

Wenn es um eine Herzerkrankung geht, brauchen die Armpunkte nur auf der linken Körperseite akupressiert zu werden.

Gesundes Herz

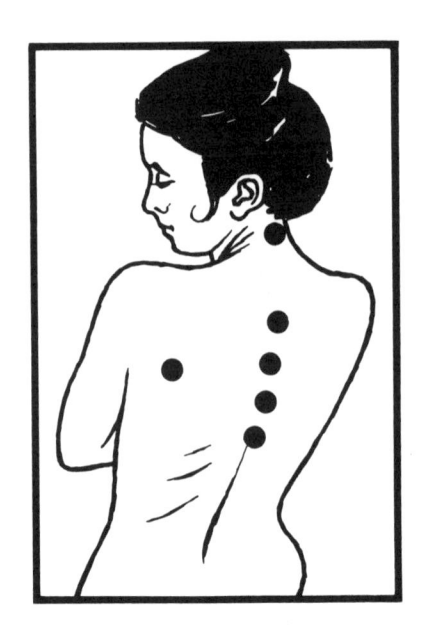

Den Nacken kann man selber akupressieren. Für die übrigen Punkte auf dem Rücken braucht man Hilfe.

Ein leichtes Klopfen mit den Fingerspitzen genügt. Mehrmals hintereinander von unten nach oben.

Es folgt ein Punkt, der ebenfalls leicht zu erreichen ist. Er liegt genau **in der Mitte des Nackens** und sollte so fest wie möglich akupressiert werden. Also einige Male fest zudrücken, am besten mit vier Fingern gleichzeitig. Dann erreichen Sie auf jeden Fall den richtigen Punkt, der übrigens auch druckempfindlich ist.

Für die letzten Punkte brauchen Sie fremde Hilfe. Es muß nämlich die **Wirbelsäule** akupressiert werden: **vom Kreuz hinauf bis** etwa **in Schulterhöhe**. Hier genügt wieder ein leichtes Klopfen. Denn schließlich sollen weder Wirbelsäule noch die Bandscheiben geschädigt werden.

Zum Schluß wird ein Punkt akupressiert, der **am untersten Ende des linken Schulterblattes** liegt. Auch dazu braucht man fremde Hilfe. Außerdem ist es wichtig, daß man die Arme ganz locker herunterhängen läßt, damit jede Muskelverspannung vermieden wird. Akupressiert wird dieser Punkt drei- bis fünfmal am Tag mit kurzem und festem Daumendruck, dreimal hintereinander. Und denken Sie immer daran, daß nur regelmäßige Akupressur zum Erfolg führt.

Heuschnupfen

Stellen Sie sich doch bitte einmal folgende Situation vor: Sie haben Gäste eingeladen und draußen im Garten oder auch in der Küche pikante Würstchen gegrillt. Ihren Gästen schmeckt es hervorragend. Nur einer ist dabei, der bloß höflichkeitshalber in ein Würstchen hineinbeißt und dann behauptet, er sei satt. Dabei sehen Sie ihm deutlich an, daß er nicht nur Hunger, sondern auch Appetit hat. Er lügt also ganz offensichtlich.

Nun forschen Sie etwas weiter und fragen diesen Gast, ob er vielleicht noch etwas Käse möchte. Er nickt begeistert und meint, etwas Käse könne er sicher noch vertragen.

Sie forschen noch etwas weiter und fragen, ob ihm die Würstchen nicht schmecken. In unzähligen Fällen erhalten Sie diese Antwort: »Ach doch, eigentlich schmecken sie mir. Aber wissen Sie, ich kann Würstchen nicht vertragen. Wenn ich Würstchen esse, bekomme ich hinterher immer so einen komischen Juckreiz am ganzen Körper. Außerdem wird mir übel. Ich verstehe es selber nicht, wieso es dazu kommt.«

Die Erklärung ist einfach: Dieser Gast leidet an einer Allergie gegen Würstchen. Bei einem anderen ist es vielleicht Fisch oder eine bestimmte Fleischsorte. Erdbeeren, Gemüse, der Geruch eines Hundes oder ganz normaler Staub – alles kann zu einer Allergie führen. Die Wissenschaft kennt heute mehr als dreihundert Stoffe, die eine Allergie verursachen können.

Sofern es sich nur um eine Abneigung gegen bestimmte Nahrungsmittel oder gegen bestimmte Gerüche handelt, spricht man natürlich noch nicht von einer Krankheit. Solche Abneigungen hat fast jeder von uns, und im täglichen Leben haben wir uns längst darauf eingestellt. Wir essen eben keinen Fisch mehr, wenn wir dagegen einen Widerwillen empfinden. Und wir stellen uns keine Rosen in die Wohnung, wenn wir den Duft nicht vertragen können.

Eine Krankheit aber wird es, wenn man in jedem Jahr zu einer bestimmten Zeit einen Heuschnupfen bekommt. Millionen von Menschen kennen das. Sie wissen: Aha, jetzt blühen die Linden. Dann kriege ich prompt den Heuschnupfen.

Andere wissen: Jetzt blüht der Weizen. Wenn ich in die Nähe eines Weizenfeldes komme, fängt bei mir der Heuschnupfen an.

Heuschnupfen ist die häufigste Allergie-Erkrankung. Sie tritt zwischen April und Oktober auf, am meisten jedoch in den Monaten Juli, August und September. Und hervorgerufen wird sie durch Blütenpollen, die in

Heuschnupfen

der Luft herumschwirren. Nicht nur auf dem Lande, wo in dieser Zeit ja dauernd etwas blüht, sondern auch in den großen Städten. Auch in den Städten stehen Bäume in den Straßen, und es gibt Parkanlagen, in denen etwas blüht.

Heuschnupfen ist also eine Allergie. Das Wort Allergie setzt sich aus zwei griechischen Begriffen zusammen. Aus »allos«, das soviel bedeutet wie »anders«. Dann aus »ergon«, was zu deutsch »wirken« heißt. Es wirkt also etwas anders. Und zwar wirken die Abwehrkräfte des Körpers anders. Sie reagieren auf bestimmte Stoffe mit einer Überempfindlichkeit. Der Körper wehrt sich in einem übertriebenen und krankhaft gesteigerten Maß gegen diese Stoffe. Das Ergebnis kennt jeder, der unter Heuschnupfen leidet: rote und tränende Augen, verstopfte Nase, einen rauhen Hals, Scheu vor hellem Licht, Niesen, Hitzegefühl, Kopfschmerzen und ein allgemein schlechtes Befinden.

Die westliche Schulmedizin versucht es bei Heuschnupfen mit Antihistaminen und Cortison. Wenn der Arzt – was sehr schwierig ist – herausfinden kann, gegen welche Blütenpollen sein Patient überempfindlich ist, kann er ihm in vorsichtiger Dosierung diese Blütenpollen einimpfen und durch die Impfung eine normale Reaktion des Körpers erzielen.

Die Erfolge all dieser Maßnahmen sind, offen gesagt, nicht umwerfend. Der Heuschnupfen kommt nämlich trotzdem im nächsten Jahr zur gewohnten Zeit wieder.

Mit der Akupressur geht es da nach den chinesischen Erfahrungen erheblich einfacher. Man muß nur immer berücksichtigen, daß die Akupressur am besten wirkt, wenn sie in den Wochen **vor** den Anfällen angewendet wird. Wer weiß, daß er im August einen Heuschnupfen bekommt, muß deswegen im Juli mit der Akupressur beginnen.

Die beiden wichtigsten Punkte liegen **neben der Nasenwurzel** und sind sehr einfach zu finden. Wer eine Brille trägt, kennt sie am besten. Wenn ein Brillenträger seine Brille absetzt, reibt er sich oft instinktiv die Stellen an der Nase, auf denen die Brillenstützen ruhen. Genau das sind die Punkte, die mit Daumen und Zeigefinger gleichzeitig akupressiert werden müssen. Zur Vorbeugung gegen Heuschnupfen dreimal am Tag, jeweils zwanzig bis dreißig Sekunden lang. Drücken Sie ruhig so fest zi, wie Sie es vertragen können. Es schadet nicht.

Dann kommt es darauf an, die gesamte **Hautfläche zwischen der Oberlippe und dem Nasenansatz** zu akupressieren. Am besten machen Sie es mit den ausgestreckten Zeigefingern, gleichzeitig auf beiden Seiten. Aber hier bitte nicht so fest. Es genügt ein leichtes Klopfen. Dreimal am Tag und ebenfalls zwanzig bis dreißig Sekunden lang.

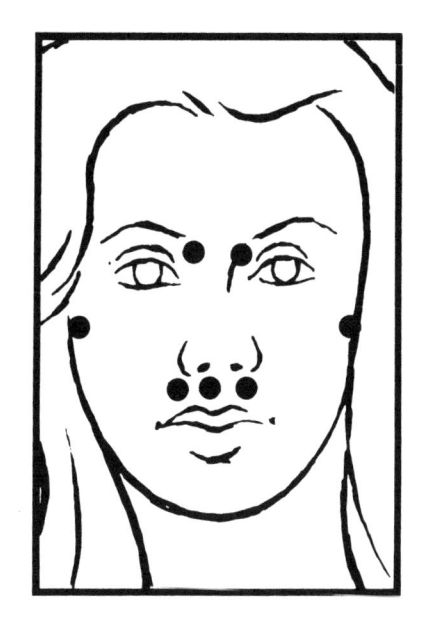

Alle Punkte gegen den Heuschnupfen liegen im Gesicht und sind leicht zu finden.

Schließlich kommen zwei weitere Punkte, die ebenfalls **im Gesicht** liegen. Männer finden sie am leichtesten. Sie liegen nämlich bei normalem Haarschnitt genau dort, **wo die Koteletten anfangen**. Beim Tasten findet man hier einen leicht vorspringenden Knochen. Verschieben Sie die Haut gegen diesen Knochen. Am besten mit den Kuppen der Mittelfinger. Drücken Sie fest zu. Akupressieren Sie ebenfalls dreimal pro Tag. Es genügen allerdings fünf bis zehn Sekunden.

Diese letzten beiden Punkte sind übrigens wieder druckempfindlich. Sie verspüren diesen Druck auch noch nach der Akupressur. Er kann bis zu einer Viertelstunde anhalten. Aber das ist nur der Beweis dafür, daß Sie den richtigen Punkt akupressiert haben.

Ich muß es noch einmal betonen: Bei Heuschnupfen kommt es darauf an, rechtzeitig vorher zu akupressieren. Vorher – das heißt, daß es zu einem Heuschnupfen gar nicht erst kommt.

Wenn der Heuschnupfen bereits eingesetzt hat, kann man trotzdem mit der Akupressur eine Linderung der Beschwerden erreichen. Nur mit einer totalen Heilung von heute auf morgen darf man nicht rechnen.

Hormonstörungen

Es war ein strahlend schöner Sommertag, und die meisten Menschen sahen freundlich und fröhlich aus. Für viele andere allerdings war es überhaupt kein schöner Tag. Vor allem nicht für Frauen in den mittleren Jahren. Trotz des schönen Wetters fühlten sie sich müde und wie zerschlagen. Das Herz klopfte ihnen bis zum Hals. Im Kopf hatten sie Schmerzen, die vom Nacken nach vorne bis über die Augen zogen. Sobald sie eine schnelle Bewegung machten, wurde ihnen schwindlig, und vor ihren Augen flimmerte es. Es war, als würden schwarze Pünktchen durch die Luft tanzen.

Was hier geschah – und was nicht nur bei schönem Wetter, sondern bei jedem Wetter und zu jeder Jahreszeit geschehen kann –, das sind Hormonstörungen. Die Hormondrüsen arbeiten nicht mehr richtig. Sie sind in ihrem Zusammenspiel aus dem Gleichgewicht geraten. In den mittleren Jahren geschieht das häufig. In den sogenannten Wechseljahren. In erster Linie bei Frauen. Aber auch Männer sind vor Hormonstörungen nicht geschützt.

Unsere innersekretorischen Drüsen geben winzige Mengen von Hormonen direkt in die Blutbahn. Diese Hormone gelangen in alle Winkel des Organismus. Sie sind vergleichbar mit Reizstoffen. Allerdings Reizstoffe, die unser ganzes Leben bestimmen.

Die Hirnanhangdrüse (Hypophyse) ist so etwas wie der oberste Chef aller anderen Hormondrüsen. Sie liegt an der Unterfläche des Gehirns und ist nicht größer als ein Kirschkern. Aber sie produziert mehr als ein Dutzend verschiedener Hormone. Unter anderem steuern diese Hormone die Tätigkeit der Schilddrüse, sie regen die Keimdrüsen an, sorgen für Knochenwachstum und überwachen den Wasserhaushalt im Körper.

Ebenfalls im Gehirn, und zwar im Mittelpunkt des Großhirns, befindet sich die Zirbeldrüse. Ihre Hormone hemmen die Keimdrüsen während des Kindesalters. So kommt es, daß man erst mit zunehmendem Alter geschlechtsreif wird.

Besondere Bedeutung hat die Schilddrüse, die vorn im Hals liegt. Ihre Hormone sind verantwortlich für den gesamten Stoffwechsel. Von der Schilddrüse hängt es ab, ob alle Lebensvorgänge schnell oder langsam ablaufen. Auch das Temperament eines Menschen wird von der Schilddrüse bestimmt. Ob jemand träge und langsam oder lustig und aufgekratzt durchs Leben geht – die Schilddrüse bestimmt es.

Hinter den beiden Lappen der Schilddrüse liegen die winzigen Nebenschilddrüsen. Sie überwachen mit ihrem Hormon den Mineralstoffwechsel.

Hinter dem Brustbein, etwa in der Herzgegend, haben wir die Thymusdrüse.

Hormonstörungen

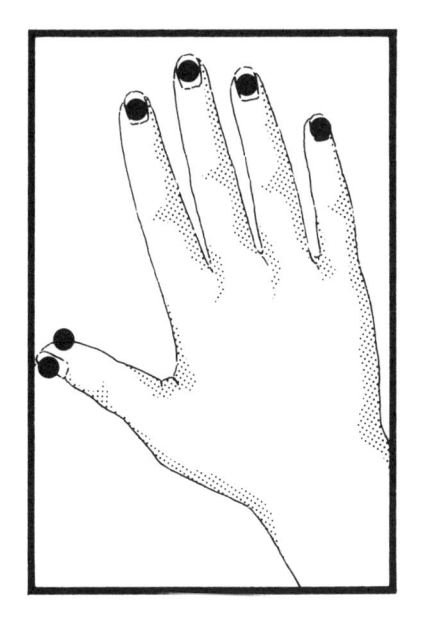

Es klingt unglaublich – aber von den Fingerspitzen aus kann man die komplizierten Hormondrüsen beeinflussen.

Sie ist während der Kindheit und der Jugend wichtig, weil sie das Wachstum steuert. Für den Erwachsenen wird sie immer unwichtiger, deshalb bildet sie sich zurück.

In der Magenhöhle befindet sich die Bauchspeicheldrüse, die durch ihr Insulin den Zuckerstoffwechsel steuert. Die Nebennieren, die wie Kappen auf den Nieren sitzen, sind für den Zuckerstoffwechsel verantwortlich, und zwar durch ihr Hormon Adrenalin. Gleichzeitig regulieren die Nebennieren den Blutdruck.

Schließlich noch die Keimdrüsen. Sie machen es möglich, daß die Menschen sich fortpflanzen, daß sie Kinder zeugen bzw. empfangen und gebären können. Sie sind für den Unterschied verantwortlich, ob jemand eine Frau oder ein Mann ist.

Man kann sagen, daß keine Hormondrüse für sich allein arbeitet. Sie beeinflussen sich gegenseitig, und sie sind alle aufeinander angewiesen. Kein Wunder also, daß es bei Störungen zu den verschiedensten Beschwerden kommen kann.

Die Akupressur kann helfen, das Gleichgewicht wiederherzustellen. Die ersten Punkte, die akupressiert werden müssen, sind **die Fingernägel.** Mit Daumen und Zeigefinger der rechten Hand preßt man zunächst die **Kuppe des**

Hormonstörungen

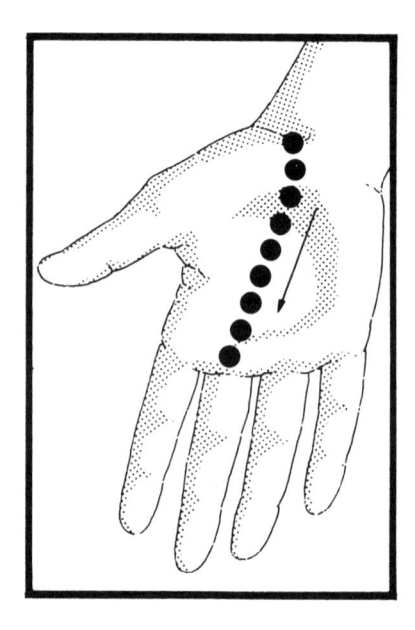

Hier kommt es ganz besonders auf die Richtung an: von der Handwurzel weg zum Mittelfinger hin.

linken Daumens fest zusammen, dann nacheinander alle anderen Fingerkuppen der linken Hand. Anschließend wird ebenso die rechte Hand behandelt. Bei jedem Finger dreimal hintereinander so fest wie möglich zudrücken. Und dabei zugleich eine ziehende Bewegung machen. So, als wolle man den Finger aus seinen Gelenken herausziehen.

Auch die nächsten Punkte befinden sich **an den Händen,** und zwar **auf den Innenflächen.** Angefangen wird mit einer leichten Klopfakupressur an der Handwurzel. Dort, wo der Daumenballen eine Falte bildet, wenn man den Daumen an den Zeigefinger anlegt. Fünfmal sanft klopfen.

Dann weiter nach oben akupressieren, in Richtung **zur Wurzel des Mittelfingers.** Immer fünfmal leicht klopfen, erst auf der linken Handfläche, dann auf der rechten.

Dreimal am Tag werden die Handflächen akupressiert. Aber es hat nur Sinn, wenn man es regelmäßig jeden Tag macht. Auch dann, wenn man mal überhaupt keine Beschwerden hat.

Für die Akupressur der nächsten Punkte muß man sich vorstellen, man hätte einen Mittelscheitel – falls man ihn nicht sowieso schon hat. Vorne am Haaransatz mit der Akupressur anfangen, dann **über die ganze Schädeldecke bis zum Anfang des Hinterkopfes** akupressieren. Auch hier nur mit leichtem

Hormonstörungen

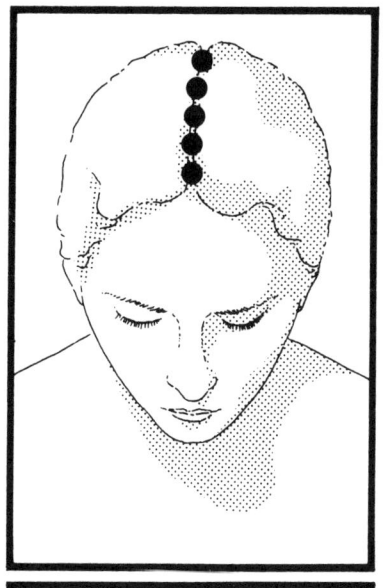

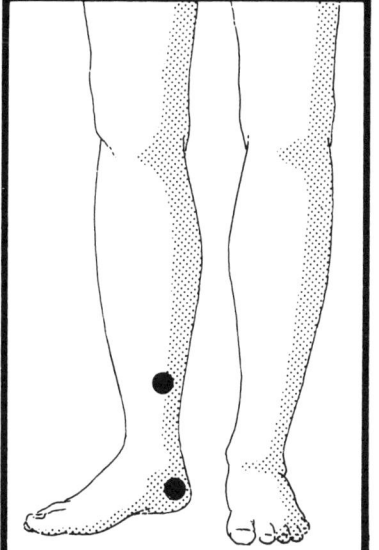

Die Punkte auf dem Kopf bringen schnelle Hilfe bei akuten Störungen, die sich durch Beschwerden bemerkbar machen.

Wer weiß, daß er unter Hormonstörungen leidet, sollte diese Punkte grundsätzlich auch dann akupressieren, wenn er überhaupt keine Beschwerden hat.

Klopfen, am besten dreimal von vorn nach hinten, mit allen vier Fingerspitzen einer Hand zur gleichen Zeit. Es sind Punkte, die nicht regelmäßig akupressiert werden müssen, sondern immer nur dann, wenn sich die Hormonstörungen durch Beschwerden bemerkbar machen.

Dasselbe gilt für die nächsten beiden Punkte. Sie befinden sich **in der Mitte zwischen den inneren Fußknöcheln und den Achillessehnen.** Hier muß man mit dem Daumen fünf- bis siebenmal fest zudrücken. Dabei ist es wichtig, daß die Beinmuskulatur entspannt ist. Also nicht in angespannter oder verkrampfter Haltung akupressieren. Am besten, man setzt sich in einen Sessel, macht es sich bequem und legt nacheinander ein Bein über das andere. Erst links akupressieren, dann rechts.

Auch die letzten Punkte liegen an den Beinen: **vier Fingerbreiten oberhalb der inneren Fußknöchel.** Genau dort, wo das Schienbein aufhört und die Wade anfängt. Es sind wieder Punkte, die regelmäßig jeden Tag behandelt werden sollten. Mit festem Druck, und zwar so lange, bis man einen Schmerz verspürt.

Eine absolute Heilung der Hormonstörungen gibt es auch durch die Akupressur nicht. Das haben die Ärzte aus Japan und China festgestellt. Aber, so sagen sie, man macht sich unabhängig von Tabletten. Man reguliert auf natürlichem Wege das Zusammenspiel der Hormondrüsen. Man ist nicht auf chemische Mittel angewiesen.

Husten

Ein Husten, was ist das eigentlich?

Wir alle wissen es. Und trotzdem handelt es sich um ein Krankheitsbild, das sich wegen seiner Vielfalt nur schwer beschreiben und fassen läßt. Man merkt diese Vielfalt bereits dann, wenn man sich einmal überlegt, welche verschiedenen Arten von Husten es gibt. Er kann kurz und bellend, zäh und mühsam, stoßweise und krampfhaft, aber auch locker und leicht sein. Vielleicht fallen Ihnen noch mehr Beschreibungsbeispiele ein. Es gibt sie ganz bestimmt.

Im allgemeinen kann man sagen, daß der Husten durch eine Rötung und Schwellung im Bereich von Rachen und Luftröhre hervorgerufen wird. Und zwar sind dort die Schleimhäute gerötet und geschwollen.

Liegen die krankhaften Veränderungen vorwiegend im Rachen, dann spricht man von einem Rachenkatarrh. Liegen sie mehr in der Luftröhre und in den Bronchien, also den sehr dünnen und feinen Verästelungen der Luftröhre, dann diagnostizieren die Ärzte einen Bronchialkatarrh.

Die Ursachen sind so vielfältig wie die Erscheinungsweisen. Viele Eltern wissen aus eigener Erfahrung, daß ihre Kinder im Anschluß an die Masern einen äußerst quälenden Keuchhusten bekommen. Meist geschieht das zwischen dem ersten und dritten Lebensjahr.

In so einem Fall bitte die Hände weg von der Akupressur. Der Keuchhusten ist eine äußerst ansteckende Infektionskrankheit, die unbedingt vom Arzt behandelt werden muß.

Erwachsene kennen den vergleichsweise harmlosen Husten bei einer Erkältung. Bereits sprichwörtlich geworden ist der Raucherhusten. Logisch, daß die Schleimhäute durch den Rauch gereizt werden.

Ähnlich ist es in den »staubigen« Berufen. Wer mit der Verarbeitung von Steinen, Kohlen, Mehl oder Tabak zu tun hat, atmet dauernd winzige Partikelchen ein, die die Schleimhäute reizen. Und bei Sängern zum Beispiel entsteht der gefürchtete Husten durch eine Überbeanspruchung der Stimmbänder. Da ein hustender Sänger gleichzeitig meistens heiser ist, muß er zunächst die Akupressurpunkte behandeln, die ich in dem Kapitel über Heiserkeit beschrieben habe.

Die Grundregel bei der Akupressur gegen Husten lautet: **Immer nur beim Ausatmen akupressieren**, weil dann die sonst etwas angespannte und verkrampfte Muskulatur noch am lockersten ist. Je lockerer, desto leichter kann der durch die Akupressur gesetzte Heilreiz in den inneren Organismus eindringen. Die Reizleitungen sind dann nicht blockiert.

Husten

Der Hauptpunkt gegen den Husten heißt in China in der offiziellen medizinischen Fachsprache etwa: Antwortpunkt für die Lunge. Auf Chinesisch klingt das ein wenig kürzer: Fei-Ju. Übrigens lassen sich alle diese Begriffe nicht hundertprozentig genau übersetzen. Die chinesische Sprache ist zu grundverschieden von den westlichen Sprachen.

Um Fei-Ju zu akupressieren, brauchen Sie fremde Hilfe. Sie selber setzen sich mit locker nach vorn hängenden Schultern und leicht nach vorn geneigtem Oberkörper auf einen Hocker. Der Behandler steht hinter Ihnen und sucht auf Ihrem **Rücken** zunächst den **dritten Brustwirbel von oben**. Am besten macht er das mit beiden Daumen gleichzeitig.

Hat er den dritten Wirbel gefunden, fährt er mit den Daumen etwas nach außen. Hier findet er eine **kleine Mulde**, etwa vierzig Millimeter vom Wirbel entfernt.

Mitten in der Mulde befindet sich der richtige Punkt. Genauer gesagt: beide Punkte, denn es gibt ihn ja **links und auch rechts**.

Nun wird mit dem Daumen akupressiert. Drei- bis fünfmal hintereinander kurz zudrücken, wobei man sich bei der Stärke des Druckes nach der Empfindlichkeit des Patienten richten sollte. Viele Menschen sind hier sehr druckempfindlich. Dann bitte nicht zu fest drücken. Bei anderen

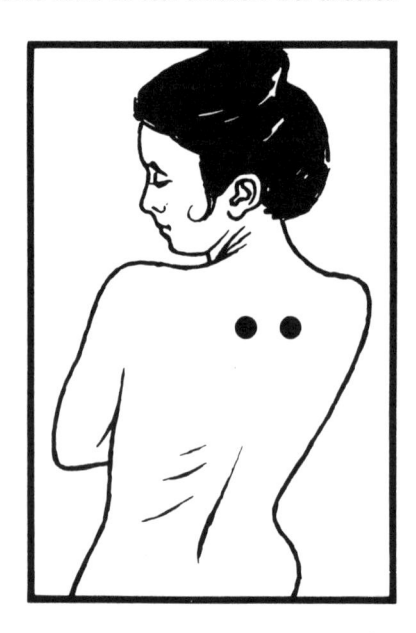

Mit dem Daumen findet man die richtigen Punkte unterhalb der dritten Brustwirbel in einer kleinen Mulde.

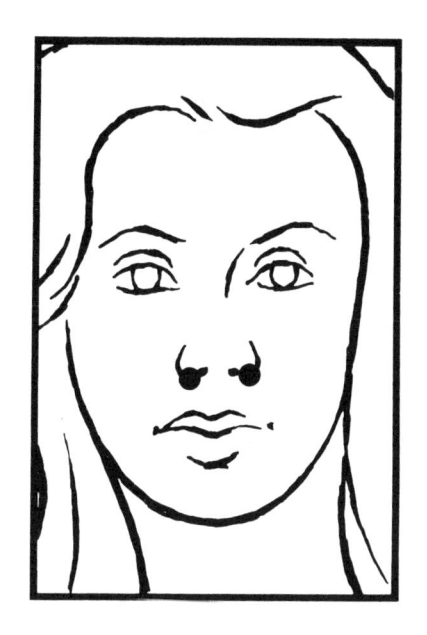

Die Punkte am unteren Rand der Nasenflügel haben eine sehr starke Wirkung auf die Schleimhäute.

haben sich hier Verspannungen gebildet. Dann sollte man nicht nur drücken, sondern mit kreisenden Bewegungen zusätzlich eine Massage durchführen, um die Verspannungen allmählich zu lösen.

Je nach der Stärke des Hustens kann man drei- bis sechsmal am Tag akupressieren. Eine Akupressur während eines akuten Hustenanfalls kann nicht schaden.

Die nächsten beiden Punkte können Sie selber akupressieren. Und zwar am leichtesten wieder mit beiden Daumen gleichzeitig. Legen Sie sich die Daumen leicht **von unten gegen die Nasenflügel**. Und nun akupressieren, aber bitte nur mit leichtem Klopfen: drei- bis fünfmal etwa dreimal am Tag. Da diese Punkte eine starke Wirkung auf die Schleimhäute haben, wirken sie besonders, wenn der Husten hart ist, wenn Sie das Gefühl haben, daß Ihnen etwas im Halse sitzt, was nicht heraus will. Durch die Akupressur der Nasenpunkte wird es gelöst.

Es folgen zwei Punkte mit einer Fernwirkung. Sie liegen auf den Handflächen und werden am besten gefunden, wenn man mit den Händen ineinandergreift.

Greifen Sie zuerst mit der linken so in die rechte, daß der linke Daumen auf dem rechten Daumenballen liegt.

Husten 144

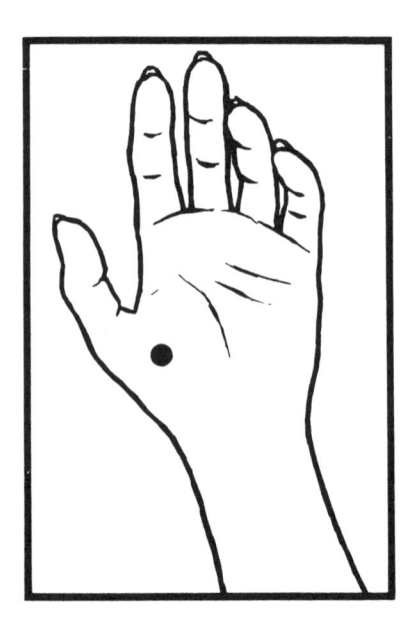

Der Punkt auf dem Daumenballen muß mit ziemlich festem Druck behandelt werden – auch wenn der Druck ein wenig schmerzt.

Dann drücken Sie mit dem linken Daumen zu. Sie müssen ziemlich fest drücken und vielleicht auch ein wenig suchen. Aber Sie finden dann **auf dem rechten Daumenballen** einen Punkt, der auf den Druck schmerzhaft reagiert. Diesen Punkt müssen Sie behandeln. Fünf- bis sechsmal fest zudrücken. Dreimal pro Tag und bei jedem heftigeren Hustenanfall.

Nach der Akupressur des einen Daumens verfährt man mit dem anderen ebenso. Wobei die Reihenfolge – ob erst links und dann rechts oder umgekehrt – von keiner besonderen Bedeutung ist. Man braucht sich auch nicht an die Reihenfolge zu halten, wie ich sie hier beschrieben habe. Genausogut kann man mit der Akupressur der Daumenballen anfangen, dann die Nasenpunkte akupressieren und zum Schluß die Punkte auf dem Rücken.

Impotenz

Betroffen sind in erster Linie die Männer zwischen vierzig und fünfzig. Ihre sexuelle Leistungskraft läßt mit zunehmendem Alter nach, oder sie erlischt sogar frühzeitig. Erschreckend ist dabei, daß heute die Altersgrenze immer weiter nach unten sinkt. Selbst Männer um die dreißig klagen über Potenzstörungen, obwohl sie organisch gesund sind.

Organische Leiden als Ursache sind allerdings auch in höherem Alter sehr selten: eine Erkrankung des Rückenmarks oder der Harnwege, eine Geisteskrankheit oder eine Schwäche der Nebennieren.

In diesen Fällen, die nur etwa zehn Prozent ausmachen, kann – falls überhaupt – nur der Arzt helfen. Und die so häufig angepriesenen angeblichen Wundermittel sind völlig unsinnig, weil sie überhaupt nicht helfen. Auch die exotischen Mittel wie zum Beispiel zu Pulver zerriebene Büffelhörner aus dem afrikanischen Busch sind witzlos.

In neunzig Prozent aller Fälle spielen andere Dinge eine Rolle: zuviel Alkohol, der sich lähmend auf die sexuellen Funktionen auswirkt. Auch zuviel Nikotin kann lähmen.

Wichtiger noch ist heute eine allgemeine Erschöpfung. Und zwar nicht in erster Linie eine körperliche Erschöpfung, sondern eine psychische. Wer schwer körperlich arbeitet, leidet vielleicht hin und wieder mal an Potenzstörungen, wenn er total ermattet ist. Aber nach einem ausgiebigen Schlaf ist alles wieder normal.

Im Vordergrund stehen die psychischen Ermüdungen durch Streß im Beruf, durch oft unbegründete Lebensangst, durch ständigen Ärger im Beruf oder auch im Privatleben, durch übertriebenen Ehrgeiz, durch die Befürchtung, mit zunehmendem Alter könne man den Anforderungen im Beruf nicht mehr gewachsen sein, weil die Jüngeren nachdrängen und tüchtiger sind.

In solchen Situationen suchen sich viele Männer eine jüngere Freundin, um sich zu beweisen, daß sie noch nicht zum alten Eisen gehören. Bei 95 Prozent endet dieser Versuch kläglich. Nach kurzen anfänglichen Erfolgen ist der frühere Zustand schon bald wieder da.

Dauernde Hilfe aber kann die Akupressur bringen, wenn sie regelmäßig angewendet wird.

Ein wichtiger Punkt liegt **auf dem Handrücken.** Man legt den Ringfinger der linken Hand **zwischen die Knöchel von Ringfinger und kleinem Finger** der rechten Hand. Mit mittelstarkem Druck geht man weiter nach oben, bis man eine Mulde spürt. Die Mulde liegt etwa ein Drittel auf dem Weg zwischen den Knöcheln und dem Handgelenk. Hier wird mit festem Druck akupressiert,

Impotenz

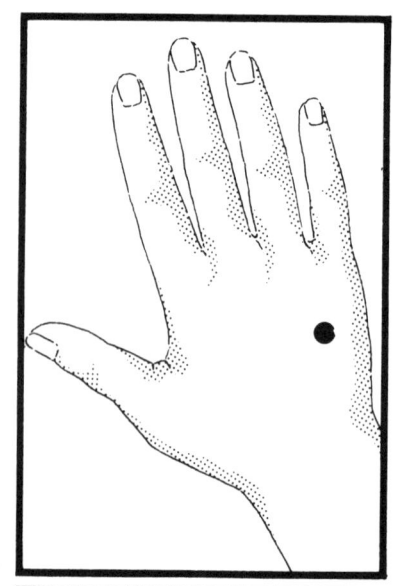

Bei Impotenz ist es sehr wichtig, auf beiden Händen zu akupressieren.

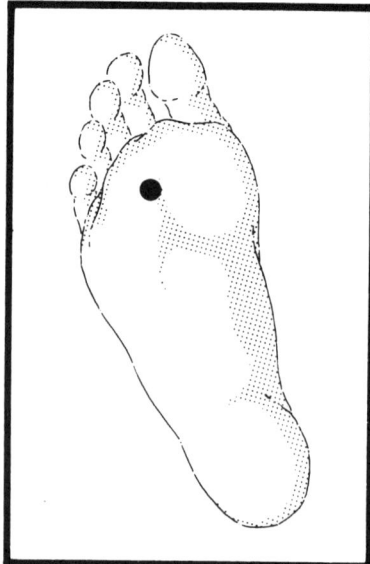

Der Druck auf diese Punkte auf den Fußsohlen muß sehr stark sein, um die gewünschte Reaktion zu erzielen.

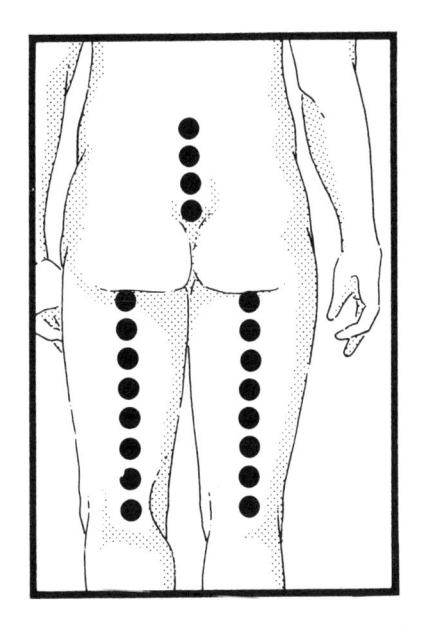

Alle diese Punkte kann man selber akupressieren. Eine bessere Wirkung erreicht man jedoch, wenn man sich hier von seiner Partnerin akupressieren läßt.

fünfmal hintereinander. Wer nicht ganz sicher ist, ob er den richtigen Punkt gefunden hat, schiebt die Haut fest hin und her. Dabei wird auf jeden Fall der richtige Punkt getroffen. Und nach der rechten Hand kommt die linke Hand an die Reihe.

Der nächste Punkt liegt genau entgegengesetzt, nämlich **an den Fußsohlen, zwischen den beiden Zehenballen.** Man setzt sich bequem hin und legt ein Bein so über das andere, daß man mit dem Daumen die Fußsohle erreichen kann. Vom mittleren Zeh aus geht man nach oben, bis man den höchsten Punkt des Ballens erreicht hat. Auch hier spürt man bei festem Druck **eine Mulde.** Und der Druck muß auf jeden Fall so fest wie möglich sein, auch wenn es etwas weh tut. Wieder beide Seiten akupressieren, fünfmal hintereinander.

Bei den nächsten Punkten genügt ein mittelstarker Klopfdruck. Man akupressiert die **Rückseiten der Oberschenkel** in einer geraden Linie **von den Kniekehlen bis zum Ansatz des Gesäßes.** Dreimal von unten nach oben. Am besten geht das, wenn man sich auf den Rücken legt und die Beine anwinkelt. Um die Punkte noch leichter zu erreichen, kann man sich ein paar Kissen unter Oberkörper und Kopf legen.

Es folgen Punkte **auf dem Rücken,** die man jedoch selber leicht erreichen kann, weil sie tief unten liegen. Akupressiert wird mit allen vier Fingern einer

Impotenz

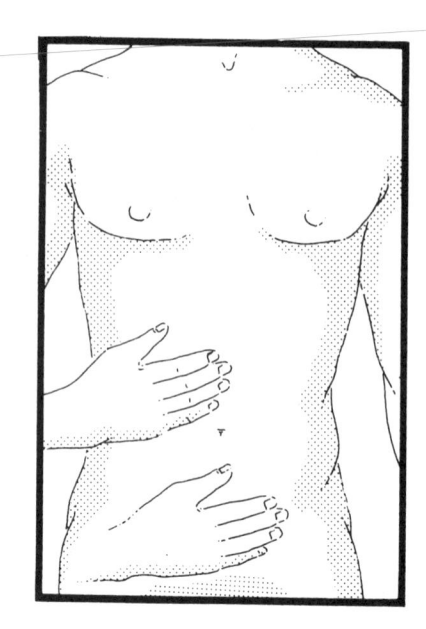

In Japan werden diese Punkte nicht selber akupressiert, obwohl das möglich ist. Eine bessere Wirkung wird durch die Akupressur der Partnerin erzielt.

Hand **der unterste Abschnitt der Wirbelsäule,** alle vier Punkte gleichzeitig, mit mittelstarkem Druck.

Hier wird jedoch nicht geklopft, und es wird auch die Haut nicht hin- und hergeschoben. Es wird einfach nur gedrückt. Allerdings fünf Sekunden lang.

Dann für ein paar Augenblicke loslassen – und wieder drücken. Das macht man zehnmal hintereinander.

Jetzt legt man sich die Hand so auf den **Unterleib,** daß man mit der äußeren Handkante den Ansatz der Schamhaare berührt. Der Druck soll fünfmal hintereinander durchgeführt werden. In Japan hat man herausgefunden, daß die Akupressur dieser Stelle die Tätigkeit der Harnblase anregt und damit die sexuelle Reaktion steigert. Eine alte japanische Volksweisheit besagt, daß man bei sexueller Schwäche die Hoden fest in der Hand zusammendrücken soll. Nicht so fest, daß es schmerzt, aber für jedes Lebensjahr einmal.

Einen Spezialpunkt gibt es noch für Männer, die von sich aus annehmen können, daß der Alkohol mit schuld sein könne an ihrer sexuellen Schwäche: Sie legen sich die Handfläche auf den **rechten Oberbauch,** also **über die Leber.** Nur einen leichten Akupressur-Druck ausüben, das allerdings fünfzehn bis zwanzig Sekunden lang. Man muß spüren, daß die Wärme aus der Handfläche in die Haut eindringt, daß sie erwärmt wird.

Bei sexueller Schwäche ist die Akupressur immer eine **Langzeitbehandlung.** Kein Mann darf glauben, daß er die angegebenen Punkte nur einmal zu akupressieren braucht – und sofort ist alles wieder in Ordnung. Wenn er – in welchem Alter auch immer – zum erstenmal seine Schwäche spürt, sollte er mit der Akupressur anfangen. Und dann regelmäßig einmal am Tag durchführen. Er sollte auch dann bei der Akupressur bleiben, wenn er seine Potenz zurückgefunden hat, denn dann wirkt sie vorbeugend.

Bei bereits vorhandener sexueller Schwäche ist es logischerweise schwieriger. In diesen Fällen sollten die Punkte zwei- bis dreimal am Tag behandelt werden.

Ischias

Wer Ischias-Schmerzen nicht kennt, der weiß nicht, was Schmerzen sind. Das sagen viele Menschen, die an einer Entzündung des Ischiasnervs leiden. Und sie müssen wissen, was sie sagen. Der Ischiasnerv kann stärker weh tun als ein kranker Zahn, und er kann einen Menschen ebenso peinigen wie Migräne.

Der Ischiasnerv tritt im Kreuz aus dem Rückgrat heraus. Er verläuft über das Gesäß, die Oberschenkel und die Waden bis in die Beine. Die gesamte nervliche Versorgung der Beine hängt von ihm ab. Ohne ihn wären die Beine taub, lahm und völlig unbrauchbar. Alle nervlichen Empfindungen werden über den Ischiasnerv ins Rückgrat und von dort ins Gehirn weitergeleitet.

Nun wissen wir von allen Nerven, wo die empfindlichste Stelle liegt. Wir wissen, wo sie am verletzlichsten sind und wo es am ehesten zu einer Störung kommt: dort, wo sie aus dem Rückgrat heraustreten.

Der Ischiasnerv macht in dieser Hinsicht keine Ausnahme. Wenn an seiner Austrittsstelle mit der Wirbelsäule etwas nicht in Ordnung ist, dann kommt es über kurz oder lang unabwendbar zu einer Schädigung. Dann zum Beispiel, wenn an dieser Stelle eine der elastischen, gallertartigen Bandscheiben aus der Wirbelsäule hervorrutscht und auf den Ischiasnerv drückt, oder wenn sich die knöchernen Wirbelkörper verformen und verschieben.

Aber das sind nicht die einzigen Ursachen. Auch eine Infektion, eine Vergiftung, Überanstrengung oder eine einfache Unterkühlung – das alles kann zu einer Entzündung des Ischiasnervs führen. Mit Schmerzen im Kreuz fängt es an. Dann ziehen die Schmerzen über das Gesäß in die Hinterseite des Oberschenkels, in die Kniekehle, in die Wade und schließlich in den Fuß. Am Verlauf der Schmerzen kann man auch den Verlauf des Nervs verfolgen.

Die Art der Schmerzen, die in den allermeisten Fällen nur in einem Bein auftreten, kann ganz unterschiedlich sein. Der eine Patient klagt über Ziehen und Reißen, der andere über Stiche oder dumpfes Bohren. Das Ergebnis ist jedoch immer das gleiche. Wenn einem Menschen mit einer Entzündung des Ischiasnervs nicht geholfen werden kann, nimmt er allmählich eine schiefe Haltung an. Er tut das automatisch, um das kranke Bein zu schonen. Wird es trotzdem immer noch schlimmer, ist das Bein eines Tages gelähmt.

Ischias – das ist die häufigste Erkrankung der Beine. Und es ist leider eine Tatsache, daß es trotz aller Behandlung immer wieder zu Rückfällen kommt.

Die Möglichkeiten der Behandlung, die die Medizin kennt, sind ziemlich vielfältig. Man kann das kranke Bein ruhigstellen und mit Wärme und Bestrahlungen behandeln. Dem Patienten ist damit jedoch wenig geholfen, denn er muß den ganzen Tag im Bett liegen und kann nur hoffen, daß die Schmerzen irgendwann aufhören.

Man kann auch schmerzstillende und entzündungshemmende Mittel in Form von Tabletten, Tropfen und Spritzen geben. Bewährt haben sich in dieser Hinsicht Novocain, Procain und das Vitamin B 1.

Aber alle diese Methoden führen nur zur Schmerzfreiheit. Sie können das Leiden nicht endgültig heilen. Und sie haben vor allem den Nachteil, daß der Körper im Laufe der Zeit mit Medikamenten regelrecht vollgepumpt wird. Er stumpft ab, er braucht immer stärkere Dosierungen, damit es überhaupt noch wirkt, und er wird unweigerlich vergiftet. Denn das bleibt bei keinem Medikament aus, wenn man es über eine längere Zeit einnehmen muß. Da wird nur, wie man im Volksmund sagt, der Teufel mit dem Beelzebub ausgetrieben. Man kann auch sagen, daß man vom Regen in die Traufe kommt.

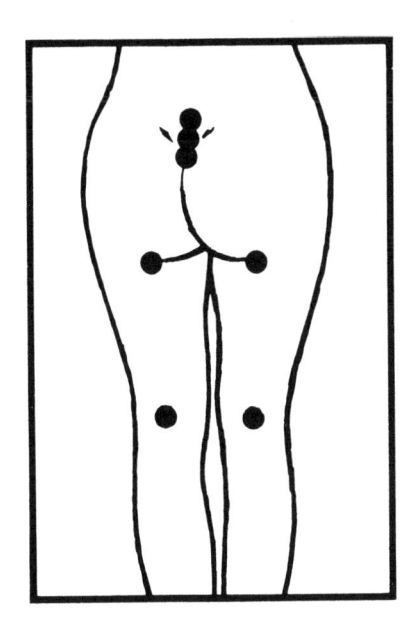

Die wichtigsten Punkte gegen Ischiasschmerzen befinden sich auf Rücken und Beinen.

Ischias

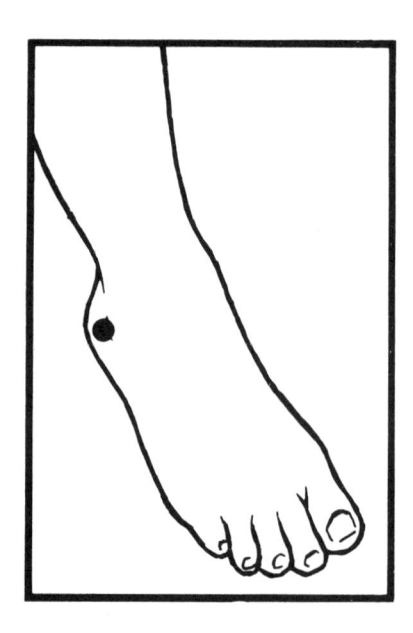

Bei Ischias ist der »Meisterpunkt« aller Schmerzen ganz besonders wichtig.

Wenn ein Patient mit einem Ischiasleiden zum erstenmal zum Arzt kommt und seine Beschwerden schildert, muß ja zunächst eine genaue Diagnose gestellt werden. Denn der Arzt muß sicher sein, daß es der Ischiasnerv ist und nicht etwa Rheuma. Um die richtige Diagnose stellen zu können, gibt es eine ganz einfache Methode, die auch von den meisten Ärzten angewendet wird: Sie drücken mit dem Daumen oder einem Finger fest auf drei bestimmte Stellen. Erst **in die Hautfalte direkt unterhalb des Gesäßes**, dann **in die Mitte der Kniekehle**, schließlich **in die Mitte zwischen dem äußeren Knöchel und der Ferse**.

Wenn es sich tatsächlich um eine Entzündung des Ischiasnervs handelt, zuckt der Patient bei allen drei Punkten zusammen. Er hat das Gefühl, mit einem Messer gestochen zu werden. Und bei allen drei Punkten schießt der Schmerz durch das gesamte Bein.

Jeder Arzt, der diese Untersuchung durchführt, betreibt Akupressur – meistens, ohne es zu wissen. Er macht es ja nur zur Untersuchung. Die chinesische Akupressur aber geht einen wichtigen Schritt weiter. Sie massiert diese Punkte nicht nur zur Untersuchung, sondern zur Schmerzbefreiung. Sie brauchen deswegen nicht einmal zum Arzt zu gehen. Wenn

Sie ein Ischiasleiden haben, können Sie sich zu Hause behandeln, und Sie brauchen keine Tabletten.

Zuerst muß man die Punkte unterhalb des Gesäßes, in der Kniekehle und am Fuß einmal finden. Das macht man am besten genauso wie der Arzt: Man drückt ganz fest zu. Dann spürt man, wo die richtige Stelle ist.

Für die weitere Behandlung aber ist das feste Drücken nicht mehr erforderlich. Es gibt vielmehr zwei andere Möglichkeiten. Entweder klopft man mit der Fingerkuppe leicht gegen diese Stellen, oder man legt die Fingerkuppe locker auf die Haut und macht kreisende Bewegungen. Etwa dreißig Sekunden für jeden Punkt genügen in den meisten Fällen, um sich sofort von den Schmerzen zu befreien, die man im Augenblick hat. Dabei ist es im Grunde gleichgültig, in welcher Reihenfolge man die Punkte akupressiert. Viele Ärzte in China empfehlen allerdings mit dem Punkt anzufangen, der auf Druck am heftigsten mit Schmerzen reagiert.

Es gibt zur Ischiasbehandlung noch einige weitere Punkte in der Akupressur. Sie befinden sich **am äußeren Rand des unteren Endes der Wirbelsäule**, also am Kreuz- und am Steißbein. Um sie zu akupressieren, muß man nach hinten auf den Rücken greifen. Dann legt man sich die vier Finger der Hand auf die Haut und macht kreisende Bewegungen, wobei man nicht die Haut reibt, sondern sie gegen den Knochen drückt und hin und her schiebt.

Da die Ischiasschmerzen meist nur in einem Bein auftreten und nicht in beiden, genügt es auch, nur die kranke Seite zu akupressieren. Aber das muß jeder an sich selber ausprobieren. Denn ich weiß von einigen Patienten, die es als angenehmer und auch wirkungsvoller empfinden, wenn sie auch die gesunde Seite behandeln.

Ich will kein Hehl daraus machen, daß auch die Akupressur eine Entzündung des Ischiasnervs nicht ein für allemal heilen kann. Aber Sie werden Ihre Schmerzen los – ohne Tabletten.

Keuchhusten

Zuerst sieht alles so aus wie ein alltäglicher und harmloser Husten. Er dauert etwa zwei Wochen. Dann wird der Husten auf einmal merkwürdig: Er kommt in krampfartigen Anfällen. Und wenn der Anfall vorbei ist, atmet der Patient mit einem seltsam ziehenden Geräusch. Bis zu dreißigmal am Tag können sich diese Anfälle einstellen. Das Gesicht läuft dabei blau an, es wirkt nach einiger Zeit aufgedunsen. Nasenbluten und Erbrechen können hinzukommen.

Bei dem Krankheitsbild, das ich hier beschrieben habe, handelt es sich um Keuchhusten, die »Krankheit der hundert Tage«, wie sie in China genannt wird. Bei Kindern zwischen dem ersten und dem dritten Lebensjahr kommt Keuchhusten am häufigsten vor. Ganz geschützt ist man davor jedoch in keinem Alter. Man sagt zwar, wenn man den Keuchhusten einmal gehabt hat, bekäme man ihn sein Leben lang nicht ein zweites Mal. Doch das stimmt nicht ganz. Denn die Immunität, die man erst einmal hat, kann im Laufe der Jahre nachlassen. Es kann durchaus geschehen, daß man sich dann ein zweites Mal ansteckt.

Jeder weiß, daß Keuchhusten sehr ansteckend ist. Übertragen werden die Erreger beim Niesen, beim Husten oder beim Spielen, wenn Kinder sich zu nahe kommen und sich anhauchen. Ist der Keuchhusten ausgebrochen, sollte man dafür sorgen, daß das Kind nicht noch andere Kinder ansteckt. Es muß im Bett bleiben und darf sein Zimmer nicht verlassen.

Allerdings ist es schwierig, der Ansteckung vorzubeugen. Denn die größte Ansteckungsgefahr besteht während der ersten beiden Wochen. In der Zeit also, in der man die Krankheit noch für einen harmlosen Husten hält.

Besorgte Eltern leben in ständiger Angst, wenn ihr Kind den Keuchhusten hat. Kein Wunder, die Anfälle sehen ja auch sehr gefährlich aus. Oft allerdings gefährlicher, als sie in Wirklichkeit sind. Immerhin sollte das Kind unter ärztlicher Kontrolle bleiben. In schlimmen Fällen kann es zu einer Entzündung der Bronchien und sogar zu Lungenentzündung kommen.

Aber die Mutter kann die ärztlichen Maßnahmen durch Akupressur unterstützen. Vier Punkte müssen akupressiert werden. Regelmäßig jeden Morgen, jeden Mittag und jeden Abend. Zusätzlich werden sie sofort immer dann akupressiert, wenn sich ein neuer Anfall einstellt.

Der erste Punkt liegt **oben auf dem Brustbein**. Dort, wo **die obersten Rippen ihren Ansatz am Brustbein** haben. Je nach der Zartheit des Kindes wird mit mittlerem bis starkem Druck akupressiert. Bei der regelmäßigen Behandlung morgens, mittags und abends dreimal hintereinander. Während des Anfalls so lange, bis der Anfall vorbei ist.

Keuchhusten

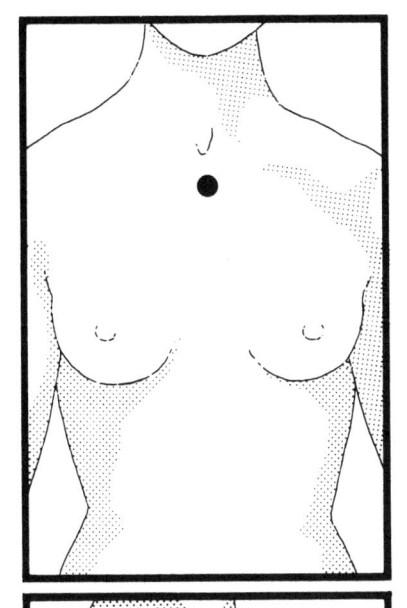

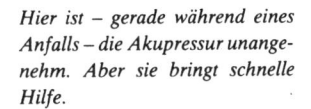

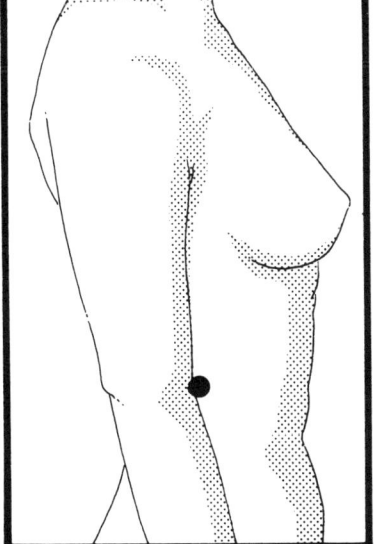

Hier ist – gerade während eines Anfalls – die Akupressur unangenehm. Aber sie bringt schnelle Hilfe.

Viele Mütter werden bei einem akuten Anfall von Keuchhusten nervös und haben dann keine ruhige Hand. Deshalb bitte vor der Akupressur kurz entspannen und ruhig akupressieren.

Keuchhusten

156

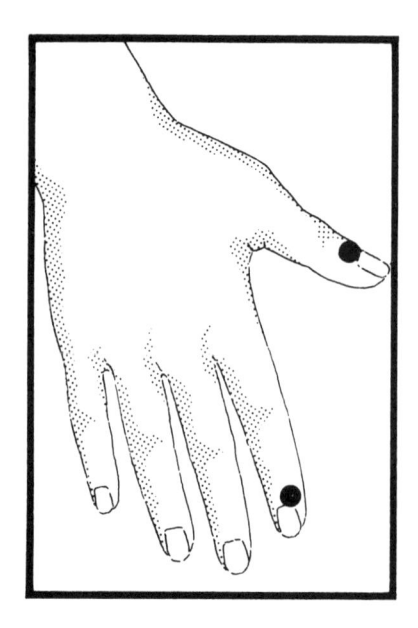

Halten Sie hier die Hände des Kindes sanft in Ihren eigenen Händen. Denken Sie daran, daß jedes Kind Vertrauen zu seiner Mutter hat und sich deshalb auch entkrampft.

Während des Anfalls wird abgewechselt mit Punkten, die auf **beiden Körperseiten genau in der Mitte der Ellenbogenfalten** liegen. Man umfaßt den Ellenbogen mit der Hand und akupressiert mit dem Daumen. Der Druck soll fest sein und bei leicht angewinkeltem Arm ausgeübt werden. Es spielt keine Rolle, ob man links oder rechts anfängt. Man wechselt ja wie bei einer Wechseldusche sowieso mehrmals hin und her. Die beiden letzten Punkte werden mit dem Daumennagel akupressiert. Erst nimmt man **den Daumen** des Kindes in die linke Hand und akupressiert mit dem eigenen Daumennagel den **äußeren Rand des Nagelbettes** des Patienten. Dann verfährt man ebenso mit dem **Zeigefinger.** Dreimal hintereinander an beiden Händen. Diese beiden Punkte kann man auch morgens, mittags und abends akupressieren.

Bei vielen kleinen Patienten stellen sich die Anfälle immer ziemlich zur gleichen Zeit ein. Die Mutter sollte deshalb vom ersten Tag an einen *Zeitplan* machen und sich die Uhrzeit notieren. Sollte sich in den nächsten Tagen tatsächlich eine Gleichmäßigkeit herausstellen, hat die Mutter die Möglichkeit, den Anfall durch Vorbeugung zu verhindern oder ihn doch zumindest zu mildern und abzukürzen. Sie akupressiert alle Punkte eine Viertelstunde vor dem zu erwartenden Anfall. Um den Verlauf zu kontrollieren, sollte im Zeitplan auch die Dauer der Anfälle festgehalten werden.

Knochenbrüche

Es kann jedem von uns in jeder täglichen Lebenslage passieren. Eine Hausfrau kann beim Fensterputzen von der Treppenleiter fallen. Ein Auto- oder Radfahrer kann einen Unfall haben. Ein Kind kann beim Spielen vom Baum stürzen. Und ein harmloser Fußgänger stolpert über eine Stufe und schlägt der Länge nach hin.

Das Ergebnis: ein stechender Schmerz, der sich immer mehr ausbreitet. Im Bein, im Fuß, im Arm oder in der Hand. Man steht auf und sagt sich ein wenig verwundert: Naja, außer diesem Schmerz scheint alles in Ordnung zu sein.

Aber dann will man das Bein, den Fuß, den Arm oder die Hand bewegen – und auf einmal geht es nicht mehr. Oder es geht nur noch sehr schwach und mühsam. Vielleicht denkt man noch, daß es von dem Schmerz kommt, daß unter Umständen der Muskel an der betreffenden Stelle etwas mitbekommen hat. Doch weil es nicht besser wird, geht man zum Arzt. Eine Röntgenaufnahme wird gemacht. Und erst dann erfährt man, was wirklich geschehen ist: man hat sich einen Knochen gebrochen.

Nicht jeder Sturz und nicht jeder Unfall muß notgedrungen einen Knochenbruch zur Folge haben. Aber fragen Sie einmal in Ihrem Bekanntenkreis nach Knochenbrüchen. Mindestens jeder zweite hat sich schon einmal einen Knochen gebrochen. Und sei es auch nur der kleine Finger bei der Hausarbeit oder ein Zeh beim Skifahren.

Dabei sind unsere Knochen nicht einmal so starr und steif, wie die meisten Menschen annehmen. Sie sind vielmehr bis zu einem gewissen Grad dehnbar, und man kann sie auch biegen. Allerdings verlieren sie diese Eigenschaft im Laufe der Jahre immer mehr. Von kleinen Kindern kann man noch sagen: Sie fallen wie die Katzen. Stürze, bei denen ein älterer Mensch sich alle Knochen brechen würde, überstehen sie mit katzenhafter Geschmeidigkeit, weil junge Knochen mehr nachgeben. Ein augenblicklicher Schmerz, ein Schütteln – und schon ist alles vergessen.

Zwischen dem achtzehnten und zwanzigsten Lebensjahr haben die Knochen ihr Wachstum beendet. Von nun an werden sie immer starrer und steifer. Sie verlieren immer mehr an Elastizität. Sie behalten jedoch immerhin soviel davon, daß man auch bei einem vierzigjährigen Menschen den Schädel um ganze anderthalb Zentimeter zusammenpressen könnte. Sie werden es kaum glauben, aber die Schädelknochen halten es aus. Sie brechen nicht auseinander. Obwohl es natürlich barbarisch wäre, mit einem Menschen einen solchen Versuch zu machen.

Knochenbrüche

Wenn ein Knochen gebrochen ist, dann muß man zum Arzt. Da hilft alles andere nicht. Auf dem Operationstisch werden die Bruchstellen aneinandergefügt, und danach wird das Körperteil in Gips gelegt. Denn die Bruchstellen müssen, um wieder anwachsen zu können, vollkommen ruhiggestellt sein.

Je nach dem Schweregrad des Bruches und nach den Selbstheilungskräften des Körpers wird nach einiger Zeit der Gips abgeschlagen. Eine neue Röntgenaufnahme beweist, daß alles wieder in bester Ordnung ist.

Es folgt der erste Schritt, die erste Hand- oder Armbewegung. Und dabei geschieht das Unfaßbare. Denn mit der Bewegung klappt es durchaus nicht so, wie man es erwartet hatte. Der Fuß knickt einfach weg, die Hand oder der ganze Arm hängt schlaff vom Körper herunter.

Ich glaube, daß jeder, der so etwas einmal am eigenen Leibe erfahren hat, im ersten Augenblick nur einen Gedanken hat. Er ist fest davon überzeugt, daß die Ärzte einen Fehler gemacht haben, daß der Knochen gar nicht angewachsen ist, daß man ihn belogen hat, daß er nun für immer ein Krüppel bleibt.

Aber glauben Sie mir: Es ist tatsächlich alles in Ordnung. Nur müssen sich Gelenke und Muskeln erst wieder an die Bewegung gewöhnen. Man

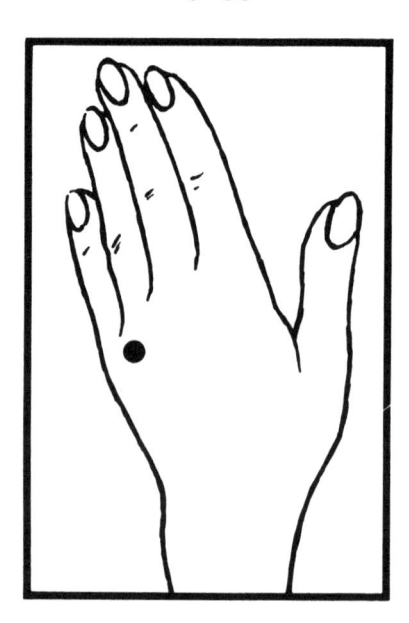

Der wichtigste Punkt, um nach einem Finger- oder Handbruch die Gelenkigkeit wieder herzustellen.

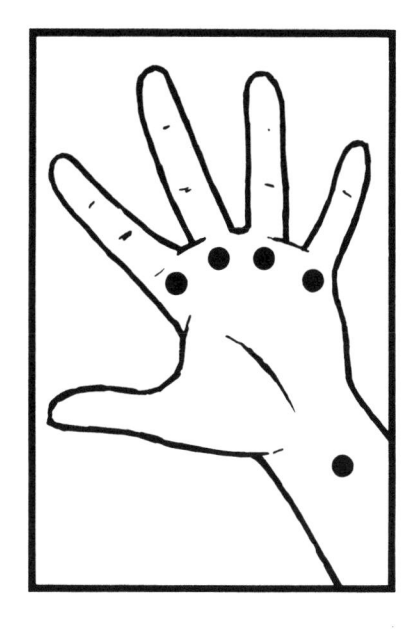

*Die vier Punkte unterhalb der Fingeransätze sind ebenfalls bei Brüchen von Hand oder Finger zu akupressieren.
Der Punkt im Handgelenk macht den ganzen Arm wieder gelenkig.*

muß sozusagen wieder laufen lernen. Mit Hilfe der Akupressur schafft man es in kürzester Zeit. Das scheinbar erlahmte Glied wird schon nach wenigen Selbstbehandlungen wieder voll bewegungsfähig.

Je nach Bruchstelle muß man verschiedene Punkte behandeln:

Bei einem **Hand- oder Fingerbruch**: Der wichtigste Punkt liegt in der **Verlängerung der Falte zwischen Ringfinger und kleinem Finger auf dem Handrücken**. Das klingt schwierig, ist aber sehr leicht zu finden. Legen Sie zuerst den Mittelfinger der gesunden Hand zwischen die beiden Knöchel von Ring- und kleinem Finger der erkankten Hand. Fahren Sie dann mit kräftigem Druck auf dem Handrücken nach oben. Sie spüren hier eine Art Rinne, die sich nach etwa zwei bis drei Zentimetern vertieft. Diese Vertiefung müssen Sie kräftig akupressieren. Fünfmal fest zudrücken, eine Viertelstunde Pause machen, wieder fünfmal fest zudrücken. Zwei Stunden lang in viertelstündigem Abstand. Dann nur noch alle halbe Stunde. Nach weiteren zwei Stunden nur noch pro Stunde einmal, falls sich die Besserung nicht längst eingestellt hat.

Vier weitere Punkte befinden sich **unterhalb der Fingeransätze auf der Handfläche**. Wenn Sie den Zeigefinger der gesunden Hand nacheinander auf die vier Handknöchel der kranken Hand legen und auf der anderen

Knochenbrüche

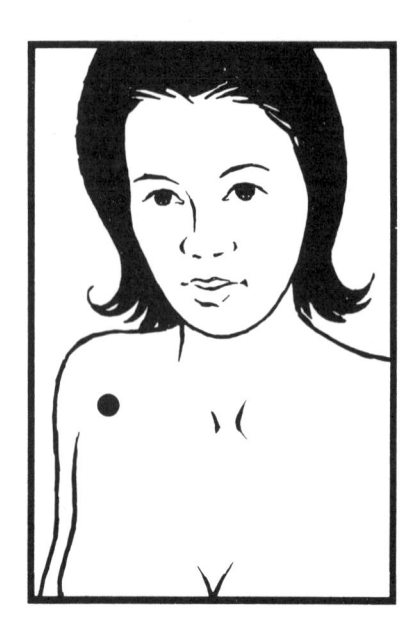

Der zweite Punkt bei Ungelenkigkeit des Armes nach einem Bruch liegt auf der Vorderseite der Schulter.

Seite, auf der Innenfläche der Hand also, mit dem Daumen fest zudrücken, spüren Sie auch dort ein Knöchelchen. Hier sind die richtigen Punkte. In halbstündigem Abstand werden sie alle vier nacheinander zwei- bis dreimal fest gedrückt.

Nach einem **Armbruch** werden zwei Stellen akupressiert, um den Arm wieder gelenkig zu machen: zuerst die **Innenseite des Handgelenks**. Also dort, wo der Arzt den Puls fühlt. Man akupressiert am besten, indem man die gesunde Hand um das Handgelenk herumlegt und mit dem ganzen Daumen behandelt. Auch hier gilt wieder: fest zudrücken. Etwa fünfmal in halbstündigem Abstand.

Der zweite Punkt liegt an einer Stelle, über die wir schon öfter gesprochen haben. Auf der **Vorderseite der Schulter nämlich**, und zwar an ihrer vorgewölbtesten Stelle. Hier bitte nicht mit einfachem Druck akupressieren, sondern in kreisenden Bewegungen die Haut gegen den Knochen verschieben.

Für die Akupressur nach einem **Bein- oder Fußbruch** genügt im allgemeinen ein einziger Punkt. Bitte setzen Sie sich ganz entspannt in einen bequemen Sessel und lassen Sie den Fuß locker auf dem Boden ruhen. Alle Muskeln müssen völlig entspannt sein – das ist wichtig.

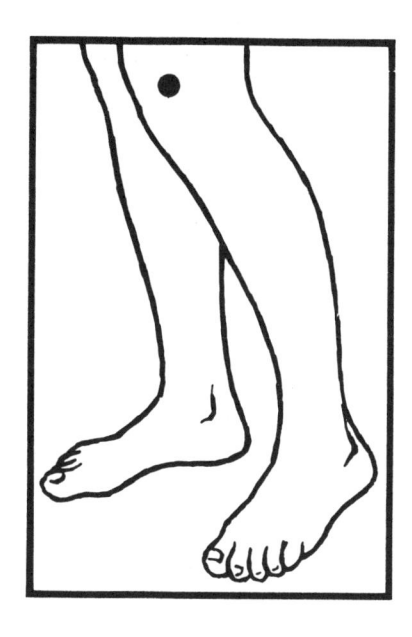

Nach Bein- oder Fußbrüchen genügt in den meisten Fällen ein einziger Punkt.

Nun tasten Sie einmal die Gegend **neben der Kniescheibe** ab. Nicht auf der Innen-, sondern auf der **Außenseite des Beines**. Auch hier finden Sie einen hervorspringenden Knochen. Tasten Sie etwas tiefer, und Sie rutschen in ein kleines Loch hinein. Hier müssen Sie akupressieren. Drücken Sie mehrmals fest zu und schieben Sie die Haut gegen den Knochen hin und her.

Bei einem Fußbruch kann man zusätzlich noch den »Meisterpunkt der Schmerzen« akupressieren. Er befindet sich genau in der **Mitte zwischen dem äußeren Fußknöchel und der Ferse** und ist druckempfindlich. Achten Sie bitte auch hier darauf, daß während der Akupressur alle Muskeln in Fuß und Bein locker sind. Die heilenden Reize, die mit der Akupressur ausgeübt werden, können sich dann ungehindert fortpflanzen.

Koliken

Jeder weiß, was eine Kolik ist: ein heftiger, plötzlich einsetzender Schmerz, der vielleicht nur einige Minuten, vielleicht aber auch mehrere Stunden dauert. Doch glauben Sie mir: Was eine Kolik ist, das wissen so richtig nur die Menschen, die schon einmal eine Kolik gehabt haben. Der Schmerz ist fürchterlich. Er ist fast unerträglich.

Am häufigsten wird eine **Kolik durch Nierensteine** verursacht. Wenn man sich einmal überlegt, welche Funktion die Nieren haben und wie sie arbeiten, dann leuchtet einem sofort ein, daß es in diesem hochkomplizierten Organ sehr leicht zu einer Störung kommen kann. Und mit dieser Störung über kurz oder lang auch zur Bildung von Steinen.

Zunächst haben die Nieren die Aufgabe, das Blut zu reinigen. Sie sind wie Filter, durch die das Blut ununterbrochen hindurchgepumpt wird. Gifte und Schlackenstoffe bleiben in den beiden Nieren hängen und werden ausgeschieden. Fünfhundert Liter Blut sind es pro Tag, die durch die Nieren laufen und gereinigt werden müssen.

Zweitens haben die Nieren die Aufgabe, das überschüssige Wasser im Körper zu sammeln und in Harn zu verwandeln, ehe es ausgeschieden werden kann. Auch das ist mehr, als man normalerweise annimmt.

Oder wußten Sie, daß Sie jeden Tag Ihrem Körper drei Liter Wasser zuführen? Nein, nicht nur mit den Getränken, sondern auch mit dem Essen. Denn in den meisten Speisen ist ein ziemlich hoher Wassergehalt. Das meiste davon wird über die Nieren ausgeschieden. Nur ein kleiner Teil verläßt unseren Körper als Schweiß. Und ein noch kleinerer Teil verdampft bei der Atmung in der Lunge.

Um die entgiftende Arbeit erfüllen zu können, braucht die Niere eine Reihe von Salzen und Säuren. Und gerade hier liegt die Gefahr. Denn manchmal passiert es, daß mit all der Flüssigkeit auch ein festes Partikelchen ins Nierenbecken hineingespült wird. An diesem Partikelchen setzen sich dann die Salze in der Form von Kristallen fest. Nach und nach bildet sich so aus Oxalat, Phosphat oder Urat ein Stein, der so groß wie ein Hühnerei werden kann.

Solange der Stein im Nierenbecken herumschwimmt, verursacht er überhaupt keine Beschwerden.

Eines Tages aber gerät der Stein zufällig in die Harnwege und klemmt sich dort fest. Das ist genau der Zeitpunkt, an dem es zu einer Kolik kommt. Aus der Lendengegend strahlt der Schmerz nach vorn in den Unterleib aus, in schlimmen Fällen sogar bis in die Oberschenkel.

Genauso stark sind die Schmerzen bei einer **Gallenkolik**. Auch hier gilt das, was ich über die Nierensteine gesagt habe. Gallensteine, die sich aus Cholesterin und Kalk bilden, verursachen überhaupt keine Beschwerden, solange sie in der Gallenblase schwimmen. Aber wehe, sie verklemmen sich. Dann kommt es unweigerlich zu einer Kolik. Man spürt die Schmerzen im rechten Oberbauch. Sie strahlen in den Rücken und bis in die rechte Schulter aus. Um eine Nieren- von einer Gallenkolik unterscheiden zu können, ist es deshalb wichtig, daß der Patient dem Arzt genau angibt, wo er die Schmerzen hat. Nur so kann der Arzt die richtige Behandlung durchführen.

Es sei gleich gesagt, daß man durch die Akupressur einen Nierenstein oder einen Gallenstein nicht auflösen kann. Meistens ist es nur möglich, den Stein durch eine Operation zu entfernen.

Aber die Schmerzen einer Kolik – die kann man sich ersparen, wenn man die richtigen Akupressur-Punkte behandelt.

Für die wichtigsten Punkte braucht man fremde Hilfe. Denn diese Punkte liegen auf dem Rücken. Begonnen wird mit der Akupressur **auf der rechten Schulter**. Dann folgt eine Reihe von Punkten, die **von oben nach unten rechts neben der Wirbelsäule** liegen. Man muß sich sozusagen

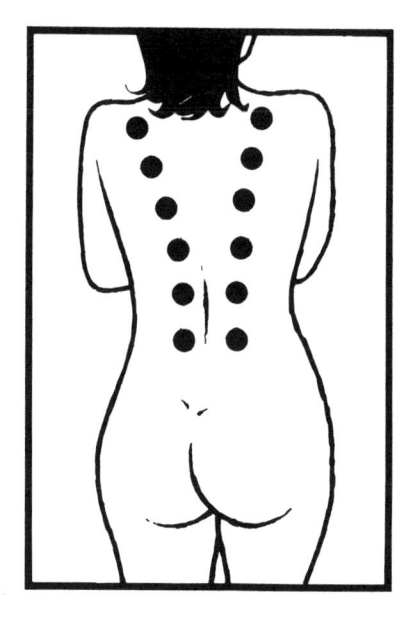

Um eine Kolik zu bekämpfen, braucht man fremde Hilfe. Denn selber erreicht man die Punkte auf dem Rücken nicht.

Koliken

von oben nach unten »durcharbeiten«. Am besten nimmt man dazu den Daumen, aber bitte nicht den Nagel.

Der Druck auf die Rückenpunkte soll kurz, aber stark sein. Also ruhig fest zudrücken. Und wenn der Schmerz nicht sofort nachläßt, das Ganze von oben nach unten wiederholen.

Falls man niemanden hat, der einem helfen kann, versucht man es an einer Stelle, die man leicht selber erreichen kann. Man legt sich auf den Rücken und entspannt sich erst einmal. Vor allem die Bauchdecke muß locker sein. Dann legt man sich die rechte Hand auf den **rechten Oberbauch**. Die Hand sollte so liegen, daß man mit dem Daumen noch die unterste Rippe ertasten kann. Jetzt mehrmals so fest wie möglich drücken, und zwar mit der ganzen Handfläche.

Der Erfolg ist bei fast jedem Menschen anders. Bei dem einen genügt es, zwei- oder dreimal zu drücken. Ein anderer muß unter Umständen mehr als zehnmal akupressieren, ehe der Schmerz verschwindet. Es ist wie bei vielen anderen Akupressur-Behandlungen auch. Jeder muß für sich selber herausfinden, welche Dauer und welchen Druck er braucht, damit es ihm hilft. Einen Schaden kann man in diesem Fall nicht anrichten. Auch dann nicht, wenn man zwanzig- oder dreißigmal akupressiert.

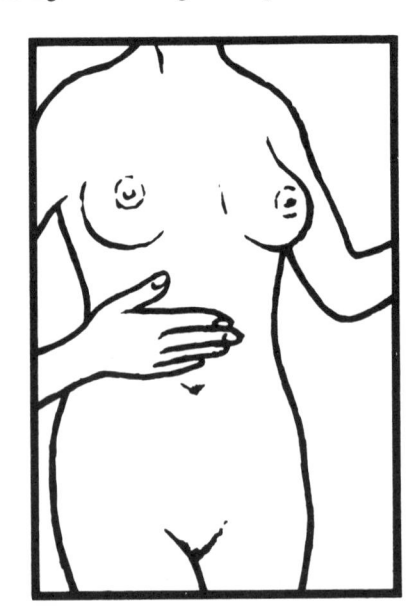

Hier handelt es sich nicht um einen einzelnen Punkt, sondern um eine Fläche in Handgröße, die akupressiert wird.

Auch die nächsten Punkte erreicht man bei einer Kolik leicht selber. Legen Sie sich bitte auf den Rücken und winkeln Sie die Beine an. Mit den Händen erreichen Sie jetzt die Außenseite der Unterschenkel. Fangen Sie etwa **in der Mitte zwischen den Knien und den Fersen an** und akupressieren Sie **von dort nach unten bis kurz unterhalb der äußeren Knöchel**. Auch hier ist ein möglichst starker Druck erforderlich. Und bitte achten Sie darauf, daß die Beinmuskeln nicht angespannt und erst recht nicht verkrampft sind. Es muß alles ganz locker sein, weil angespannte Muskeln wie eine Blockade sind, die den Druckreiz nicht weiterleiten.

Eine Kolik ist immer eine sehr ernste Sache. Gleichgültig, ob sie nun durch einen Nieren- oder durch einen Gallenstein hervorgerufen wird. Ich muß deshalb noch einmal betonen, daß die Akupressur zwar die Schmerzen beseitigen, aber nicht den Stein verschwinden lassen kann. Wenn Sie eine Kolik haben, gehen Sie bitte auf jeden Fall zum Arzt.

Eine Ausnahme besteht nur dann, wenn der Stein noch verhältnismäßig klein ist. Durch die Akupressur der angegebenen Punkt werden die Harn- und Darmwege zu einer erhöhten Tätigkeit angeregt. Bei kleineren Steinen führt das dazu, daß sie auf natürlichem Wege mit dem Harn oder dem Kot den Körper verlassen. Aber wie gesagt: nur bei kleinen Steinen.

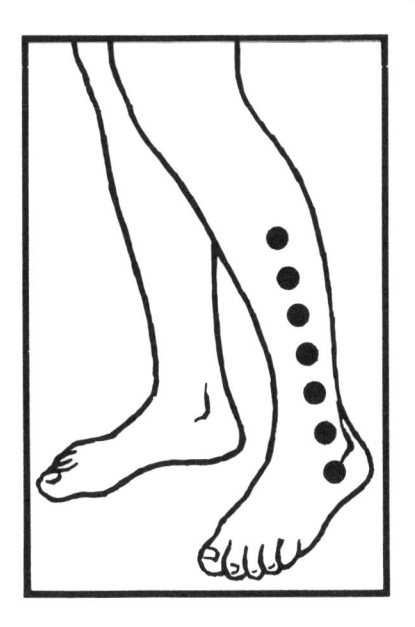

Bei der Akupressur der Punkte am Bein ist darauf zu achten, daß alle Muskeln locker sind.

Kopfschmerzen

Es gibt ein Leiden, das jeden von uns gelegentlich plagt: Kopfschmerzen. Diese Kopfschmerzen können die verschiedensten Ursachen haben. Ein Wetterumschwung, ein verdorbener Magen, ein kranker Zahn, eine Erkältung, zuviel Alkohol und Nikotin, ein gestörter Kreislauf – das sind nur einige der Dinge, die zu Kopfschmerzen führen können.

Aber um welche Art von Kopfschmerzen es sich auch immer handeln mag – durch die Akupressur kann man sie selber beseitigen oder zumindest lindern. Es gibt eine ganze Reihe von Hautpunkten, von denen aus man durch leichte Massage oder festen Druck die Kopfschmerzen beeinflussen kann.

Die einfachste Methode ist die Locus-dolendi-Pressur. Locus dolendi bedeutet: **Ort des Schmerzes**. Wenn die Kopfschmerzen zum Beispiel nur über dem rechten Auge in der Stirn auftreten, dann ist das der Ort des Schmerzes. Oft genügt es schon, mit der Fingerkuppe fest gegen diesen Punkt zu drücken. Allerdings müssen dabei einige Regeln beachtet werden. Durch Abtasten muß zunächst festgestellt werden, wo sich die druckempfindlichste Stelle befindet. Genau dort muß man pressen und massieren, und zwar so fest wie möglich.

In den meisten Fällen wird dadurch der Schmerz zunächst einmal verstärkt. Aber das ist nur ein Zeichen dafür, daß man die richtige Stelle gefunden hat.

In der Akupressur werden die Locus-dolendi-Punkte auch als persönliche Punkte oder als Punkte außerhalb der Meridiane bezeichnet. Sie liegen nämlich meistens nicht auf den zwölf Haupt- und zwei Nebenmeridianen, die aus der Akupunktur bekannt sind. Sie befinden sich vielmehr bei jedem Menschen an einer anderen Stelle.

Die nächsten Punkte, von denen aus man Kopfschmerzen lindern kann, sind in der chinesischen Akupunktur unbekannt. Sie liegen an den **Ohrläppchen**.

Dazu muß einiges gesagt werden. Außer der chinesischen Körper-Akupunktur gibt es die Ohr-Akupunktur. Ihre Ursprünge sind bis heute nicht restlos aufgeklärt. Man vermutet, daß die Ohr-Akupunktur von arabischen und indischen Volksstämmen entdeckt und angewendet wurde. Alte Bilddokumente beweisen, daß sie im Mittelalter auch in Europa schon bekannt war.

Bei der Ohr-Akupunktur und auch bei der Ohr-Akupressur muß man sich den gesamten menschlichen Organismus in die Form der Ohren

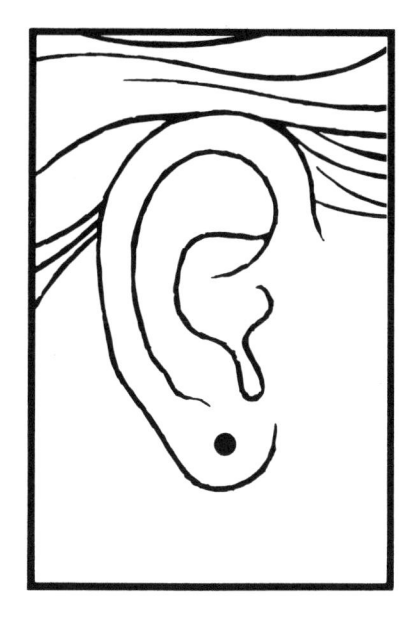

Die Ohrpunkte gegen Kopfschmerzen werden links und rechts gleichzeitig akupressiert.

hineindenken. Und zwar genauso, wie wir alle einmal als werdende Lebewesen im Mutterleib gelegen haben: mit dem Kopf nach unten und mit den angezogenen Beinen nach oben.

Man braucht sich das nur einmal bildlich vorzustellen, dann ist die Ohr-Akupressur sehr leicht zu verstehen. Unten am Ohr, am Ohrläppchen, befindet sich die zugehörige Stelle für alles, was im Kopf geschieht. Am oberen Ohrrand haben die Beine und Füße ihre entsprechenden Punkte.

Die Akupressur am Ohr gegen Kopfschmerzen wird so durchgeführt, daß man beide Ohrläppchen gleichzeitig zwischen Daumen und Zeigefinger zusammenpreßt. Meistens wird man feststellen, daß es auch an den Ohrläppchen besonders druckempfindliche Stellen gibt. Genau auf sie kommt es an. Sie müssen bei Kopfschmerzen so fest wie möglich gepreßt werden, auch wenn das Pressen an den Ohren zunächst zusätzliche Schmerzen verursacht.

Viele Menschen werden beim Abtasten ihrer Ohrläppchen unter der Haut kleine Kügelchen fühlen. Sie können winziger sein als Stecknadelköpfe. Es handelt sich dabei um sogenannte Gelosen, die sich vor allem dann bilden, wenn die Kopfschmerzen bereits chronisch geworden sind.

Kopfschmerzen 168

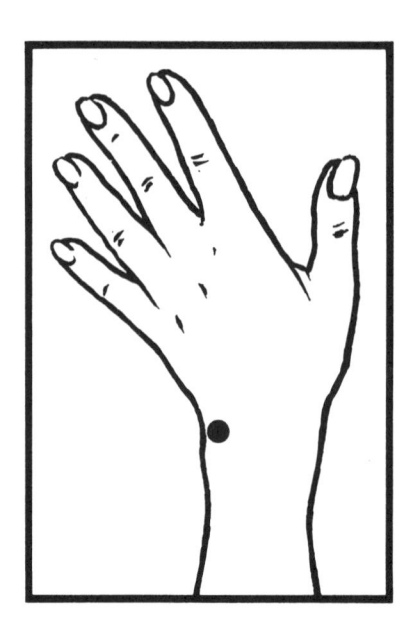

Der Punkt auf dem Handrücken ist nicht ganz leicht zu finden. Man muß sich langsam herantasten.

Erfahrene Akupresseure empfehlen, in diesen Fällen nicht zu fest zu massieren. Andererseits empfehlen sie aber auch eine regelmäßige Akupressur. Morgens, mittags und abends jeweils drei bis vier Minuten. Im Laufe der Zeit lösen sich die Gelosen dann auf – und auch die Kopfschmerzen verschwinden.

Ein weiterer wichtiger Punkt gegen Kopfschmerzen befindet sich auf dem **Handrücken**. Er ist allerdings nicht ganz einfach zu finden. Am besten macht man folgendes:

Man legt den Daumen der rechten Hand zwischen die Knöchel des kleinen und des Ringfingers der linken Hand. Dann fährt man in einer senkrechten Linie den Handrücken hoch. Etwa dort, wo man normalerweise die Armbanduhr trägt, rutscht der Daumen deutlich spürbar in eine Vertiefung hinein. Wenn man nun in dieser Vertiefung etwas fester drückt, findet man wieder einen druckempfindlichen Punkt. Ebenso ist es auf dem rechten Handrücken. Beide Punkte sind in der Akupressur besonders dann geeignet, wenn die Kopfschmerzen durch eine Verengung der Blutgefäße im Kopf entstanden sind. Vom rechten Handrücken aus kann man die rechte Kopfhälfte beeinflussen – vom linken Handrücken die linke Kopfhälfte.

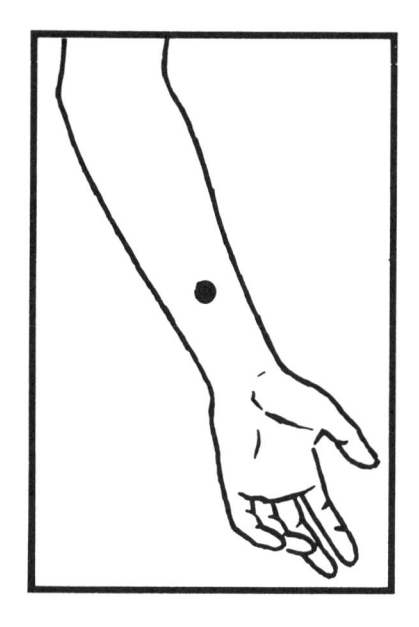

Der Punkt oberhalb der Handgelenksfurche hilft nicht nur bei einfachen Kopfschmerzen, sondern auch bei Migräne.

Die nächsten beiden Punkte gegen Kopfschmerzen liegen auf der anderen Seite des **Armes**. Dort, wo die Hand aufhört und der Arm beginnt, gibt es eine Furche – die Handgelenksfurche. Wenn man nun – in der Mitte des Armes – drei Fingerbreit nach oben geht, findet man den Punkt Nummer sechs auf dem Meridian Kreislauf-Sexualität. Auch er reagiert schmerzhaft auf festen Druck. Zur Behandlung ist er vor allem dann geeignet, wenn es sich bei den Kopfschmerzen um Migräne handelt. Tritt die Migräne links auf, ist dieser Punkt am linken Arm zu pressen. Bei rechtsseitiger Migräne behandelt man den rechten Arm.

Nehmen Sie sich Zeit, wenn Sie die richtigen Punkte suchen. Geben Sie nicht gleich auf, wenn es beim ersten Versuch nicht klappt. Es ist nun einmal wichtig, die druckempfindlichen Punkte genau zu treffen. Aber mit ein wenig Geduld geht das immer. Sie müssen nur solange herumtasten, bis Sie plötzlich merken: hier tut es auf einmal weh. Es tut weher als nur wenige Millimeter daneben. Dann haben Sie den richtigen Punkt gefunden.

Und bitte, denken Sie immer daran: Wenn die Akupressur nicht hilft, gehen Sie zum Arzt oder Heilpraktiker. Denn dann kann es sich um eine gefährliche innere Krankheit handeln.

Krämpfe

Ich hatte nach langer Zeit wieder einmal Tennis gespielt. Und dabei hatte ich mich offensichtlich übernommen. Denn ich mußte das Spiel mittendrin abbrechen, weil ich durch das Hin- und Herlaufen plötzlich einen Wadenkrampf bekam. Und Krämpfe – das wissen wir alle – sind äußerst schmerzhaft.

Ein Krampf kann überall dort entstehen, wo wir Muskeln haben. Da auch das Herz ein Muskel ist, kann auch dort ein Krampf vorkommen.

Der Muskel zieht sich unfreiwillig zusammen. Mal kommt es zu schnellen und kurzen Zuckungen – dann spricht man von einem klonischen Krampf. Mal dauert der Krampf länger an, und man hat Schüttelerscheinungen – dann spricht man von einem tonischen Krampf.

Für einen Krampf gibt es viele verschiedene Ursachen:
- Säuglinge und Kleinstkinder bekommen ihn häufig, solange das Gehirn noch nicht voll entwickelt ist. Zwischen Gehirn und Muskeln bestehen also Verbindungen.
- Die Ermüdung der Muskeln nach körperlicher Anstrengung kann Krämpfe hervorrufen.
- Mißbrauch von Alkohol und Nikotin führt besonders nachts zu Krämpfen.
- Störungen in der Durchblutung sind ebenfalls eine Ursache. In diesen Fällen wird der Muskel, der sich verkrampft, nicht mehr ausreichend mit Nährstoffen versorgt.
- Krämpfe können die Folge einer plötzlichen Abkühlung sein. Schwimmer kennen das. Erst liegen sie in der heißen Sonne, dann springen sie ins kühle Wasser – und prompt bekommen sie einen Krampf, was im Wasser nicht ganz ungefährlich ist.
- Wer an Ischias leidet, hat ebenfalls häufig unter Krämpfen in den Beinen zu leiden.

Mit der Akupressur kann man sich schnell helfen. Alle angegebenen Punkte werden rasch hintereinander und mit kräftigem Druck akupressiert:

Zuerst die **Oberschenkelknochen auf der Oberseite,** genau **in der Mitte zwischen Kniescheibe und Becken.** Hier schiebt man die Haut gegen den Knochen hin und her, auf beiden Oberschenkeln gleichzeitig, etwa fünf bis zehn Sekunden lang.

Dann drückt man auf die **Rückseite der Oberschenkel,** und zwar in einer geraden Linie **von den Kniekehlen hoch bis zum Gesäß.** Wenn man bequem auf der Kante eines Stuhles sitzt, geht auch das auf beiden Seiten gleichzeitig mit

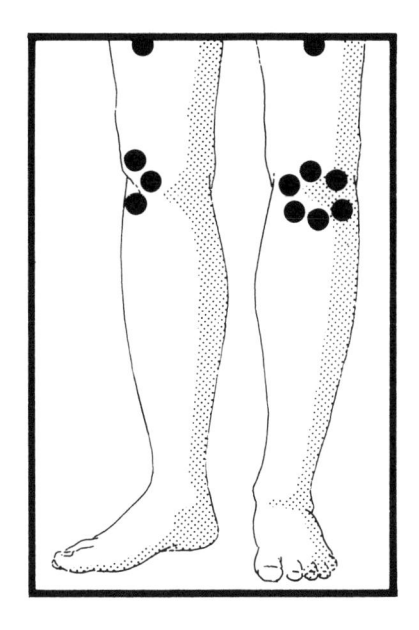

Kniescheibe und Oberschenkel haben wichtige Punkte, um plötzlich auftretende Krämpfe zu beenden.

den vier Fingern jeder Hand. Es geht auch im Stehen. Nur muß man dann aufpassen, daß man locker steht. Die **Muskeln dürfen nicht angespannt** sein. Man kann sich zum Beispiel mit dem Rücken gegen eine Wand lehnen und den Oberkörper nach vorn neigen, damit man die richtigen Punkte erreichen kann.

Als nächstes folgt die Akupressur der **Kniescheiben.** Das geht am besten, wenn man sitzt. Man akupressiert rund um die Kniescheiben herum. Diese Punkte werden auch bei vielen anderen Schmerzen akupressiert, und zwar meistens nur mit leichtem Klopfen. In diesem Fall aber ist starker Fingerdruck erforderlich.

Nun kommt ein Punkt, der vom Ort des Krampfes weit entfernt ist. Er liegt **am Hinterkopf.** An seiner höchsten Erhebung. **Genau auf der Mitte auf einem gedachten Mittelscheitel.** Man muß sich mit dem Mittelfinger hintasten, was aber sehr einfach ist. Da, wo der Hinterkopf am meisten vorragt, ist der richtige Punkt. Akupressiert wird wieder mit Hin- und Herschieben der Haut gegen den Schädelknochen. Eine besondere Druckempfindlichkeit hat dieser Punkt nicht. Deshalb ist es besser, bei der Akupressur einen größeren Kreis zu behandeln. Dann kann man sicher sein, auch den richtigen Punkt zu erreichen.

Es kann nur sein, daß sich einige Augenblicke nach der Akupressur ein

Krämpfe 172

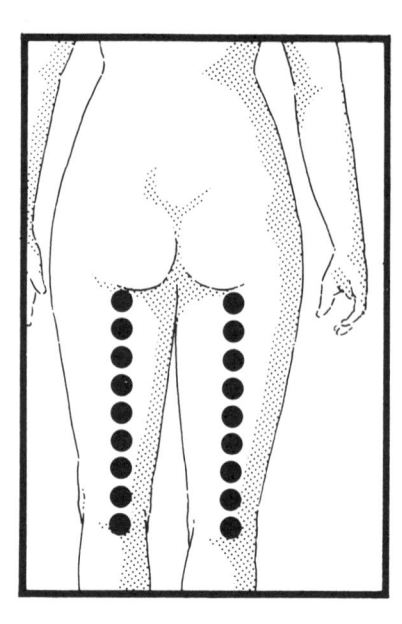

Diese Punkte auf der Rückseite des Körpers wirken auch dann, wenn man die Krämpfe ganz woanders hat.

dumpfer Druck im Hinterkopf einstellt. Dann weiß man, daß man richtig akupressiert hat.

Wer aus eigener Erfahrung weiß, daß er leicht einen Krampf bekommt, kann auch etwas zur Vorbeugung tun: Er akupressiert **die Außenseiten der Waden,** von den Kniekehlen abwärts bis zu den äußeren Fußknöcheln. Das macht man dreimal am Tag. Und hier gilt die Ausnahme: Nicht fest drücken, sondern nur leicht klopfen.

Krämpfe
bei Kindern

Es gibt wohl kaum ein Kind, das nicht hin und wieder einen Krampf bekommt. Die Erscheinungen sind dieselben wie beim Erwachsenen. Einzelne Muskeln oder ganze Muskelgruppen ziehen sich unwillkürlich zusammen. Manchmal nur für kurze Zeit, manchmal auch für länger. Die Haut läuft bei einem längeren Krampf blau an, und es gibt Schwierigkeiten mit dem Atmen.

Die Ursachen für Krämpfe sind bei Kindern jedoch andere als beim Erwachsenen. Es kann eine Schädigung zugrunde liegen, die während der Geburt entstanden ist. Es kann sein, daß sich Flüssigkeit in Gehirnkammern angesammelt hat. Oft kommt es auch während einer Rachitis zu Krämpfen, weil bei diesem Krankheitsbild das Gleichgewicht zwischen Calcium und Phosphor im Organismus gestört ist.

Zwischen dem zweiten und dem vierten Lebensjahr kommt noch etwas anderes hinzu. In dieser Zeit machen Kinder ihre erste Trotzphase durch. Sie bäumen sich auf gegen diese fremde Welt, in die sie hineingeboren wurden und die sie gerade erst zu verstehen beginnen. Alles um sie herum ist neu und unbekannt. Sie lehnen es ab, sie wehren sich dagegen und reagieren mit unbeherrschtem Trotz.

Da Krämpfe bei Kindern andere Ursachen haben als bei Erwachsenen, werden sie auch anders behandelt. Es gibt zwei Punkte, die bei allen Arten von Kinderkrämpfen akupressiert werden. Der erste liegt **in der Mitte zwischen den Augenbrauen, also auf der Nasenwurzel.** Sobald die Mutter den Krampfanfall bemerkt, akupressiert sie hier mit mittlerem bis starkem Druck. Der Druck kann mit jedem beliebigen Finger ausgeübt werden. Am besten eignen sich Daumen, Zeige- oder Mittelfinger. Man akupressiert zwanzig Sekunden lang. In leichten Fällen läßt der Krampfanfall danach bereits nach.

Als nächster allgemeiner Punkt kommen **die Spitzen der Mittelfinger** in Frage. Die Mutter drückt hier mit ihrem Daumen so fest wie möglich zu. Erst auf der linken, dann auf der rechten Seite. Mit der freien, nicht akupressierenden Hand muß der Mittelfinger des Kindes festgehalten werden. Aber bitte den Mittelfinger nicht wie in einem Schraubstock einklemmen, sondern nur dafür sorgen, daß er locker und leicht in der Hand liegt.

Sollte der Krampf immer noch nicht nachlassen, wechselt man zwischen dem Punkt zwischen den Augenbrauen und den Mittelfingern mehrmals hin und her.

Neben diesen allgemeinen Punkten gibt es spezielle Punkte. Sie richten sich

Krämpfe bei Kindern

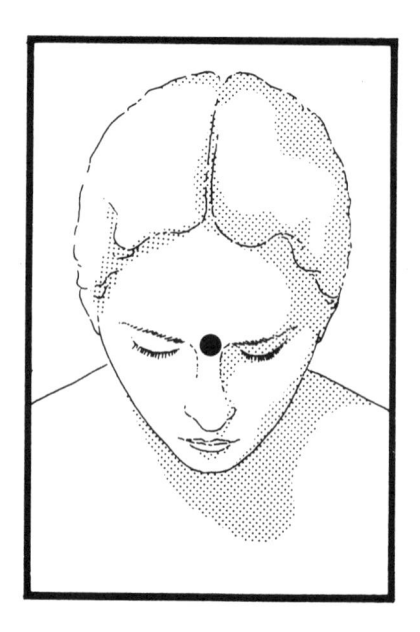

In der Akupunktur nennt man diesen Punkt einen »Alarmpunkt«. Auch in der Akupressur löst er Verkrampfungen innerhalb von Sekunden.

danach, wo die Krämpfe auftreten. Die häufigsten Stellen sind **Nacken, Rücken, Arme** und **Beine.**

Wenn in erster Linie **der Nacken** verkrampft ist, was man an der versteiften Kopfhaltung erkennen kann, neigt man den Kopf des Kindes mit sanfter Gewalt nach vorne. Im Nacken in Höhe des Haaransatzes spürt man beim Abtasten die Muskelstränge. Jetzt geht man – ruhig mit festem Druck – in Richtung zu den Ohren. Man spürt dann in den Fingerspitzen, wo die Muskelstränge aufhören. Hier ist eine **weiche Mulde** spürbar. Und diese Mulde muß akupressiert werden. Am besten mit den Daumen auf beiden Seiten gleichzeitig. Mit festem Druck, auch wenn das Kind Schmerzen dabei empfindet. Nur durch festen Druck gelingt es, die Verkrampfung zu lösen.

Wenn **der Rücken** verkrampft ist, sind andere Punkte wirksam. Sie liegen **hinter den äußeren Fußknöcheln.** In diesem Bereich gibt es mehrere Akupressur-Punkte, die bei anderen Leiden behandelt werden. Häufig handelt es sich um die Punkte, die in einer schrägen Linie zwischen den Knöcheln und den Fersen liegen. Bei Kinderkrämpfen darf man aber nicht von den Knöcheln schräg nach unten gehen, sondern **waagerecht zur Achillessehne** hin. Auch hier findet man gleich neben den Knöcheln eine **Mulde,** in der mit sehr festem Druck akupressiert werden muß. Mindestens zwanzig Sekunden lang auf

Krämpfe bei Kindern

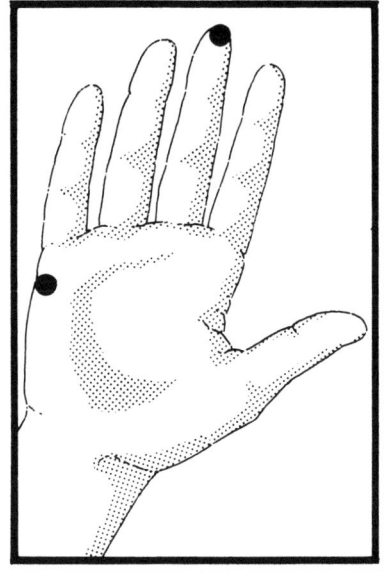

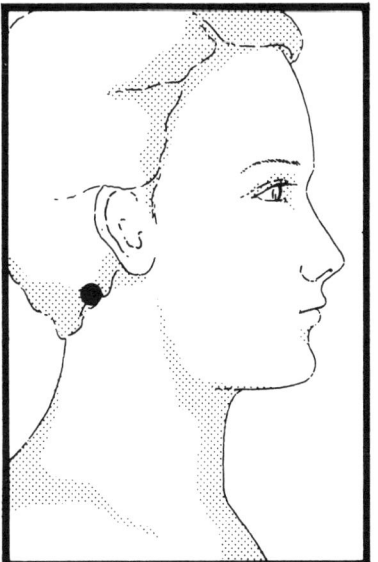

Es kann durchaus sein, daß ein Kind bei der festen Akupressur dieser Punkte einmal laut aufschreit. Aber der Schmerz dauert nicht lange.

Hier ist die Akupressur leichter, wenn das Kind den Kopf locker nach vorne baumeln läßt.

Krämpfe bei Kindern

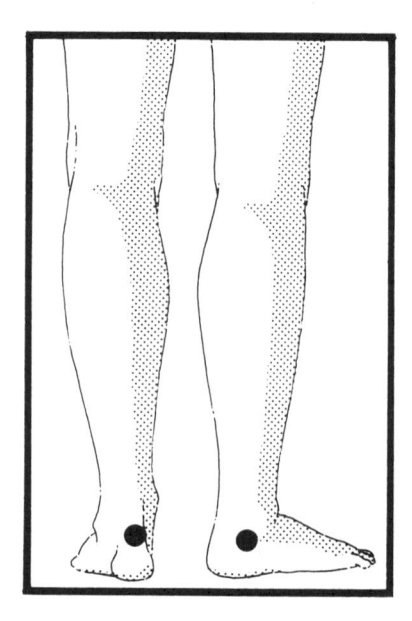

Der Akupressurdruck muß hier verhältnismäßig lange ausgeübt werden. Zu Beginn der Behandlung etwa zwanzig Sekunden. Bei Bedarf muß die Dauer verlängert werden.

beiden Seiten gleichzeitig. Ideal ist es, wenn die Füße des Kindes dabei locker auf dem Fußboden ruhen. Es geht aber auch, wenn das Kind auf dem Rücken im Bett liegt.

Wenn vorwiegend **Arme und Beine** verkrampft sind, akupressieren Sie Punkte **auf der Handinnenfläche.** Das Kind soll seine Hände leicht zu Fäusten schließen. Wenn es dazu nicht in der Lage ist, helfen Sie mit sanfter Gewalt nach. **Unterhalb der kleinen Finger** sehen Sie, daß sich dabei eine **Falte auf der Handinnenfläche** bildet. Die äußeren Enden dieser Falten müssen akupressiert werden. So fest wie möglich, indem man dieses Faltenende zwischen Daumen und Zeigefinger zusammenpreßt. Erst auf der linken, danach auf der rechten Seite.

Jede Mutter sollte für den Fall der Fälle sämtliche Punkte genau kennen. Krampfanfälle bei Kindern kommen immer plötzlich und überraschend. Dann hat es wenig Sinn, die richtigen Punkte erst mühsam suchen zu müssen. In der verständlichen Aufregung fällt es doppelt schwer.

Deshalb sollte man vorher üben und sich die Punkte einprägen. Man probiert mit leichtem Abtasten, mit leichtem Klopfen. Falls es dann eines Tages soweit ist, weiß man automatisch, wo akupressiert werden muß. Für das Kind bedeutet das schnelle Hilfe.

Krampfadern

Ich glaube, für jede Frau kommt früher oder später der Zeitpunkt, zu dem sie anfängt, sich vor einem Leiden zu fürchten, von dem fast nur Frauen heimgesucht werden: Krampfadern. Man hat irgendwann und irgendwo gehört, daß Frauen mit einem stehenden Beruf besonders gefährdet sind. Man hat – ebenfalls irgendwo und irgendwann – gehört, daß es genauso gefährlich ist, wenn man als Sekretärin oder Stenotypistin den ganzen Tag auf einem Schreibtischstuhl sitzt und die Beine wegen der sitzenden Haltung nicht mehr richtig trainiert werden. Auch von den vielen anderen Ursachen für Krampfadern ist einem erzählt worden. Zum Beispiel, daß Krampfadern mit Vorliebe nach einer Schwangerschaft entstehen. Oder daß man die Veranlagung, Krampfadern zu bekommen, geerbt haben kann. Auch eine schlechte Verdauung oder Übergewicht können zu Krampfadern führen.

Sehen Sie, wenn ich die Treppe hinunterfalle und mir ein Bein breche, dann tut das zwar weh, und ich ärgere mich wahrscheinlich über meine eigene Ungeschicklichkeit. Aber ich weiß wenigstens, wieso ich mir das Bein gebrochen habe.

Bei einer Krankheit wie Krampfadern, die so viele verschiedene Ursachen haben kann, ist man dagegen unsicher und nervös. Woher kommen sie denn nun, diese strangartigen, bläulich durch die Haut schimmernden und wirklich nicht schön anzusehenden Blutadern? Weil man ein Kind bekommen hat? Weil man die Veranlagung geerbt hat? Weil man einen stehenden Beruf als Verkäuferin – oder einen sitzenden als Sekretärin hat?

Die pharmazeutische Industrie, die Hersteller von Salben, Tropfen, Tabletten und Dragées – sie haben sich diese Unsicherheit zunutze gemacht. Sie haben eine wahre Fülle von Präparaten gegen Krampfadern entwickelt, und sie haben meiner Ansicht nach damit die Unsicherheit noch vergrößert. Denn nun fragt sich jede Frau: Welches von diesen unendlich vielen Medikamenten ist denn nun das richtige für mich?

Krampfadern entstehen, wenn sich venöses Blut in den Beinen staut. Normalerweise fließt ja das Blut aus den Beinen ohne Rückstände durch die Venen zum Herzen zurück. Damit es in diesen Venen nicht immer wieder nach unten absackt, hat sich die Natur etwas sehr Kluges ausgedacht: sie hat dafür gesorgt, daß die Venen Klappen haben, die sich nur nach oben öffnen. Sie öffnen sich, wenn ein Schub Blut von unten kommt. Dann schließen sie sich und verhindern ein Zurückfließen. Damit sie sich aber richtig – sozusagen wasserdicht – schließen können, müssen die Venen straff sein. Werden die Venen schlaff, schließen die Klappen nicht mehr. Etwas Blut, dem Gesetz der Schwerkraft gehorchend, sickert nach unten zurück, bleibt zuerst in den Venen und dringt schließlich auch in das umliegende Gewebe ein. Das alles ist ein Prozeß, der nicht von heute auf morgen vor sich geht. Einen akuten Anfall von Krampfadern gibt es nicht. Es geht langsam, ja schleichend. Aber eines Tages sind sie da, die gefürchteten Krampfadern.

Und was dann?

Die westliche Schulmedizin kennt im Prinzip drei Möglichkeiten. Entweder werden Gummistrümpfe verordnet. Sie drücken das Bein zusammen, wirken also von außen nach innen, um den Venen wieder Straffheit zu verleihen.

Aber jeder Arzt wird Ihnen sagen, daß Gummistrümpfe keine dauerhafte Hilfe sind, weil sie rein mechanisch wirken und die Schlaffheit der Venenschläuche nicht beheben können.

Die zweite Möglichkeit ist die Verödung. Dabei wird eine Lösung von Kochsalz oder Traubenzucker in die erkrankte Vene eingespritzt. Die Spritze bewirkt, daß diese Vene schrumpft, zugrunde geht und schließlich nicht mehr vorhanden ist.

Es ist logisch, daß der Arzt bei der Verödung vorher ergründen muß, ob die kranke Vene tatsächlich überflüssig ist und ob das Blut genügend andere Möglichkeiten hat, zum Herzen zurückgepumpt zu werden.

Dasselbe gilt für die dritte Möglichkeit, das sogenannte »Stripping«. Dabei handelt es sich um eine operative Entfernung der Krampfadern. Erst wird eine Sonde, eine Art Schiene in die Vene eingeführt. Dann wird die Vene so weit oben wie möglich abgebunden und durchtrennt. Schließlich wird sie unten mitsamt der Sonde aus dem Bein herausgezogen.

Es ist kein Geheimnis, daß alle drei Methoden große Nachteile haben. Was die Strümpfe betrifft, da sagte ich es schon. Aber auch Verödung und Operation sind keine sicheren Hilfsmittel. Denn die Erfahrung hat gezeigt, daß die Krampfadern zwar erst einmal verschwinden, daß sie sich aber in den meisten Fällen nach einiger Zeit von neuem bilden. Und dann geht die ganze Prozedur von vorne los...

Ich muß Ihnen das alles so ausführlich erzählen, damit Sie verstehen, warum man sich bei Krampfadern mit der Akupressur tatsächlich selber helfen kann. Und ich muß noch etwas erklären: Daß die Venen schlaff werden und die Klappen nicht mehr richtig schließen, liegt meistens an einer Schwäche des Bindegewebes, das die Venen umschließt und ihnen ihren Halt gibt. Ein schwaches Bindegewebe ist die erste Voraussetzung für Krampfadern. Also kommt es darauf an, dieses Bindegewebe zu stärken.

Die entscheidenden Akupressur-Punkte liegen **rund um die inneren Fußknöchel**. Legen Sie erst das linke Bein über das rechte, damit Sie bequem an den linken inneren Fußknöchel mit der Hand herankommen. Akupressieren Sie mit zwei oder auch drei Fingern im Kreis rund um den Knöchel herum. Drücken Sie fest zu, auch wenn es an einigen Stellen ein wenig schmerzt.

Am besten führt man diese Akupressur dreimal am Tag durch. Morgens, in der Mittagspause und vor allem abends, wenn das Bindegewebe durch die tägliche Arbeit besonders geschwächt ist und einer Stärkung bedarf.

Der zweite wichtige Punkt liegt **eine Handbreit oberhalb der inneren Fußknöchel**, also auf der Innenseite der Unterschenkel. Wenn Sie hier die Haut mit kurzem, aber festem Druck gegen den Knochen pressen, spüren Sie den Druck als leichten Schmerz. Genau diesen Punkt müssen Sie akupressieren. Fünfmal hintereinander – und dreimal pro Tag. So jedenfalls wird es in China vorgeschlagen und auch praktiziert.

Zu Krampfadern muß ehrlicherweise noch etwas gesagt werden. Wenn

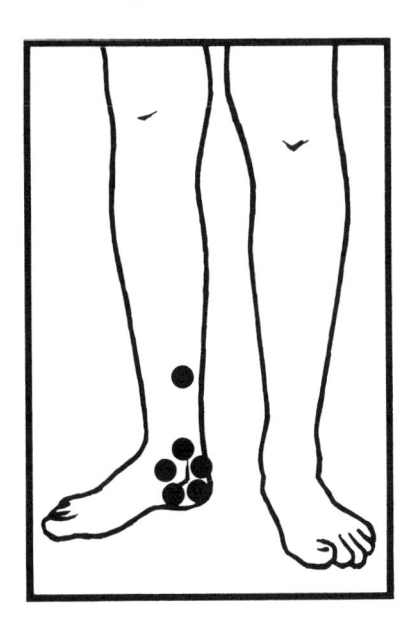

Die Punkte gegen Krampfadern liegen rund um den inneren Knöchel und am Unterschenkel.

Krampfadern

sie bereits voll ausgebildet sind, kann die Akupressur nicht mehr helfen – ebensowenig wie Gummistrümpfe, Verödung oder Stripping. Man muß bei der Akupressur den richtigen Zeitpunkt für den Beginn der Behandlung finden. Wenn eine Frau zum Beispiel weiß, daß auch ihre Mutter Krampfadern hat, sollte sie vor dem dreißigsten Lebensjahr bereits mit der Akupressur anfangen. Wenn eine Frau ein Kind erwartet, sollte sie noch vor der Niederkunft mit der Akupressur anfangen. Und dasselbe gilt für Frauen mit einem vorwiegend stehenden oder sitzenden Beruf. Ein höchstes Alarmzeichen ist es, wenn kleine Äderchen bläulich durch die Haut schimmern. Dann ist es wirklich Zeit, mit der Akupressur etwas gegen die beginnenden Krampfadern zu tun.

Kreislauf-
beschwerden

»Rein organisch sind Sie eigentlich gesund«, sagte der Arzt. »Das hat die Untersuchung einwandfrei ergeben. Trotzdem bezweifle ich nicht, daß Sie an diesen vielfältigen und wechselnden Beschwerden leiden.«
»Und woran liegt das, Herr Doktor?«
»Am Kreislauf, um es offen zu sagen. Sie haben Kreislaufstörungen.«
Solche Gespräche zwischen Arzt und Patient finden heute jeden Tag viele tausend Male statt. Denn Kreislaufstörungen, die damit verbundenen Beschwerden und die Folgen sind zu einem weitverbreiteten Volksleiden geworden. Die Statistik beweist es:

Um die Jahrhundertwende starben jährlich etwa hunderttausend Menschen an den Folgen von Kreislaufstörungen. Heute ist die Zahl auf etwa eine halbe Million gestiegen. Und das allein in der Bundesrepublik Deutschland. Wobei noch nicht die Zahl derjenigen berücksichtigt ist, die mehr oder weniger oft an Kreislaufstörungen leiden. Ihre Zahl geht in die Millionen.

Kreislauf – das ist für viele ein etwas vager Begriff. Aber was das ist, läßt sich ziemlich einfach beschreiben. In einem gesunden Kreislauf ist das Blut sinnvoll auf alle Organe verteilt. Dabei enthalten die großen Adern logischerweise mehr Blut als die kleinen. Gelegentliche Schwankungen der Blutfülle sind möglich, weil die Adern elastisch und dehnbar sind.

Eine Störung im Kreislauf aber führt dazu, daß das Blut nicht mehr sinnvoll verteilt ist. Es tritt meistens eine Blutfülle im Bauchraum auf. Hier »versackt« das Blut. In den äußeren Blutgefäßen – vor allem im Gehirn – befindet sich zuwenig Blut und damit auch zuwenig Sauerstoff, weil das Blut ja das Transportmittel für den Sauerstoff ist.

Für das Gehirn besteht bei Kreislaufstörungen die größte Gefahr. Denn wenn es nur vier Minuten lang keinen Sauerstoff bekommt, ist der Tod die unweigerliche Folge.

Ebenso gefährlich ist als Folge von Kreislaufstörungen der Herzinfarkt oder Angina pectoris.

Nicht ganz so gefährlich, aber doch sehr belastend sind die vielen anderen Begleiterscheinungen eines gestörten Kreislaufs: Schwindelanfälle und Neigung zu Ohnmachten, mal rast das Herz, mal schlägt es zu langsam, und man hat das Angstgefühl, es würde jeden Augenblick mit dem Schlagen aufhören. Bei Kreislaufstörungen kommt es zu Hitzewallungen, obwohl es um einen herum kühl ist. Oder man fröstelt trotz angenehmer Wärme. Bei der kleinsten

Kreislaufbeschwerden

Aufregung wird man nervös und gereizt. Man leidet unter Ohrensausen und Kopfschmerzen.

Auch nach Ansicht der Mediziner in Japan und China sollten bei Kreislaufstörungen die eventuell nötigen Medikamente weiter eingenommen werden, solange es sein muß. Durch Akupressur aber kann die Behandlung wesentlich unterstützt und gefördert werden.

Die ersten Punkte liegen **auf der Innenseite der Arme.** Man setzt sich aufrecht auf einen Stuhl und legt sich die linke Hand auf das linke Knie. Und zwar mit der Handinnenfläche nach oben. **In der Achselhöhle,** zwischen Arm und Brust, bildet sich dabei eine **Falte.** Von dieser Falte denkt man sich **eine Linie bis zur Spitze des kleinen Fingers.**

Akupressiert wird die ganze Linie von oben nach unten. Und zwar nur mit ganz leichtem Klopfen. Denn diese gedachte Linie, die in China die Bezeichnung »Meridian des Herzens« trägt, übt einen sehr starken Reiz auf das Herz aus. Eine zu starke Akupressur könnte eher schaden als nutzen.

Am einfachsten ist es, zur Akupressur alle vier Fingerkuppen der rechten Hand zu benutzen. Dann erreicht man am leichtesten alle erforderlichen Punkte. Man akupressiert einmal am Tag dreimal hintereinander von oben nach unten. Erst am linken Arm, dann am rechten.

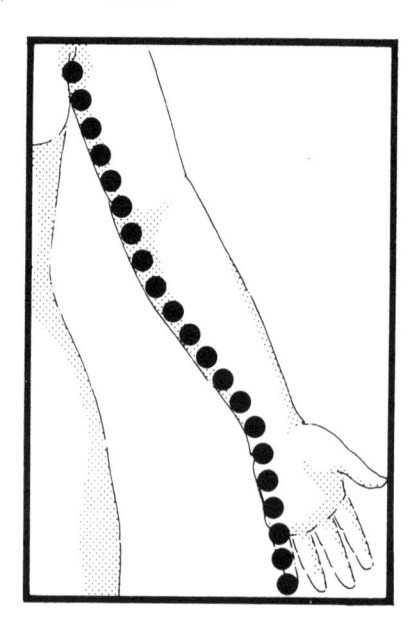

In vielen Fällen gilt die Regel: zum Herzen hin akupressieren. In diesem Fall ist es umgekehrt: vom Herzen weg.

Kreislaufbeschwerden

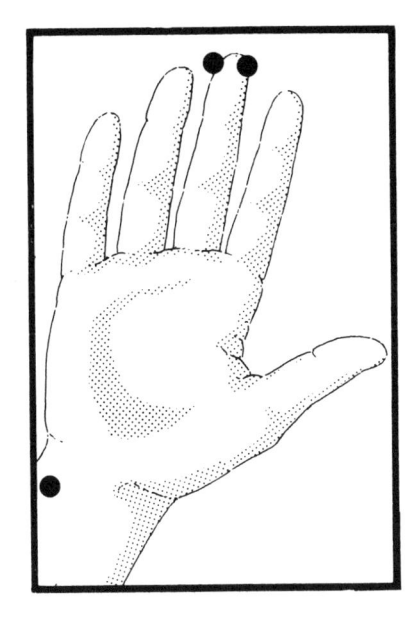

Beide Handpunkte liegen nicht weit voneinander entfernt, müssen aber mit ganz unterschiedlichem Druck akupressiert werden.

Gleich anschließend werden **die Kuppen der Mittelfinger** akupressiert. Das geht bei beiden Händen gleichzeitig, und zwar so: Man preßt die Kuppen der Mittelfinger zwischen Daumen und Ringfinger der gleichen Hand zusammen. So fest wie möglich. Jetzt werden mit Daumen und Ringfinger ziehende Bewegungen nach vorn gemacht. So, als wolle man die Kuppen der Mittelfinger mit Gewalt abziehen. Man zieht fünfmal hintereinander – einmal am Tag, wobei die Tageszeit keine Rolle spielt.

Zwei Wochen lang akupressiert man nur diese Stellen. Dann kommen einige weitere Punkte dazu. Die ersten liegen **auf den Ohrmuscheln.** Sie werden gleichzeitig links und rechts akupressiert. Zunächst betastet man die beiden Ohrläppchen. Etwas oberhalb der Ohrläppchen stößt man auf härtere, knorpelartige Wulste. Tasten Sie über den Wulst weiter nach oben, und Sie finden eine deutlich spürbare *Vertiefung.* Hier in dieser Vertiefung muß akupressiert werden. Am besten mit den Nägeln der Zeigefinger. Ganz fest zupieksen. Fünfmal hintereinander, und dabei die Haut etwas hin- und herschieben.

Die nächsten Punkte befinden sich **innen neben dem Nagelbett der kleinen Finger.** Man akupressiert sie mit den Daumennägeln derselben Hand, auf beiden Händen gleichzeitig. Fünfmal fest zudrücken. Und wenn beim Aku-

Kreislaufbeschwerden

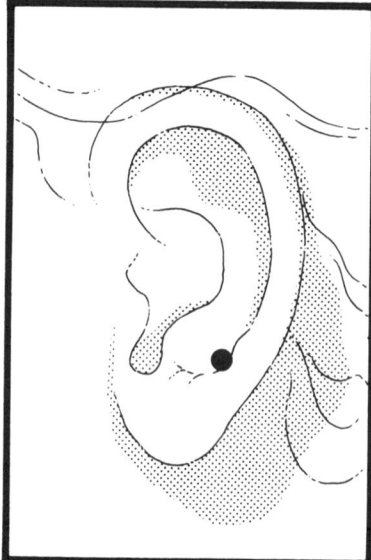

Diese Punkte am Ohr muß man durch behutsames Herantasten erst finden.

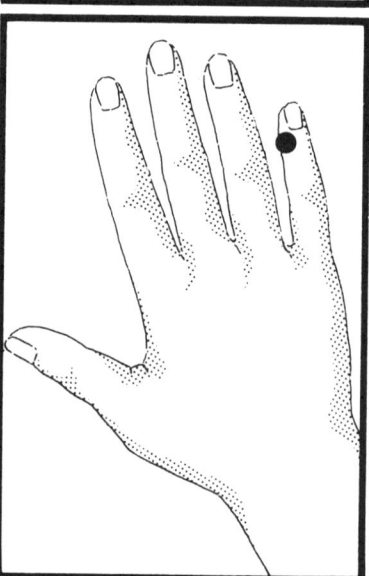

Es ist nur dann der richtige Punkt getroffen, wenn man einen leicht stechenden Schmerz spürt.

pressieren ein leichter Schmerz durch die Hände drückt, hat man die richtigen Punkte getroffen.

Die letzten Punkte liegen – wie die ersten – **auf dem Innenarm.** Es wird erst links, dann rechts akupressiert.

Wenn man die Hand leicht nach innen beugt, entsteht im Handgelenk die **Handgelenksfurche.** Genau in die Mitte dieser Furche legt man die Kuppe des Ringfingers. Mittel- und Zeigefinger legt man senkrecht in Richtung zum Ellenbogen darüber. Der Zeigefinger befindet sich jetzt an der richtigen Stelle. Mit leichtem Druck wird dreimal hintereinander akupressiert. Ein- bis dreimal am Tag.

Die Akupressur sollte nach den ersten Erfolgen auf keinen Fall unterbrochen werden. Denn sie wirkt auch vorbeugend gegen einen Rückfall.

Kreuz- und Rückenschmerzen

Es ist seltsam und wissenschaftlich längst noch nicht geklärt – aber es ist eine Tatsache, und jeder von uns weiß es. Von bestimmten Krankheiten werden vorwiegend Frauen befallen. Bei anderen ist die Häufigkeit der männlichen Kranken erheblich höher.

Ich meine damit nicht die typischen Frauenkrankheiten wie Unterleibsleiden zum Beispiel. Ich meine auch nicht Männerkrankheiten wie Prostatabeschwerden. Sie sind dadurch bedingt, daß eine Reihe von Organen und Funktionen bei Mann und Frau verschieden sind.

Nein, ich meine etwa die sogenannte Schaufensterkrankheit. Beim Gehen hat man so starke Schmerzen in den Beinen, daß man vor jedem Schaufenster stehenbleibt und so tut, als sähe man sich die Auslage an. Die anderen auf der Straße sollen ja nicht merken, daß man Schmerzen hat.

Diese Schaufensterkrankheit bevorzugt das männliche Geschlecht, und niemand weiß so recht, warum das so ist.

Rücken- und Kreuzschmerzen dagegen treten bei Frauen sehr viel öfter auf als bei Männern. In früheren Zeiten konnte man vielleicht noch sagen: Nun ja, eine Frau muß auf den Knien durch das Haus rutschen und saubermachen. Sie muß das Wasser in Eimern vom Brunnen holen. Sie muß überhaupt von morgens bis in den Abend hinein schwere Last tragen. Und davon bekommt man nun mal Rückenschmerzen.

Hausfrauenarbeit ist auch heute noch schwer. Trotzdem kann man die Argumente von früher nicht mehr anführen, wenn es um die Frage geht, warum jede zweite Frau unter Rückenschmerzen leidet. Es muß da innere und physiologische Zusammenhänge geben, die erst noch erforscht werden müssen.

Wie alle Schmerzen, so können auch Rückenschmerzen das Zeichen und das Alarmsignal für eine ernsthafte innere Krankheit sein. Viele Menschen haben morgens nach dem Aufstehen überhaupt keine Rückenschmerzen. Im Laufe des Tages aber wird es immer schlimmer. Das weist in den meisten Fällen auf Abnutzungserscheinungen der Wirbelsäule hin. Solange man liegt, wird die Wirbelsäule nicht belastet, und sie verursacht auch keine Beschwerden. Wenn man geht, steht oder sitzt, ist sie dagegen belastet. Dann drücken die knöchernen Wirbel oder die gallertartigen Bandscheiben auf die Nerven, die aus dem Rückenmark hervorkommen. Und das hat Schmerzen zur Folge.

Kreuz- und Rückenschmerzen

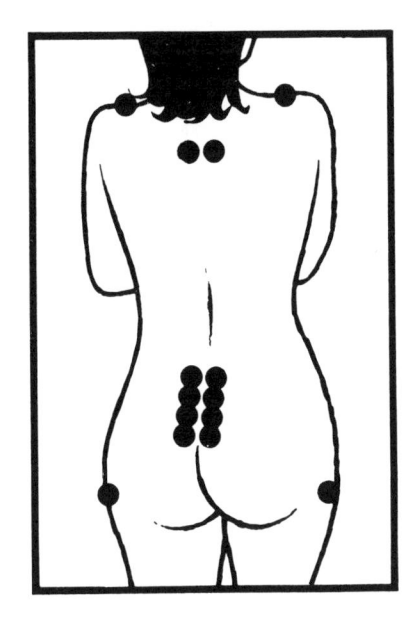

Kreuz- und Rückenschmerzen treten sehr häufig auf. Bei diesem Leiden müssen ziemlich viele Punkte akupressiert werden.

Die Abnutzungserscheinungen selber können durch Akupressur nicht beseitigt werden. Von den Schmerzen aber – und zwar von allen Arten von Rückenschmerzen – kann man sich selber durch die Akupressur befreien.

Der wichtigste Punkt gegen Rückenschmerzen befindet sich **auf den Schultern**, und zwar genau **in der Mitte zwischen der äußeren Schulterspitze und dem Halsansatz**. Am besten findet man ihn, wenn man erst einmal das Schlüsselbein sucht. Dann geht man mit der abtastenden Hand auf der Schulter weiter nach oben, in Richtung zum Rücken also. Der Punkt, auf den es ankommt, ist äußerst druckempfindlich. Deshalb ist er so leicht zu finden: er liegt dort, wo es am meisten schmerzt.

Bei der Suche nach den Akupressur-Punkten tauchen im Einzelfall immer wieder Schwierigkeiten auf. In den chinesischen Anleitungen heißt es, daß man sie mit der Fingerkuppe oder mit dem Fingernagel behandeln soll, um den besten Erfolg zu erzielen. Bei der Suche aber, so meine ich, sollte man ruhig mehrere Finger nehmen. Gerade die druckempfindlichen Punkte lassen sich auf diese Art und Weise viel schneller und ohne Probleme ermitteln. Die Behandlung kann man ja dann mit nur einem Finger durchführen.

Kreuz- und Rückenschmerzen

Doch auch da gibt es Ausnahmen. Nehmen Sie nur die nächsten Punkte gegen Rückenschmerzen. Sie liegen unten auf dem Rücken, **dicht oberhalb des Gesäßes, links und rechts neben der Wirbelsäule**. Sie liegen dicht nebeneinander, und am besten behandelt man sie gleichzeitig mit den vier Fingern jeder Hand.

Weitere Punkte befinden sich **im Ohr**, und sie sind etwas schwieriger zu finden. Man muß sich sozusagen an sie heranpirschen. Tasten Sie zunächst einmal die oberen Spitzen Ihrer Ohren ab. Da gibt es einen nach unten gewölbten Wulst, der sich bei den meisten Menschen weich und fleischig anfühlt. Etwas unterhalb gibt es eine Vertiefung, eine Art Delle. Noch etwas tiefer kommt dann **wieder ein Wulst, der sich härter anfühlt**. Diesen Wulst müssen Sie bei Rückenschmerzen fest zwischen Zeigefinger und Daumen zusammenpressen. Die Schmerzen lassen oft schlagartig nach.

Die Akupressur ist in erster Linie dazu da, daß man sich selber von Schmerzen befreien kann. Aber wenn die bisher beschriebenen Punkte bei Rückenschmerzen nicht wirken, dann braucht man Hilfe. Denn zwei Punkte liegen oben auf dem Rücken, und man kann sie nicht selber erreichen. Die genaue Lage: **Links und rechts neben der Wirbelsäule in der Vertiefung zwischen der ersten und der zweiten Rippe**.

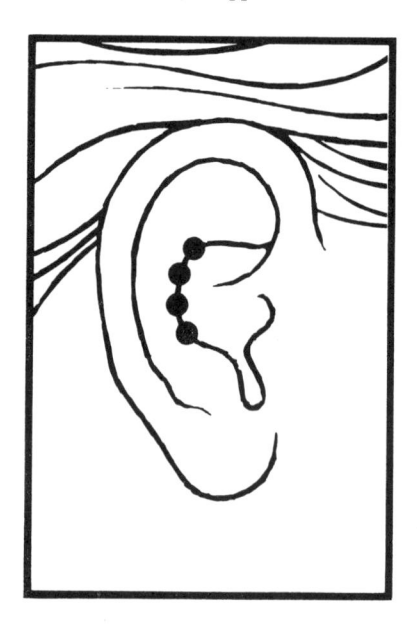

In leichten Fällen genügt es manchmal, nur die Punkte in den Ohren zu akupressieren.

Schließlich gibt es noch zwei Punkte am oberen Anfang der Oberschenkel. Und zwar dort, wo der **Oberschenkelknochen** seinen **hervorspringendsten Punkt** hat. Am besten findet man die richtige Stelle mit dem Daumen, wenn man locker und entspannt steht.

Über die Reihenfolge, in der die Punkte behandelt werden, bestehen in der Akupressur keine Regeln. Bei vielen Menschen genügen schon ein, zwei oder drei Punkte. Andere dagegen müssen alle Punkte hintereinander massieren, um den gewünschten Erfolg zu erzielen.

Wichtig ist auch, daß man nicht gleich aufgibt, wenn sich beim ersten Versuch an den Rückenschmerzen überhaupt nichts ändert. Ich kann nur immer wiederholen: Nicht einmalige Kraftanstrengung, sondern Regelmäßigkeit führt zum Ziel. Behandeln Sie sich morgens, mittags und abends. Und verzweifeln Sie nicht, wenn es einige Tage dauert.

Wir sind in der westlichen Medizin daran gewöhnt, daß eine Tablette sofort oder gar nicht hilft. Im fernöstlichen China ist das alles etwas anders. Man hat Zeit, und man hat Geduld. Was heute noch nicht hilft, das hilft vielleicht morgen. Und wenn es mit den Rückenschmerzen einmal ganz besonders schlimm ist, dann vergessen Sie bitte nicht den **Meisterpunkt** aller Schmerzen. Er liegt genau in der Mitte zwischen den äußeren Fußknöcheln und den Fersen. Pressen Sie ihn auf beiden Seiten gleichzeitig, und pressen Sie so fest wie möglich. Denn hier kommt es wirklich auf die Stärke des Drucks an. Und noch etwas ist von Bedeutung. Die Muskeln dürfen nicht angespannt sein. Finden Sie bitte für sich selber die Haltung heraus, in der alles locker und nichts angespannt ist.

Leberstörungen

Jeder, der zuviel Alkohol trinkt, bekommt über kurz oder lang unweigerlich Schwierigkeiten mit seiner Leber. Aber die Leber ist nicht nur anfällig gegen Alkohol. Wer viele Jahre lang gut und gerne ißt, läuft ebenfalls Gefahr, daß seine Leber eines Tages streikt.

Die Leber, ein braunrotes Organ von etwa anderthalb Kilo Gewicht, ist die größte chemische Fabrik im menschlichen Körper. Sie hat die Form einer großen Bohne, und sie befindet sich rechts oben im Bauchraum, gleich unterhalb des Zwerchfells.

Die Leber hat drei wichtige Aufgaben zu erfüllen:

- Sie produziert die Gallenflüssigkeit. Diese Flüssigkeit, die in der Gallenblase gespeichert wird, fließt nach Bedarf immer dann in den Darm, wenn sie dort zur Verdauung von Fett benötigt wird.

  Auf die Gallenblase kann man zur Not verzichten. Deshalb wird sie ja auch in schweren Fällen von Gallensteinen operativ entfernt. Dann fließt die Gallenflüssigkeit – auf die man keinesfalls verzichten kann – direkt aus der Leber in den Darm. In so einem Fall muß man sich nur an die vom Arzt verordnete Diät und an einen genauen Zeitplan halten. Das heißt, man muß immer pünktlich zu denselben Zeiten essen.

- Als zweites übt die Leber eine entgiftende Funktion aus. Alles Blut, das sich im Darm mit Nährstoffen vollgesogen hat, fließt durch die Leber, bevor es in den übrigen Organismus gelangt. Giftstoffe werden in der Leber ausgeschieden. Man könnte sagen, die Leber ist wie ein Filter, der nur die ungiftigen Stoffe durchläßt.

- Die dritte Aufgabe der Leber besteht darin, Glykogen zu speichern. Glykogen gewinnt die Leber aus dem Zucker, den wir mit der Nahrung zu uns nehmen. Sobald die Muskeln Glykogen brauchen, gibt die Leber eine entsprechende Menge an das Blut ab.

Es gibt eine ganze Reihe von Krankheiten, die die Funktionen der Leber stören können. Häufig ist die Hepatitis, eine Entzündung der Leber, hervorgerufen durch ein Virus, das so winzig ist, daß man es auch unter einem normalen Mikroskop nicht sehen kann.

Für den Patienten fängt eine Leberentzündung so an, als hätte er sich den Magen verdorben. Denn dort empfindet er Druck und Schmerzen. Es kommt hinzu, daß er dauernd müde ist. Er hat keinen Appetit und keinen Stuhlgang. Er leidet unter Brechreiz. Sein Urin wird dunkel wie dunkles Bier. Nach einiger Zeit nimmt das Weiße in den Augen eine gelbliche Farbe an. Nach und nach wird auch die Haut gelb.

Leberstörungen

Als Folge einer Leberentzündung kann eine Zirrhose entstehen, eine Schrumpfung der Leber. Männer über vierzig leiden mehr darunter als Frauen. Übelkeit, Appetitlosigkeit, Blähungen und Nachtblindheit sind typische Symptome. Typisch ist auch, daß dieses Leiden dort sehr häufig ist, wo Wein angebaut und natürlich auch viel getrunken wird. Wer in diesem Zustand mit dem Alkohol nicht aufhört, bei dem wuchert das Gewebe der Leber. Sie wird immer größer. Aber es wuchert nur das Gewebe. Die eigentlichen Zellen, die die chemische Arbeit zu verrichten haben, schrumpfen immer mehr.

Leberstauungen kommen ebenfalls häufig vor. Aber daran ist meistens nicht die Leber schuld, sondern das Herz. Wenn das Herz zu schwach ist, kann es das venöse Blut, das aus der Leber kommt, nicht mehr so schnell aufnehmen und weiterpumpen, wie es nötig wäre. Es staut sich also in der Leber. Die automatische Folge ist, daß die Leber immer größer wird. Die Verdauung verläuft nur noch schleppend. Der Bauch ist aufgebläht.

Wer ein Leberleiden hat, sollte auf jeden Fall zum Arzt gehen. Denn ein Leberleiden ist nicht nur wie ein einfacher Schnupfen. Das muß man schon etwas ernster nehmen.

Die ärztliche Behandlung kann durch Akupressur unterstützt werden.

Ein wichtiger Punkt liegt **auf der Innenseite der Waden**, in der **Mitte**

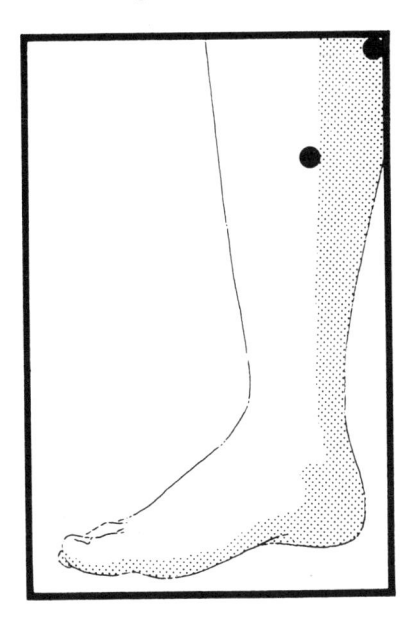

Diese Punkte auf der Rückseite des Körpers wirken auch dann, wenn man die Krämpfe ganz woanders hat.

Leberstörungen

zwischen Kniegelenk und innerem Fußknöchel. Hier wird mit starkem Fingerdruck akupressiert. Dreimal am Tag, zehnmal hintereinander.

Auch der nächste Punkt befindet sich **an den Beinen.** Man setzt sich bequem in einen Sessel und winkelt das rechte Bein etwas an. Die linke Hand wird jetzt so auf die Innenseite des rechten Unterschenkels gelegt, daß die Fingerkuppe des Zeigefingers in der **Kniegelenksfalte** liegt. Mit dem kleinen Finger, der jetzt eine Handbreit weiter unten liegt, wird akupressiert. Ebenfalls dreimal am Tag und ebenfalls zehnmal hintereinander, mit leichtem Klopfen.

Beide Beinpunkte werden auf der rechten und auch auf der linken Körperseite behandelt. Dasselbe gilt für die folgenden Punkte. Sie liegen an den **inneren Enden der untersten Rippen**. Zu finden sind diese Punkte sehr einfach. Man tastet erst einmal nach den Spitzen der untersten Rippen. Dann tastet man sich eine Rippe höher: Es ist die elfte, denn zwölf Rippen haben wir nur.

Hier sollte man mit der Akupressur vorsichtig sein. Vor allem dann, wenn ein Leberleiden bereits fortgeschritten ist. Also nur ein leichtes Klopfen mit den Kuppen der Mittelfinger. Das allerdings kann man pro Tag beliebig oft machen. Nur regelmäßig sollte es gemacht werden.

Schwieriger wird es mit den letzten Punkten, weil sie auf **dem Rücken links**

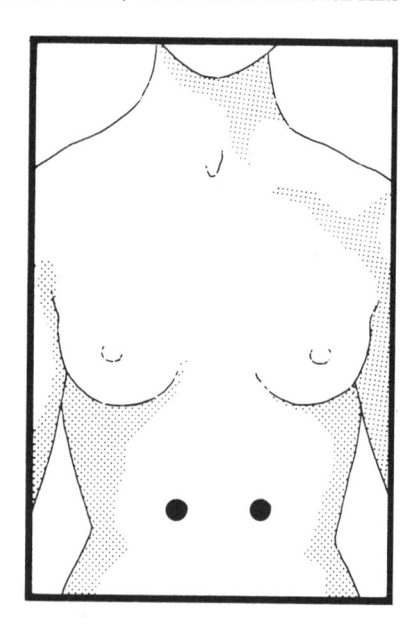

Der Einfluß dieser Punkte auf die Leber ist sehr stark. Vor allem dann, wenn die Leber nicht mehr ganz gesund ist.

Leberstörungen

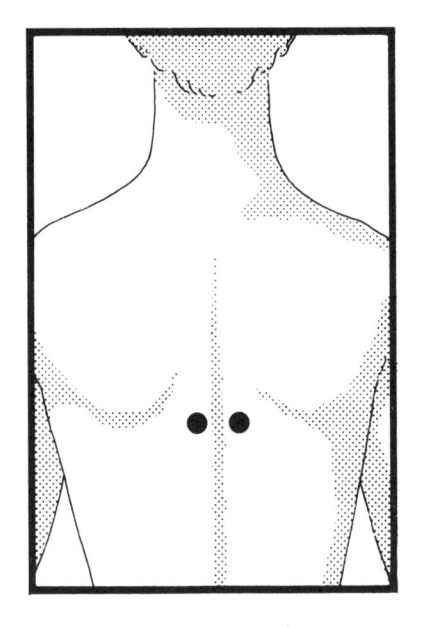

Es ist besser, sich hier bei der Akupressur helfen zu lassen, weil man sich bei der Selbstakupressur leicht verkrampft.

und rechts neben der Wirbelsäule liegen. Und dort befinden sie sich **zwischen der neunten und zehnten Rippe**. Akupressiert werden sie mit leichtem Klopfen, dreimal am Tag, jeweils zehn Sekunden lang.

Gelenkige Menschen schaffen es, diese Punkte mit den Daumen beider Hände selber zu akupressieren. Besser ist es, sich helfen zu lassen, weil ein anderer es leichter hat, sich in die Stellen zwischen der neunten und der zehnten Rippe hinzufinden. Als Patient liegt man dabei am besten entspannt auf dem Bauch.

Auslassen sollte man diese Punkte auf dem Rücken auf keinen Fall. Denn sie sind sehr wichtig. Auch in der Akupunktur werden sie bei allen Leberstörungen behandelt.

Zum Schluß dieses Kapitels möchte ich noch ein ernstes Wort sagen: Wer weiterhin viel trinkt oder übermäßig ißt, kann seiner Leber allein mit der Akupressur wenig helfen. Er muß sich eine vernünftige Lebensweise angewöhnen, bei der durchaus abends ein Glas Wein oder eine Flasche Bier erlaubt sind. Aber eben alles nicht im Übermaß. Dann dauert es nicht lange, bis die Leber sich – je nach Schwere der Erkrankung – erholt hat. Bei konsequentem Verhalten ist das in zwei bis drei Wochen möglich.

Magen-
beschwerden und
Verstopfung

Haben Sie manchmal Magendrücken oder ein Völlegefühl? Glauben Sie gelegentlich, daß Ihnen ein schwerer Stein im Magen liegt? Bohrt, brummelt oder glubbert es hin und wieder in Ihrem Magen? Müssen Sie vielleicht nach bestimmten Mahlzeiten aufstoßen und bekommen Sodbrennen? Haben Sie an manchen Tagen Blähungen oder Beschwerden mit dem Stuhlgang?

Wenn Sie alle diese Fragen mit einem klaren Nein beantworten können, dann gratuliere ich Ihnen. Sie haben einen so kerngesunden Magen, daß Sie offensichtlich alles essen und alles trinken können.

Aber wer von uns kann schon alle diese Fragen mit einem klaren Nein beantworten?

So gut wie niemand. Magenbeschwerden irgendwelcher Art hat nämlich so gut wie jeder von uns in mehr oder weniger großen Abständen. Der eine möglicherweise nur nach einem zu saftigen Weihnachts- oder Geburtstagsbraten. Der andere aber schon dann, wenn er ein paar Süßigkeiten ißt oder wenn er ein Glas Bier oder Wein zuviel trinkt. Dazwischen gibt es unendlich viele Möglichkeiten, sich einen verdorbenen und schmerzenden Magen einzuhandeln. Je nachdem, ob der Magen robust oder empfindlich ist. Wobei nicht nur Essen und Trinken eine Rolle spielen. Seelische Belastungen wie Ärger, Schock oder Angst können ja bekanntlich ebenfalls auf den Magen schlagen.

Unser Magen ist eigentlich nur eine Art Aufnahmestation. Er nimmt die Nahrung aus der Speiseröhre auf, speichert sie für eine Weile und gibt sie dann zur eigentlichen Verdauung an den Dünndarm weiter.

Immerhin: Während des Zwischenaufenthaltes im Magen wird die Nahrung bereits auf die Verdauung vorbereitet. Sie wird vom Magensaft durchsetzt, der aus einer Vielzahl von Drüsensekreten und Fermenten besteht und in erster Linie die Eiweißverdauung einleitet.

Und trotzdem: Notfalls kann man auf den Magen sogar völlig verzichten. Wenn er wegen einer schweren Krankheit teilweise oder völlig entfernt werden muß, können seine Funktionen von Medikamenten, die man regelmäßig einnimmt, ersetzt werden.

Gegen solche schweren Magenerkrankungen, wie Geschwüre oder

Magenbeschwerden und Verstopfung

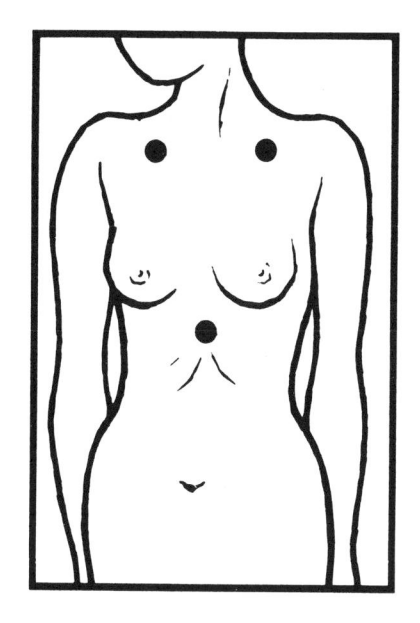

Die Spezialpunkte gegen Magenbeschwerden aller Art befinden sich in der Magengrube und am oberen Rand der Schlüsselbeine.

chronische Magenschleimhautentzündung, kann die Akupressur wenig ausrichten. Das sei gleich gesagt. Bei akuten Schmerzanfällen aber kann man sich sehr gut selber helfen, indem man bestimmte, aus der chinesischen Akupunktur bekannte Hautpunkte mit der Fingerkuppe massiert, drückt oder preßt.

Der **Hauptpunkt** gegen alle krampf- und kolikartigen Magenschmerzen ist sehr leicht zu finden. Tasten Sie doch einmal genau in der Körpermitte Ihren Brustkorb ab. Dort, wo der Hals aufhört, beginnt das Brustbein, das nach unten in Richtung zum Bauchnabel verläuft. Der Knochen des Brustbeins endet mit dem sogenannten **Schwertfortsatz**. Wenn Sie noch **weiter nach unten** gehen, stößt Ihr Finger nicht mehr gegen einen harten Knochen, sondern in weiches, nachgebendes Fleisch.

Und nun machen Sie bei Magenschmerzen einmal folgendes: Drücken Sie an dieser Stelle mit Zeige- und Mittelfinger der rechten Hand gleichzeitig. Mit dem Zeigefinger müssen Sie so eben noch spüren, daß sich oberhalb der Knochen des Schwertfortsatzes befindet. Der darunter liegende Mittelfinger spürt nichts mehr von einem Knochen.

Drücken Sie nur einmal kräftig zu und nehmen Sie die beiden Finger wieder weg. Wo Sie mit dem Zeigefinger gedrückt haben, spüren Sie

Magenbeschwerden und Verstopfung

überhaupt nichts. Aber dort, wo der Mittelfinger gedrückt hat, bleibt ein dumpfes Gefühl zurück. Hier spüren Sie den Druck auch nachher noch. Das kann bis zu einer Viertelstunde oder noch länger anhalten. Und wenn Sie genau in sich hineinhorchen, dann merken Sie, daß Sie den Druck nicht nur auf oder unter der Haut spüren. Er scheint sich vielmehr nach innen zum Magen hin fortzupflanzen.

Genau das tut er. Denn Sie dürfen bei der Akupressur eines nie vergessen. Sie pressen, drücken und massieren zwar die Haut, aber Sie lösen damit gleichzeitig einen Reiz aus, der nach innen geht und die inneren Organe beeinflußt.

In der Akupunktur ist dieser Punkt **unterhalb des Schwertfortsatzes** als Punkt Nummer dreizehn des Konzeptionsgefäßes bekannt. Von Menschen, die die Akupressur beherrschen, weiß ich, daß er auch bei Verstopfung sehr schnell wirksam wird. Auf Abführmittel kann man dann verzichten.

Die nächsten beiden Akupressurpunkte gegen akute Magenschmerzen kann man leider nur dann erreichen, wenn man ein bißchen gelenkig ist. Sie liegen nämlich auf dem **Rücken**. Mit dem Daumen erreicht man sie noch am leichtesten.

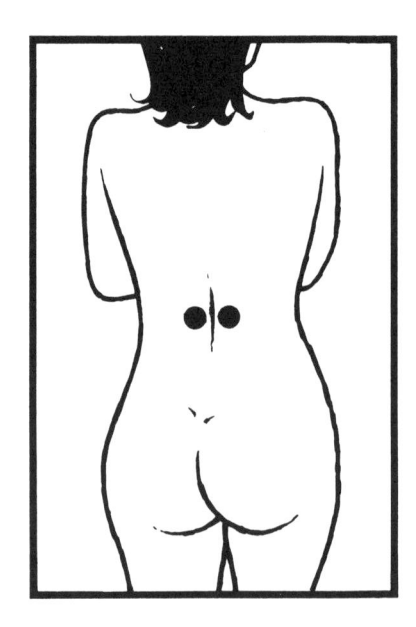

Die Akupressur dieser beiden Stellen läßt akute Magenschmerzen oft schlagartig verschwinden.

Stützen Sie beide Hände in die Hüften. Gehen Sie so hoch wie möglich. Mit den Daumen erfühlen Sie dabei Ihre Rippen. Nun rutschen Sie mit den Händen so weit nach unten, bis Sie mit den Daumen den unteren Rand der untersten Rippe erreicht haben. Es ist die zwölfte.

Nun noch ein Stückchen tiefer, und wieder – wie beim Brustbein – rutscht der Finger vom Knochen ab in weiches Gewebe. Genauer gesagt: nicht der Finger, sondern die beiden Daumen. Die richtigen Stellen müssen Sie jetzt durch Ertasten selber finden. Sie liegen etwa **zwei bis drei Zentimeter vom Rückgrat** aus nach jeder Seite entfernt. Am besten finden Sie sie, wenn Sie mit den Daumen die Haut gegen die unterste Rippe pressen. Denn dann finden Sie wieder einen beziehungsweise zwei druckempfindliche Punkte. Das sind die richtigen.

Wenn Sie nicht ganz so gelenkig sind, daß Sie die Punkte selber erreichen, können Sie sich natürlich helfen lassen. Von Ihrem Ehepartner, von Ihrem Kind, von einem Verwandten oder Bekannten. Sie müssen ihm nur genau beschreiben, wo er den richtigen Punkt zu suchen hat.

Es gibt noch weitere Punkte, die bei Magenschmerzen helfen. Vergessen Sie bitte nicht den Meisterpunkt aller Schmerzen, über den ich Ihnen schon berichtet habe. Er liegt auf beiden Füßen zwischen den äußeren Knöcheln und den Fersen, und er hilft bei allen Schmerzen.

Zwei weitere Spezialpunkte gegen Magenschmerzen liegen auf der **Mittellinie am oberen Rand des Schlüsselbeins**. Dort brauchen Sie nur leicht mit den Kuppen der Zeigefinger zu massieren, und Sie spüren wieder die Druckempfindlichkeit. In der Akupunktur sind diese Stellen als Magenpunkte Nummer zwölf bekannt.

Ich bin schon oft gefragt worden, welche dieser verschiedenen Punkte man bei Magenschmerzen durch Akupressur selber behandeln soll.

Die Antwort ist: alle. Die Reihenfolge spielt keine Rolle. Fangen Sie mit den Punkten an, die Sie am leichtesten erreichen können. Sie müssen nur darauf achten, daß Sie möglichst entspannt sitzen oder liegen. Und bitte nicht mit Gewalt akupressieren. Wenn die Grenze zwischen Druckempfindlichkeit und heftigem, stechendem Schmerz überschritten wird, hören Sie bitte auf. Das gilt nicht nur für die Magenschmerzen, sondern auch für alle anderen Schmerzzustände.

Mandelentzündung

Es gibt unzählige Menschen, die ihre Mandeln nicht mehr haben. Sie leben trotzdem weiter, und sie fühlen sich gesund. Aber sind die Mandeln wirklich so überflüssig, daß man sie bei einer Entzündung einfach entfernen darf?

Ich glaube, daß es einmal ganz deutlich ausgesprochen werden muß. Es muß deutlich ausgesprochen werden, daß die Ansichten der Ärzte in dieser Frage auseinandergehen. Die einen meinen: Mandeln sind nicht nötig, und bloß raus damit, wenn sie entzündet sind und beim Schlucken Beschwerden machen. Die anderen aber sagen: Unsere Mandeln ziehen Giftstoffe aus der Nahrung. Sie machen diese Giftstoffe unschädlich. Deshalb müssen die Mandeln erhalten bleiben.

Auch in der chinesischen Akupressur sagt man, daß die Mandeln nicht einfach entfernt werden sollten. Was die Natur erschaffen hat, so heißt es, ist niemals sinnlos und niemals überflüssig.

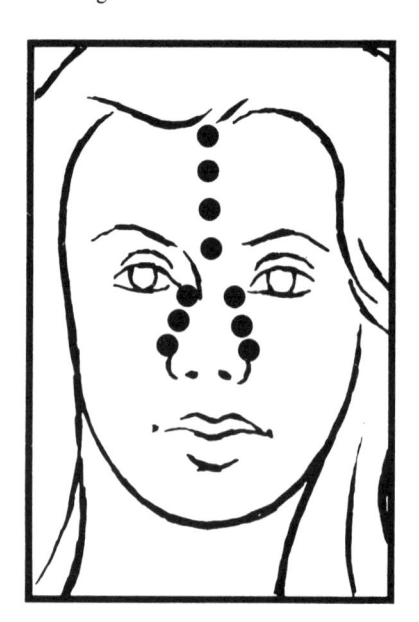

Durch die Akupressur dieser Punkte kann in vielen Fällen die operative Entfernung der Mandeln vermieden werden.

Mandelentzündung

Die beiden Mandeln, die kirsch- bis pflaumengroß werden und an der Rückwand der Mundhöhle liegen, erkranken bei Kindern besonders oft. Allerdings ist man auch als Erwachsener nicht sicher vor einer Mandelentzündung.

Dieses Leiden kann in allen möglichen Formen und Stadien auftreten. Manchmal handelt es sich nur um eine ganz leichte Entzündung. In einem solchen Fall sind sich, glaube ich, alle Mediziner einig: es ist halb so schlimm. Allerdings möchte ich hinzufügen, daß auch eine leichte Mandelentzündung lästig und hinderlich ist. Doch bestehen hier noch die besten Möglichkeiten, durch Akupressur die Beschwerden zu lindern.

Akupressieren Sie als erstes **die Nasenflügel**. Am besten macht man das mit beiden Zeigefingern gleichzeitig. Man klopft mehrmals von oben nach unten. Ein leichtes und sanftes Klopfen genügt.

Danach kommt die **Stirn** an die Reihe. Hier klopft man genau in der Mitte, wieder von oben nach unten. Beginnen Sie am Haaransatz und klopfen Sie bis dorthin, wo die Nase anfängt.

In der Akupunktur mit Nadeln spielen diese Punkte auf der Stirn übrigens keine besondere Rolle. Sie liegen aber auf dem Meridian mit der Bezeichnung »Lenker-Gefäß«. Gefäß wiederum bedeutet, daß man von

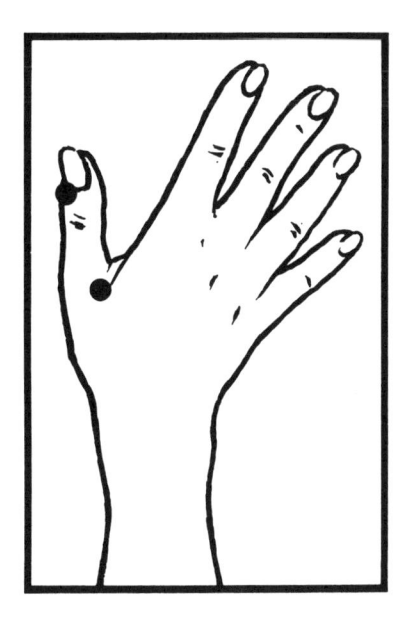

Die beiden Punkte an den Händen lösen eine Fernwirkung auf die Mandeln aus.

Mandelentzündung

hier aus neue Energien wecken kann. Einfacher gesagt: Man kann die Abwehrkräfte des Körpers gegen eine Krankheit stärken.

Es folgt ein Punkt auf dem **Handrücken**, der mit dem Daumen der anderen Hand sehr leicht zu erreichen ist. Der Punkt liegt direkt **zwischen Daumen und Zeigefinger**. Drücken Sie so fest wie möglich zu, und schieben Sie die Haut hin und her. Zwanzig bis dreißig Sekunden lang. Erst auf der linken, dann auf der rechten Hand. Sie werden beim Hin- und Herschieben merken, daß eine bestimmte Stelle druckempfindlich ist. Manche Menschen spüren hier sogar einen stechenden Schmerz. Aber beißen Sie die Zähne zusammen, denn es ist die richtige Stelle.

Der nächste Punkt gegen eine Mandelentzündung trägt in China den Namen Shao Shang. Ein Name, den meines Wissens bisher auch Menschen mit besten chinesischen Sprachkenntnissen noch nicht ins Deutsche übersetzen konnten. Er liegt etwa zwei Millimeter **neben dem Ansatz des Daumennagels**, und zwar auf der **Außenseite** des Daumens. Man kann ihn links und rechts gleichzeitig mit den Fingernägeln der Zeigefinger akupressieren. Aber bitte nur leicht klopfen und die Fingernägel nicht etwa tief einbohren.

Auch die letzten Punkte können leicht gleichzeitig akupressiert werden.

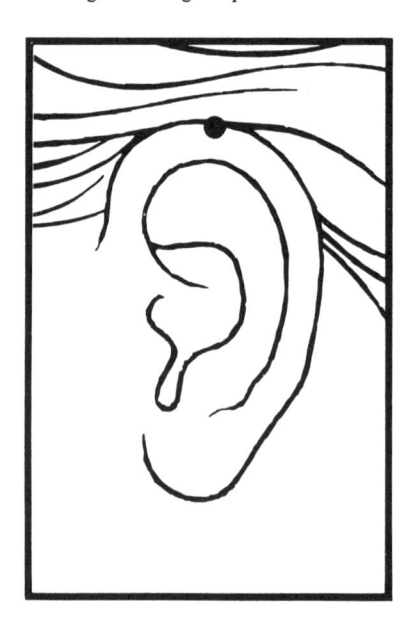

Die Ohren brennen ein wenig, wenn diese Punkte gleichzeitig links und rechts akupressiert werden. Ein Beweis, daß die richtigen Stellen gefunden wurden.

Nehmen Sie die **oberste Spitze Ihrer Ohren** zwischen Zeigefinger und Daumen. Drücken Sie etwa zehnmal hintereinander fest zu. Hinterher brennen die Ohren ein wenig. Aber das zeigt Ihnen nur, daß Sie die richtigen Punkte akupressiert haben.

Alle geschilderten Punkte sollten bei einer Mandelentzündung **drei- bis fünfmal am Tag** akupressiert werden.

Ich sagte schon, daß die Akupressur bei einer leichten Form der Mandelentzündung noch am besten hilft. Sie hilft auch bei schweren Formen. Also auch dann, wenn die Mandeln bereits einen weißlichen Belag haben, wenn höheres Fieber und Schüttelfrost bestehen.

In diesem Fall sollte der Patient jedoch gleichzeitig unter ärztlicher Aufsicht stehen. Denn die Streptokokken – das sind winzige kugelförmige Krankheitserreger –, diese Streptokokken also, die die Entzündung in erster Linie verursacht haben, wandern von den kranken Mandeln durch die Lymph- und Blutbahnen zu anderen Organen und gefährden sie ebenfalls. Die Gelenke, das Herz, die Nerven und die Nieren können unter Umständen geschädigt werden. Man sollte sich deshalb nicht sträuben, wenn der Arzt schließlich sagt, daß die Mandeln entfernt werden müssen.

Migräne

Die weißhaarige ältere Dame saß ruhig auf ihrem Fensterplatz im Intercity-Zug von Frankfurt nach München. Sie sah aus dem Fenster. Es war ruhig im Abteil. Man hörte nur das monotone Rattern der Räder über die Schienen.

Aber plötzlich griff sich die weißhaarige Dame an den Kopf, und sie stöhnte laut auf. Die anderen im Abteil sahen sie besorgt an. Ein jüngerer Mann sagte: »Was fehlt Ihnen? Ich bin Arzt. Kann ich Ihnen helfen? Haben Sie Schmerzen?«

Die weißhaarige Dame schüttelte stumm den Kopf. Sie holte ein Röhrchen aus ihrer Handtasche und schluckte hastig zwei Tabletten.

Nach weniger als einer Minute war alles vorbei. »Ich leide an Migräne«, erklärte die weißhaarige Dame ihren Mitreisenden. »Die Anfälle kommen immer ganz plötzlich.«

An Hemikranie – so lautet die wissenschaftliche Bezeichnung für Migräne – leiden allein in der Bundesrepublik Deutschland einige Millionen Menschen. Es handelt sich um Kopfschmerzen, die anfallsweise auftreten. Sie kommen plötzlich und ohne jede Vorwarnung. Sie kommen in der Nacht oder am Tag, sie kommen in jeder Lebenslage.

Migräne tritt meistens nur einseitig auf. Die Schmerzen befallen entweder nur die rechte oder nur die linke Hälfte des Kopfes. Sie ziehen vom Nacken nach vorn bis zu den Schläfen. Dabei kommt es zu unliebsamen Nebenerscheinungen. Es ist einem übel, und man möchte sich übergeben. Vor den Augen flimmert es, und jeder helle Lichtstrahl macht die Schmerzen schlimmer. Man ist während des Anfalls auch geräuschempfindlich. Sogar das eintönige Rattern eines fahrenden Zuges steigert die Schmerzen.

Über die Ursachen der Migräne ist wenig bekannt. Manche Menschen haben eine ererbte Veranlagung. Auch ihre Eltern oder Großeltern litten schon unter Migräne. Seelische Einflüsse wie Lebensangst, Ärger oder Streß können eine Rolle spielen. Wer ein bestimmtes Klima nicht vertragen kann, kann ebenfalls Migräne bekommen.

Viele Jahre lang hat die Medizin gedacht, daß die Migräneschmerzen dann entstehen, wenn sich die Blutgefäße im Gehirn wie in einem Krampf zusammenziehen. Nachzuweisen war das nie. Man kann schließlich einem Patienten während eines Anfalls nicht einfach die Schädeldecke aufschneiden.

Untersuchungen mit modernen Geräten, die von außen messen, haben ergeben, daß genau das Gegenteil der Fall ist. Bei Migräne sind die Blutgefäße im Kopf nicht verengt, sondern unnatürlich erweitert.

Es kommt also darauf an, die Blutzirkulation im Kopf zu normalisieren. Angestautes und verbrauchtes Blut muß zum Herzen und zur Lunge transportiert werden, frisches und unverbrauchtes Blut muß ins Gehirn gelangen.

Mit der Akupressur ist das möglich. Als erstes tut man etwas, was jedes Kind automatisch tut, wenn es Schmerzen hat: **Man legt sich die Hand dorthin, wo es schmerzt.** Allerdings nicht nur einfach hinlegen, sondern mit festem Druck mehrmals hintereinander akupressieren und dabei die Haut nicht hin- und herschieben.

Wie oft man das machen muß, hängt vom jeweiligen Fall ab. Die meisten Menschen mit Migräne spüren schon nach wenigen Sekunden, daß die Schmerzen nachlassen.

Danach klopft man mit leichtem Druck den **Mittelscheitel** ab, und zwar **immer in der Richtung, in der der Schmerz zieht.** In den meisten Fällen also vom Nacken nach vorn bis zum Haaransatz über der Stirn.

Es folgen Punkte, die auch bei einigen anderen Leiden akupressiert werden. Es ist **die Linie zwischen den äußeren Augenwinkeln und dem oberen Rand der Ohren.** Hier wird mit leichtem Klopfen auf beiden Seiten gleichzeitig akupressiert. Also nicht nur auf der Seite, auf der man die Schmerzen hat. Akupressiert wird mit den Kuppen aller vier Finger jeder Hand.

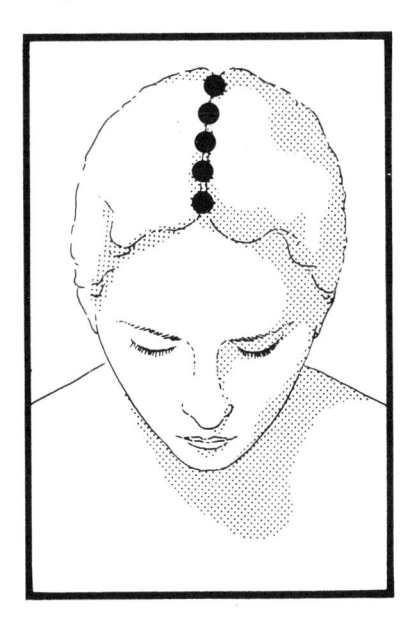

Akupressur des Mittelscheitels hilft bei vielen Beschwerden. Wenn man diese Akupressur bei Migräne ausführt, kann sie sich niemals schädlich auf andere Organe auswirken.

Migräne 204

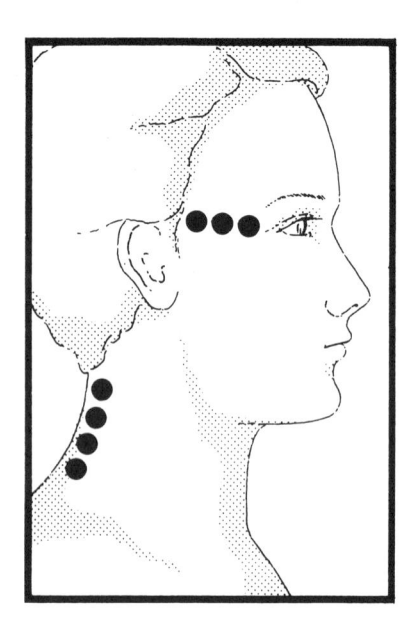

Gut ist es, beide Körperseiten gleichzeitig zu akupressieren. Es bringt die Energie »zum Fließen«, wie die Chinesen sagen.

Heilsam kann es auch sein, **den Nacken** zu akupressieren. **Links und rechts neben der Wirbelsäule,** vom Haaransatz nach unten. Hier sollte ein mittelstarker bis starker Druck angewendet werden, um Verspannungen in der Muskulatur zu lösen. Solche Verspannungen gibt es bei Migräne wie bei allen anderen Schmerzzuständen.

Der nächste Punkt, der akupressiert werden muß, liegt **an den Händen.** Wenn Sie mit Daumen und Zeigefinger der linken Hand zwischen Daumen und Zeigefinger der rechten Hand tasten, fühlen Sie zunächst nur weiches Muskelgewebe. Tasten Sie etwas weiter nach oben in Richtung zum Handgelenk, dann stoßen Sie auf Knochen. Wenn Sie gleich unterhalb der Knochen fest zudrücken, wenn Sie dort sozusagen das Muskelgewebe zwischen Daumen und Zeigefinger fest einklemmen, spüren Sie einen stechenden Schmerz.

Das ist genau die Stelle, die akupressiert werden muß. Während eines Migräneanfalls zehnmal hintereinander. Nach einer halben Stunde bei Bedarf wiederholen, an beiden Händen.

Auch wer gerade keinen Anfall hat, aber weiß, daß er an Migräne leidet, **sollte diese Punkte zur Vorbeugung regelmäßig morgens, mittags und abends** akupressieren. Es sind Punkte, die unter dem chinesischen Namen Ro-kou auch in der Akupunktur bekannt sind.

Migräne

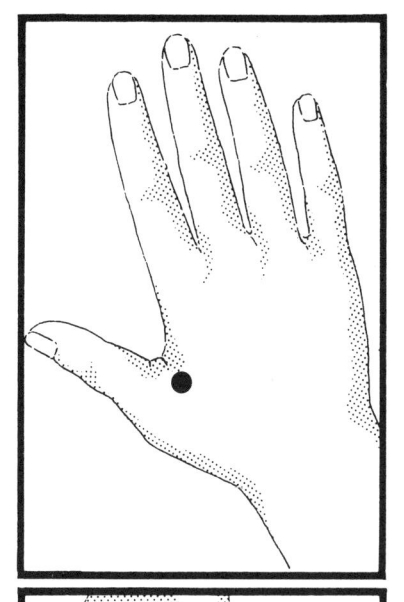

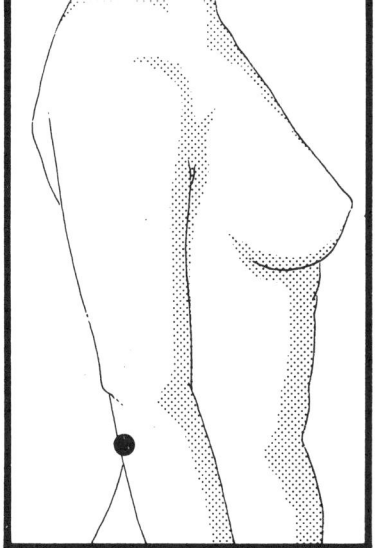

Achten Sie hier bitte darauf, daß Sie erst die Seite akupressieren, auf der Sie Schmerzen haben. Aber vergessen Sie danach bitte die andere Seite nicht.

Falls der Anfall nicht aufhört, muß hier mindestens jede halbe Stunde akupressiert werden.

Auch an die letzten Punkte muß man sich herantasten. Und das geht so:
Man umfaßt den linken **Unterarm** so, daß man mit dem rechten Zeigefinger den linken Knöchel eben noch spürt. Dort, wo jetzt der Ringfinger liegt, ist die richtige Stelle. So fest wie möglich zudrücken und die Haut hin- und herschieben. Am besten in einer kreisenden Bewegung. Zehn Sekunden lang, drei- bis fünfmal am Tag.

Man spürt bei der Akupressur auch an diesem Punkt ganz deutlich einen Schmerz. Wie so oft in der Akupressur ist es der Beweis, daß man die richtige Stelle gefunden hat.

Akupressiert werden bei diesem letzten Punkt ebenfalls beide Seiten. Zuerst die Seite, auf der die Migräneschmerzen auftreten, dann die andere.

Nackenschmerzen

Es gibt Krankheiten, die ohne jeden Zweifel eng mit dem Fortschritt der Menschheit und mit der Zivilisation verbunden sind. Gewiß, es ist der Medizin gelungen, die Lebenserwartung des Menschen erheblich zu verlängern. Daß jemand sechzig, siebzig oder achtzig Jahre alt wird, ist bei uns durchaus keine Seltenheit, sondern bereits der Normalfall. In Ländern, die noch nicht so hoch entwickelt sind, bildet ein Achtzigjähriger die ganz große Ausnahme. Wenn zum Beispiel in der ländlichen Bevölkerung von Indonesien jemand vierzig Jahre alt wird, dann sagt man schon: er ist alt.

Aber die Verlängerung der Lebenserwartung hat – wie jeder Fortschritt – ihre Kehrseite. Die Menschen leben zwar länger, aber sie werden auch häufiger krank. Und sie werden es erst recht, sobald sie durch die Zivilisation zu einer unnatürlichen Lebensführung gezwungen sind.

Selbst das Leben eines Bauern, das ja immer noch als besonders gesund und natürlich gilt, hat sich heute geändert. Er arbeitet immer weniger mit den eigenen Händen – er läßt Maschinen für sich arbeiten. Und wenn man sich einmal genau überlegt, wie ein typischer »Büromensch« heute leben muß, dann könnte es einen grausen. Er sitzt fast nur noch: im Auto, am Schreibtisch, beim Essen, beim Fernsehen. Kein Wunder, daß bei dieser Lebensführung bestimmte Funktionen des Körpers verkümmern, schwach und anfällig werden. In Amerika hat man zum Beispiel festgestellt, daß die Fußgröße der Amerikaner immer mehr abnimmt, seit die Füße kaum noch zum Laufen, sondern nur noch zum Gasgeben benutzt werden.

Eine andere Krankheit, die eindeutig mit der Zivilisation und mit der sitzenden Lebensweise zusammenhängt, ist das HWS-Syndrom. Hinter diesem kompliziert und wissenschaftlich klingenden Namen verbergen sich nichts anderes als Nackenschmerzen. HWS – das ist bloß eine Abkürzung für Halswirbelsäule. Und als Syndrom bezeichnet man in der medizinischen Fachsprache einen ganzen Komplex unterschiedlicher Beschwerden, die charakteristisch sind für ein bestimmtes Leiden.

Also nehmen wir die Nackenschmerzen. Sie können zustande kommen, wenn die Wirbelsäule in ihrer Achse gedreht ist. Dann spricht man von einer Torsion. Ich möchte allerdings gleich betonten, daß das die seltenere Ursache für Nackenschmerzen ist.

Sehr viel häufiger entstehen sie, wenn die Wirbelsäule im hohen Alter abgenutzt und verbraucht ist. Noch häufiger entstehen sie als Folge unserer sitzenden Lebensweise.

Nackenschmerzen

Wir haben im Nacken zunächst als obersten Wirbel den sogenannten Atlas. Er trägt den Kopf.

Dann folgen die sieben Halswirbel. Zusammen haben diese acht Wirbel die größte Gelenkigkeit der ganzen Wirbelsäule. Sie machen es möglich, daß wir den Kopf drehen, und daß wir ihn nach allen Seiten beugen können.

Es ist also alles sehr klug und sinnvoll konstruiert. Aber heutzutage fängt das Elend ja schon bei den Schulkindern an. Sie sitzen gebeugt und verkrümmt auf Schulstühlen, die möglicherweise schön aussehen, aber in keiner Weise Rücksicht nehmen auf den natürlichen Bau und auf die natürlichen Bedürfnisse der Wirbelsäule. So kommt es immer öfter zu dem, was die Ärzte dann als Haltungsschaden bezeichnen. Um sie zu beheben, müssen die Kinder unentwegt Gymnastik betreiben. Sie müssen zur Kur, und sie werden chiropraktisch behandelt.

Später, im Leben als Erwachsener, geht es dann weiter: Man sitzt auf unbequemen Bürostühlen oder verkrampft hinter dem Lenkrad. Dann werden die Schmerzen im Nacken immer schlimmer. Man nimmt ganz unbewußt eine Schonhaltung ein. Das heißt, man bewegt den Kopf so wenig wie möglich, und man zieht die Schultern ein, weil es dann nicht

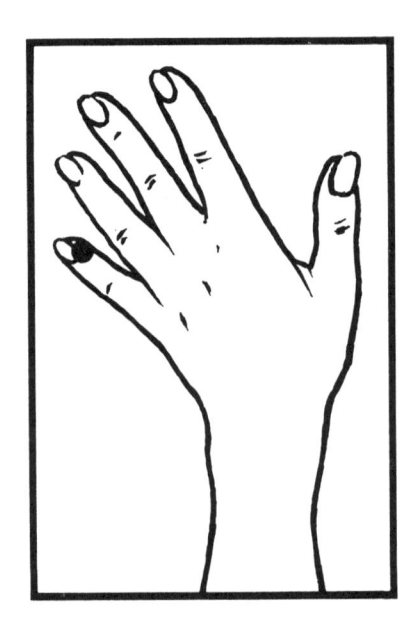

Am besten akupressiert man diese Punkte mit den Nägeln der Daumen. Aber bitte nicht zu fest drücken.

mehr so weh tut. Das aber hat über kurz oder lang zur Folge, daß die Schultermuskeln sich verspannen, verhärten und verkrampfen. Nun schmerzen auch die Schultern und man fängt an, den ganzen Oberkörper nur noch wenig zu bewegen. Schauen Sie sich nur Ihre Mitmenschen einmal ein bißchen genauer an. Es ist erstaunlich, wie viele so seltsam steif durchs Leben gehen.

Ein ernsthafter Schaden an der Wirbelsäule kann durch die Akupressur nicht behoben werden. Aber das ist auch weder der Sinn noch die Aufgabe der Akupressur. Auch nicht in China, ihrem Ursprungsland. Akupressiere dich selbst, so lautet ein chinesischer Ausspruch, und du brauchst keine Tabletten, um dich von deinen Schmerzen zu befreien. Aber gehe außerdem zum Arzt, damit er die Ursache deiner Schmerzen beseitigt.

Die beiden ersten Punkte gegen Nackenschmerzen kann man sich jederzeit ohne Schwierigkeiten akupressieren. Sie befinden sich **an der Innenseite der kleinen Finger, etwa zwei Millimeter vom Nagelrand entfernt**. Am besten und leichtesten akupressiert man sie mit den Nägeln der Daumen. Sie sind leicht zu finden, weil sie druck- und schmerzempfindlich sind. Die Nägel der Daumen sollten allerdings ziemlich kurz

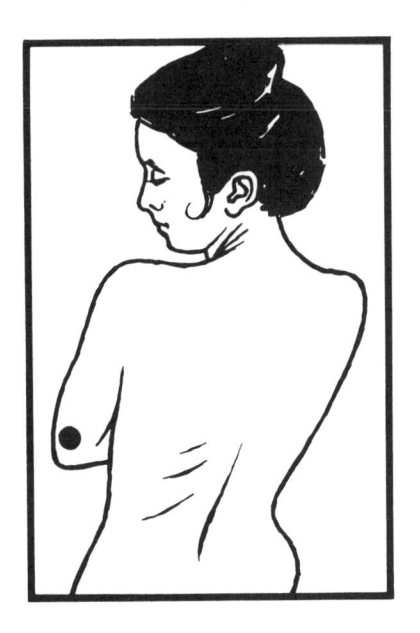

Der Punkt am Oberarm, kurz oberhalb des Ellenbogens, reagiert empfindlich auf den Akupressur-Druck.

Nackenschmerzen

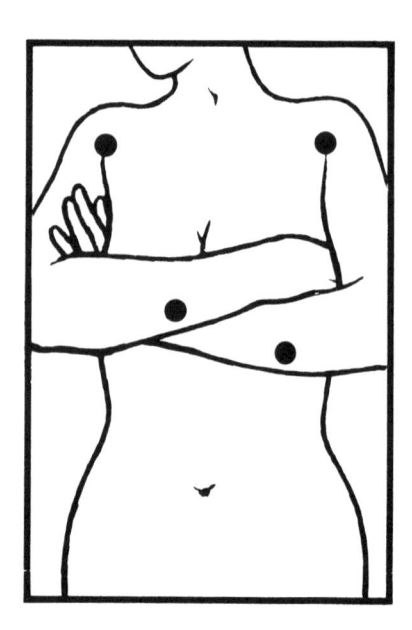

Die Punkte auf der Vorderseite des Körpers können bei Nackenschmerzen in beliebiger Reihenfolge akupressiert werden.

geschnitten sein, denn sonst könnte man beinahe ja auch mit einem stumpfen Messer an diese Punkte herangehen, und das ist nicht der Sinn der Akupressur.

Sie können diese beiden ersten Punkte logischerweise gleichzeitig akupressieren. Sie haben ja beide Hände frei. Die beiden nächsten Punkte müssen jedoch abwechselnd behandelt werden. Wobei es gleichgültig ist, ob Sie links oder rechts anfangen.

Nehmen wir als Beispiel den rechten Arm. Sie winkeln ihn an und legen die Hand auf die Brust. Dann ertasten sie mit zwei, drei Fingerkuppen der linken Hand den nach außen vorspringenden höchsten Punkt des rechten Ellenbogengelenks. Nun gehen Sie ein wenig am **Oberarm** nach oben, und Sie finden wieder einen druckempfindlichen Punkt. Auf ihn kommt es an. Bei Nackenschmerzen müssen Sie ihn abwechselnd rechts und links etwa zwanzig bei dreißig Sekunden lang behandeln.

Über die nächsten beiden Punkte haben wir auch im Zusammenhang mit anderen Schmerzen schon gesprochen. Sie befinden sich auf der **Außenseite der Unterarme**, genau in der Mitte zwischen den Fingerspitzen und dem Ellenbogen. Auch hier genügt eine Akupressur von zwanzig bis dreißig Sekunden.

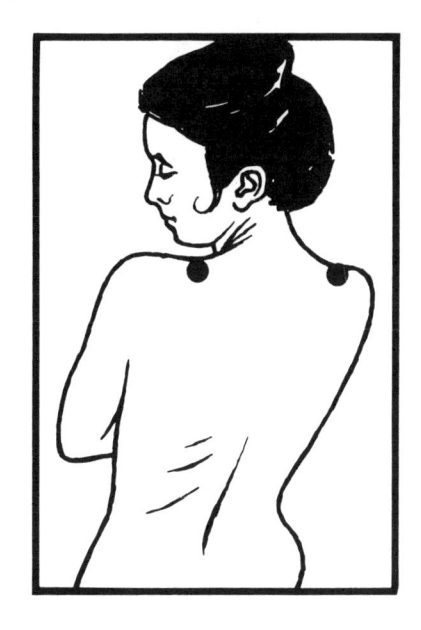

Je stärker die Nackenschmerzen sind, desto empfindlicher reagieren diese Punkte.

Bitte wundern Sie sich nicht, daß alle diese Punkte überhaupt nicht im Nacken liegen. Das ist häufig so in der Akupressur – genau wie in der Akupunktur. Durch die Behandlung an bestimmten entfernten Punkten wird ein Reiz ausgelöst, der sich über die Energiebahnen im Körper fortpflanzt und an der gewünschten Stelle eine Reaktion beziehungsweise Schmerzbefreiung auslöst.

Anders ist es mit den beiden nächsten Punkten gegen Nackenschmerzen. Sie liegen dort, wo es weh tut: **auf dem Rücken, in der Mitte zwischen dem Halsansatz und der Schulter**. Sie sind ebenfalls sehr einfach zu finden. Ich kenne Menschen mit Nackenschmerzen, die laut aufschreien, wenn man auf diese Punkte drückt und sie massiert. Man sollte deshalb bei der Akupressur dieser Punkte etwas vorsichtig sein und nur mit leichtem Klopfen behandeln. Aber wer es vertragen kann, darf auch ruhig fest drücken. Es schadet nicht, schmerzt zwar im Augenblick, beseitigt aber die Nackenschmerzen um so schneller.

Schließlich gibt es noch zwei Punkte **auf der Vorderseite der Schultern**. Sie liegen etwas oberhalb der Hautfalte, die sich bildet, wenn man den Arm an den Körper anwinkelt. Und sie sind dermaßen druckempfindlich, daß man sie ebenfalls schnell findet.

Verstopfte Nase bei Kindern

Jede junge Mutter ist ständig in Sorge, ob mit ihrem Baby auch alles in Ordnung ist. Häufigen Anlaß zur Sorge gibt es, wenn das Kind nur durch den Mund atmet, weil die Nase verstopft ist. Schließlich hat die Nase vom Augenblick der Geburt an drei wichtige Aufgaben zu erfüllen: Man atmet durch die Nase, man riecht mit der Nase, und für die eingeatmete Luft ist sie wie ein Filter. Eingeatmete Staubteilchen werden von den Härchen in der Nase festgehalten und mit dem Nasenschleim ausgeschieden. Sie gelangen also nicht in die Lungen.

Aber was ist los bei einer verstopften Nase? Vielleicht Polypen? Das sind im Grunde harmlose Wucherungen, die aber die Nasenatmung behindern. Ihre operative Entfernung ist kein Problem. Häufig bilden sich jedoch nach einer Operation neue Polypen.

Gefährlicher, wenn auch sehr viel seltener, ist eine Syphilis, mit der das Neugeborene bereits im Mutterleib infiziert wurde.

Bei ständig verstopfter Nase sollte die Mutter also mit ihrem Kind zum Arzt gehen. Sobald eine ernsthafte Krankheit auszuschließen ist, kann die Mutter ihrem Kind mit Akupressur helfen.

Zuerst wird **im Gesicht** akupressiert. Man beginnt **in Höhe der inneren Augenwinkel** und drückt die Haut leicht gegen den Nasenknochen. Gleichzeitig auf beiden Seiten.

Von hier aus akupressiert man weiter nach unten. Bis dorthin, wo der Nasenknochen aufhört und die Nasenflügel anfangen. Das macht man morgens und abends jeweils dreimal hintereinander.

Es folgen Punkte, die **einen Fingerbreit neben den Nasenlöchern** liegen. Hier kann mit mittelstarkem Druck akupressiert werden, auch wenn es für das Kind etwas unangenehm ist. Morgens und abends wird der Druck fünfmal hintereinander auf beiden Seiten gleichzeitig ausgeübt.

Die letzten Punkte liegen **am Hals.** Hier muß von unten nach oben akupressiert werden. Wieder morgens und abends, dreimal hintereinander mit leichtem Klopfen.

Die Punkte befinden sich in der Mitte zwischen den Außenseiten der Schilddrüse und den Außenseiten des Halses. **Die Halsmuskulatur muß während der Akupressur entspannt sein,** was nicht immer ganz einfach ist, weil kleine Kinder sich während der Behandlung leicht verkrampfen. Das ist verständlich, denn sie wissen ja nicht, was mit ihnen geschieht. Deshalb

Verstopfte Nase bei Kindern

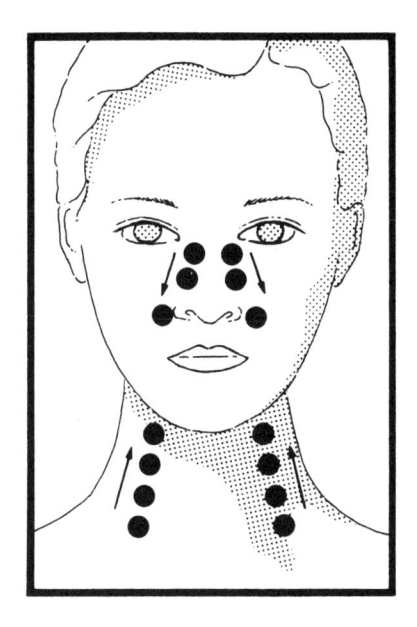

Alle Punkte gegen eine verstopfte Nase liegen im Gesicht und auf der Vorderseite des Halses. Wichtig ist die Richtung: immer zu den Nasenlöchern hin.

erfordert diese Akupressur Geduld. Am besten akupressiert man, wenn das Kind noch im Halbschlaf ist. Es wird die Akupressur dann nicht als medizinische Behandlung, sondern als Liebkosung empfinden und sich nicht wehren.

Vor wenigen Jahren wurden diese Punkte am Hals noch gleichzeitig mit den vier Fingern beider Hände akupressiert. Erst neuere Versuche haben ergeben, daß es wesentlich auf die Richtung von unten nach oben ankommt.

Der Erfolg stellt sich im allgemeinen schon nach zwei bis drei Tagen ein. Die Nase beginnt zu laufen, die Atmung durch die Nase wird wieder frei.

Aber hier zeigt sich wieder einmal, daß man mit der Akupressur nicht nur einen akuten Zustand rasch beseitigen kann. Man kann auch vorbeugen. Deshalb sollte auch dann, wenn alles in Ordnung ist, ein halbes Jahr weiter akupressiert werden, damit es nicht zu Rückfällen kommt.

Nasenbluten

Die Akupressur ist vor allem eine große Hilfe, wenn es darum geht, Erste Hilfe zu leisten. Womöglich abends, in der Nacht oder am Wochenende, wenn ein Arzt sowieso schwierig zu erreichen ist.

Jede Mutter – und auch jeder Vater – kann von solchen Situationen ein Liedchen singen. Da kommt zum Beispiel der kleine Sprößling auf einmal heulend angerannt, weil ihm die Nase blutet. Entweder hat er sich angestoßen, oder es ist ohne ersichtlichen Grund ein Blutäderchen geplatzt. Jedenfalls kommt Nasenbluten bei Kindern ziemlich häufig vor.

Nasenbluten kann alle möglichen Ursachen haben. Frauen neigen dazu, wenn sie ein Kind erwarten und kurz vor der Niederkunft stehen. Wer einen zu hohen Blutdruck hat, bekommt ebenso leicht Nasenbluten wie jemand, dessen Arterien sich durch Ablagerungen von Kalk verengt haben.

Ein plötzlicher Wetterwechsel oder eine schwere seelische Erschütterung können dazu führen, daß das Blut plötzlich in den Kopf schießt. Die kleinen und feinen Äderchen innen in der Nase, die besonders empfindlich sind, werden mit diesem Blutandrang nicht mehr fertig. Sie werden überdehnt, und dort, wo eine schwache Stelle ist, platzt ein Äderchen. Es fängt an zu bluten.

Ja, selbst eine plötzliche Umstellung in der Ernährung kann schuld sein, wenn die Nase blutet. Das kann einem Vegetarier passieren, wenn er von einem Tag zum nächsten nur noch Fleisch ißt. Und es kann einem Fleischesser passieren, wenn er sich ohne Übergang auf Rohkost umstellt.

Der wichtigste Punkt, um Nasenbluten schnell zu beenden, befindet sich **im Nacken**. Nicht auf der linken und auch nicht auf der rechten Körperseite, sondern genau in der **Mitte**. Am besten tastet man sich mit dem Zeigefinger langsam an diesen Punkt heran. Fangen Sie irgendwo im Nacken an. Sie fühlen dort Sehnen und Muskeln. Nun tasten Sie sozusagen schrittweise nach oben. Bitte den Kopf dabei leicht nach hinten neigen, weil dann die Nackenmuskulatur entspannt ist. Sie wissen ja: Bei angespannten Muskeln wirkt die Akupressur überhaupt nicht oder nur wenig. Die Erklärung dafür ist übrigens sehr einfach. Durch die Akupressur wird ja ein Reiz hervorgerufen. Ein Reiz auf die Haut, der sich von dort ins Innere des Körpers fortpflanzt. Angespannte oder sogar verkrampfte Muskeln bilden jedoch ein Hindernis, durch das der Reiz nur schwer hindurchdringen kann.

Doch kommen wir zurück zu dem Punkt im Nacken. Wenn Sie mit dem

Finger langsam nach oben gehen, treffen Sie auf einmal auf einen Widerstand, nämlich auf einen Knochen. Hier befindet sich der Übergang vom Nacken zum Schädel.

Um sicher zu sein, daß Sie den richtigen Knochen gefunden haben, tasten Sie ihn bitte einmal rundherum ab. Fühlt er sich an wie eine kleine runde Kugel, dann stimmt es!

Und nun pressen Sie den Zeigefinger fest gegen diesen kleinen Knochen. Machen Sie kreisende Bewegungen, indem Sie die Haut gegen den Knochen verschieben. Normalerweise genügen schon wenige Augenblicke, um das Nasenbluten zum Stillstand zu bringen. Manchmal muß man auch etwas länger akupressieren.

Für die Behandlung dieses Punktes brauchen Sie ja nur die eine Hand. Mit der zweiten können Sie also gleichzeitig den nächsten Punkt akupressieren. Er befindet sich auf der Vorderseite des Körpers, und zwar **direkt unterhalb des Brustbeins**. Am besten geht man hier den umgekehrten Weg. Nicht von der weichen Muskulatur zum harten Knochen hintasten, sondern vom harten Brustbeinknochen nach unten zur weichen Muskulatur. Dort, wo sie an dieser Stelle anfängt, finden Sie eine kleine Grube. Akupressieren Sie hier mit dem Zeige- und mit dem Mittelfinger. Und

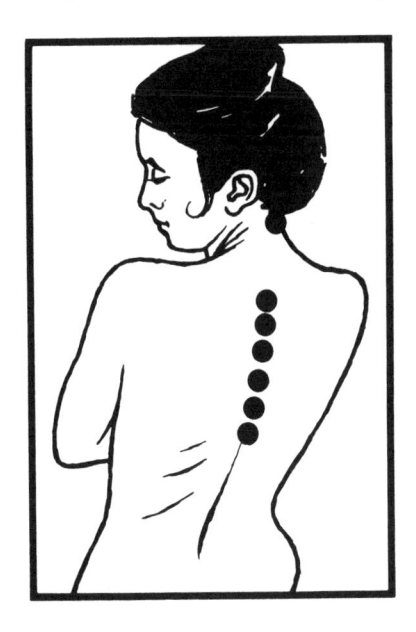

Den Punkt im Nacken kann man selber akupressieren. Für die Punkte auf dem Rücken braucht man fremde Hilfe.

Nasenbluten

akupressieren Sie bei jedem Atemzug genau dann, wenn Sie den tiefsten Punkt des Ausatmens erreicht haben. Der Druck sollte mittelstark sein. Jedenfalls nicht so stark, daß es schmerzt.

Die Wirkung dieses Punktes ist meiner Meinung nach sehr interessant. Man zieht das Blut aus dem Kopf in den Magen und nimmt damit den Überdruck auf dem Kopf. Logisch, daß sich die geplatzten Äderchen dann leichter und schneller schließen können.

Bei Kindern, die zu Nasenbluten neigen, sollte zusätzlich noch etwas **zur Vorbeugung** getan werden. Ein- oder zweimal am Tag. Der Fingerdruck darf nur leicht sein. Am geeignetsten ist ein leichtes Klopfen mit den Fingerkuppen.

Die Punkte, auf die es ankommt, befinden sich auf dem Rücken. Das Kind muß auf dem Bauch liegen oder nach vorn gebeugt sitzen.

Man kann diese vorbeugend wirkenden Punkte nicht selber akupressieren. Mutter oder Vater müssen es tun. Denn sie liegen **genau auf der Wirbelsäule**. Sie fangen in der Mitte zwischen den Schulterblättern an und gehen dann nach unten bis dorthin, wo die Rippen aufhören. Man akupressiert sie einige Male von oben nach unten. Die Neigung zum Nasenbluten läßt dann immer mehr nach.

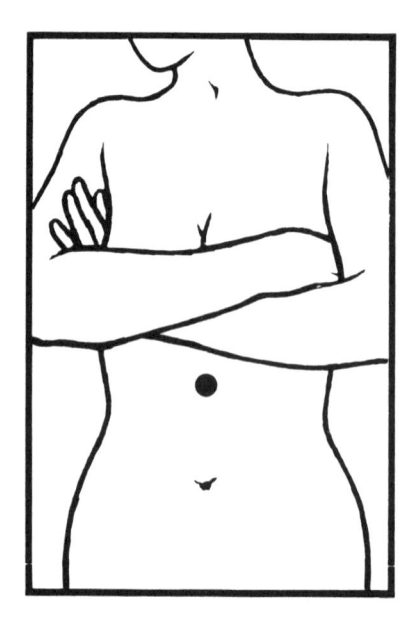

Dieser Punkt soll in der kleinen Pause zwischen Ausatmen und Einatmen akupressiert werden.

Neurosen

Wenn man seine Mitmenschen privat, im Beruf oder in der Freizeit etwas genauer beobachtet, stellt man häufig fest, daß sie sich irgendwie nicht »normal« benehmen, obwohl sie durchaus nicht den Eindruck machen, krank zu sein – oder obwohl man vor allem im familiären Bereich weiß, daß sie ganz bestimmt nicht krank sind.

Lassen Sie mich ein typisches Beispiel schildern. Es gibt Menschen, die sich dauernd kämmen. Und das kommt nicht nur bei Frauen häufig vor, sondern auch bei Männern. Alle paar Minuten greifen sie zum Kamm. Sie tun das rein mechanisch, und dabei haben sie sich vor ein paar Minuten erst gekämmt.

Oder sie waschen sich unentwegt die Hände. Auch dann, wenn die Hände überhaupt nicht schmutzig sind. Auch hier geschieht es mechanisch, ohne Nachdenken und ohne den Anlaß, daß die Hände schmutzig wären.

Typisch ist ebenso das ständige Reinigen der Fingernägel. Während der Arbeit, während einer Unterhaltung oder auch vor dem Fernsehapparat.

Diesen Menschen ist nicht bewußt, daß sie immer wieder etwas Unsinniges und Überflüssiges tun. Sie handeln unter einem inneren Zwang. In der Medizin nennt man das »Zwangsneurose«. In harmlosen Fällen sicherlich keine schwere Krankheit. Doch es kann leicht zu einer seelischen Krankheit ausarten, durch die man sich selber und andere belastet. Dann zum Beispiel, wenn eine Hausfrau übertrieben putzsüchtig wird und jeden Tag großen Hausputz macht. Oder dann, wenn der Mann aus übertriebener Ordnungsliebe einen Tobsuchtsanfall bekommt, wenn ein Gebrauchsgegenstand wie ein Aschenbecher nicht immer haargenau am selben Platz steht.

Eine zweite häufige Art der Neurosen sind die Angstneurosen. Menschen, die darunter leiden, haben eine ständige, unbegründete Lebensangst. Ob sie wollen oder nicht, sie fürchten immer, daß etwas Schreckliches passiert. Vielleicht, daß ein geliebter Mensch krank wird oder stirbt, vielleicht, daß ein Unglück, ein Unfall oder eine Katastrophe geschieht, vielleicht, daß im Beruf auf einmal alles schieflaufen wird.

Beide Arten der Neurosen führen leicht auch zu körperlichen Beschwerden, obwohl der Organismus gesund ist. Alle medizinischen Untersuchungen können keinen organischen Schaden feststellen. Trotzdem treten Herzjagen und Schmerzen in der Brust ein. Das Atmen fällt schwer, und im Magen drückt es. Man wird leicht nervös, neigt zu Kopfschmerzen, Schwindelgefühlen und Augenflimmern.

Die Beschwerden können also sehr vielfältig sein. Entsprechend umfangreich muß die Akupressur-Behandlung sein. Am Anfang behandelt man am besten alle Punkte regelmäßig nacheinander. Wenn man im Laufe der Zeit merkt, daß einige Punkte besonders gut helfen, kann man versuchsweise auf die anderen verzichten, im Bedarfsfall aber wieder darauf zurückkommen.

Die ersten Punkte befinden sich **auf der Mitte der Schädeldecke.** Man kämmt sich einen Mittelscheitel, wenn man nicht sowieso schon einen hat. Dann beginnt man mit der Akupressur an **der höchsten Stelle des Hinterkopfes.** Akupressiert wird mit den Kuppen von Zeige-, Mittel- und Ringfinger in einer geraden Linie den Scheitel hinunter bis zum Haaransatz über der Stirn. Die Akupressur besteht aus leichtem Klopfen. Einmal die Linie von hinten nach vorn. Dreimal am Tag.

Als zweites folgt eine Stelle, die **hinten im Nacken** liegt. Man legt sich die Hand so in den Nacken, daß die halbe Hand noch den Haaransatz bedeckt, die andere Hälfte liegt dort, wo keine Haare mehr wachsen.

Jetzt wird mit der ganzen Hand akupressiert: mit mittelstarkem Druck zudrücken und die Haut fünfmal hin- und herschieben. Am besten läßt man dabei den Kopf locker und leicht nach vorn hängen. Denn **die Nackenmuskulatur darf nicht angespannt und erst recht nicht verkrampft sein.**

Auch diese Stelle wird dreimal am Tag akupressiert. Man kann sie zusätzlich immer dann akupressieren, wenn man spürt, daß ein neuer Neurose-Schub

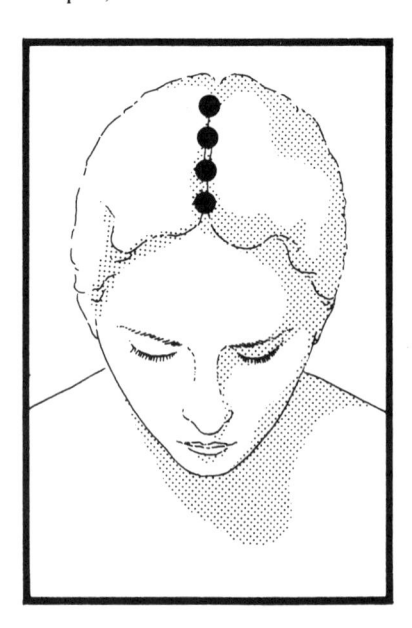

Die Akupressur des Mittelscheitels wirkt beruhigend.

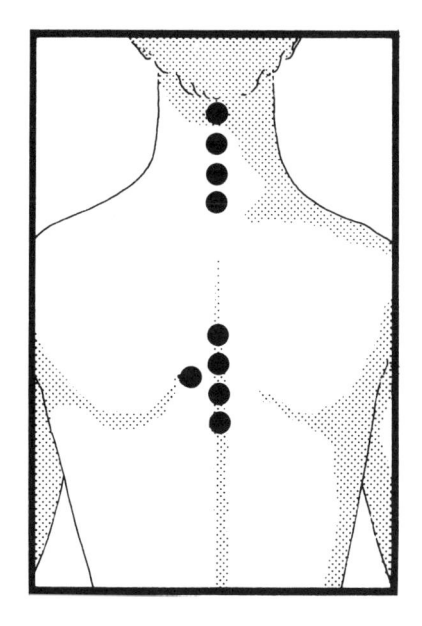

Alle hier gezeigten Punkte können in beliebiger Reihenfolge akupressiert werden.

kurz bevorsteht. Wer unter einer Neurose leidet, kennt die Anzeichen.

Dasselbe gilt für die nächsten Punkte. Sie liegen auf der **Innenseite des linken Oberarms.** Behandelt werden sie normalerweise dreimal, zur Vorbeugung bei den ersten Anzeichen auch öfter pro Tag.

Zuerst setzt man sich bequem an einen Tisch und legt den linken Unterarm mit der Handfläche nach oben auf die Tischplatte. Akupressiert wird wieder mit den Kuppen von Zeige-, Mittel- und Ringfinger der rechten Hand. Man beginnt in der Höhe der Achselhöhle und akupressiert eine gerade Linie bis in die Ellenbogenfalte. Wieder nur mit leichtem Klopfen.

Nun folgen zwei Punkte, die auf beiden Körperseiten gleichzeitig akupressiert werden: Man beklopft mit beiden Daumen *die inneren Seiten der Mittelfingerkuppen.* So, als wolle man die fleischigen Kuppen gegen die Nägel drücken. Beim Klopfen kann ruhig ein mittelstarker Druck angewendet werden.

Für die Akupressur der letzten Punkte braucht man fremde Hilfe. Man kann sie schlecht selber erreichen, weil sie auf dem Rücken liegen.

Zunächst wird **das Rückgrat** akupressiert – allerdings nur der Abschnitt, der **zwischen den beiden Schulterblättern** liegt. Mit leichtem Klopfen dreimal von oben nach unten und dreimal von unten nach oben.

Neurosen

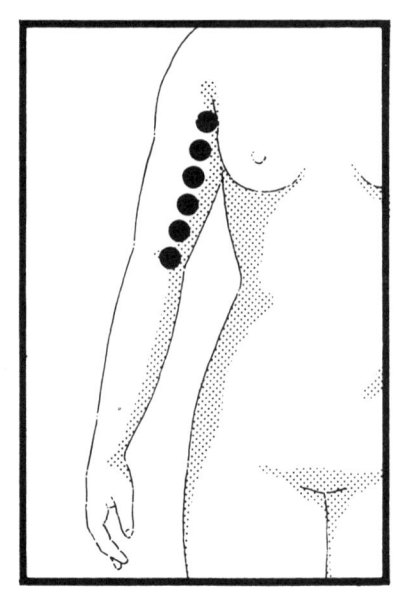

In diesem Fall wird nur auf der linken Körperseite akupressiert.

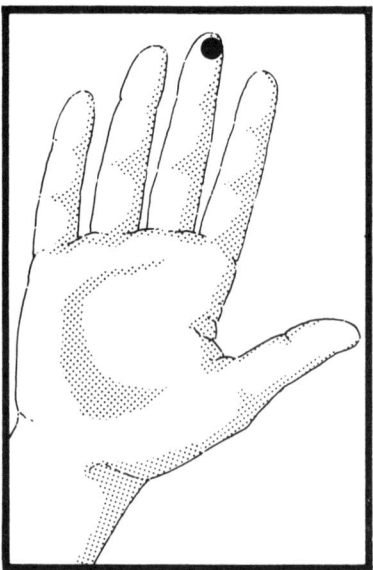

Der Druck mit dem Daumen kann mittelstark sein.

Zum Abschluß wird ein Punkt **am Außenrand des linken Schulterblattes** akupressiert. Er liegt genau in der Mitte zwischen oberem und unterem Abschluß des Schulterblattes.

Um ihn zu finden, muß man ein wenig probieren. Am besten legt der Helfer die Kuppe des Mittelfingers dorthin, wo er den Punkt vermutet. Dann fest zudrücken und die Haut gegen das Schulterblatt hin- und herschieben. Dort, wo bei festem Druck ein stechender Schmerz entsteht, befindet sich die richtige Stelle. Mit festem Druck muß akupressiert werden, auch wenn es für den Patienten etwas schmerzhaft ist.

Ohrensausen

Hören Sie gern Musik, das Trillern eines Vogels, das Prasseln eines Kaminfeuers oder das fröhliche Brabbeln eines Babys? – Ja, ich auch. Aber oft, wenn ich etwas Schönes höre, erwacht mein Mitgefühl mit den Menschen, die das alles kaum noch oder sogar überhaupt nicht mehr hören können, weil sie sehr schwerhörig oder taub sind.

Und ich muß daran denken, wie wunderbar es doch im Grunde ist, daß sich Schallwellen, die man weder sehen noch fühlen noch schmecken noch riechen, sondern nur durch technische Apparate messen kann – daß sich diese Schallwellen in unseren Ohren zu Klängen verwandeln, die wir als angenehm empfinden.

Wie das vor sich geht, ist in der modernen Medizin kein Rätsel mehr. Die Schallwellen werden von den Ohrmuscheln aufgefangen. Durch den äußeren Gehörgang gelangen sie zum Trommelfell, einem feinen und zarten, straff gespannten Häutchen. Sie dringen durch das Trommelfell ins Mittelohr, wo sie auf die Gehörknöchelchen treffen. Das sind Knöchelchen, die aussehen wie ein winziger Hammer, ein winziger Amboß und ein winziger Steigbügel – und nach diesem Aussehen haben sie auch ihre medizinischen Namen erhalten.

Hammer, Amboß und Steigbügel leiten die Schallwellen durch leichte Schwingungen weiter ins Innenohr, ins Labyrinth. Hier befindet sich die spiralförmige Schnecke, die mit einer Flüssigkeit gefüllt ist. Kommt nun der Schall bei der Schnecke an, gerät die Flüssigkeit in Bewegung. Es gibt winzige Wellen. Und die Wellen wirken sich auf die Fasern des Gehörnervs aus, die hier liegen. Die Fasern empfinden einen Reiz, den sie ins Gehirn weiterleiten – und schon hören wir. Aus der Schallwelle ist ein Klang geworden, den wir als angenehm – nun ja, und manchmal auch als unangenehm empfinden.

So ganz nebenbei erfüllt das Ohr aber noch eine andere Aufgabe. Im Innenohr befinden sich neben der Schnecke drei halbkreisförmige Röhren, die ebenfalls mit einer Flüssigkeit gefüllt sind. Es handelt sich dabei um die Bogengänge, die für unseren Gleichgewichtssinn zuständig sind. Wenn wir uns drehen oder bücken, gerät die Flüssigkeit in den Bogengängen in Bewegung. Das übt einen Reiz auf den Gleichgewichtsnerv aus. Der Nerv signalisiert über das Kleinhirn der Großhirnrinde, daß die Lage des Körpers sich geändert hat, und schon treten die jeweils nötigen Muskeln in Aktion, damit wir das Gleichgewicht nicht verlieren, und damit wir nicht umkippen.

Erkrankungen dieses komplizierten Gehörorgans kommen häufig vor. Das wissen wir alle. Gefürchtet sind vor allem die Mittelohrentzündung, bei der sich im Mittelohr Eiter bildet, und die Otosklerose, bei der sich Hammer, Amboß und vor allem Steigbügel versteifen, nicht mehr schwingen und die Schallwellen nicht mehr weiterleiten können.

Bei beiden Ohrkrankheiten kann nur der Arzt helfen. Bei der Mittelohrentzündung durch eine Öffnung des Trommelfells, damit der Eiter abfließen kann. Bei der Otosklerose durch eine Operation, wenn andere Mittel nicht mehr helfen.

Aber es gibt ein Ohrenleiden, das noch viel öfter auftritt als diese beiden schweren Erkrankungen. Ein Leiden, das zunächst nur lästig ist: In den Ohren rauscht und summt es am Anfang. Man sagt sich: vielleicht habe ich heute nacht falsch auf dem Ohr gelegen. Es wird schon wieder aufhören, denn etwas Schlimmes kann es ja nicht sein, weil ich keine richtigen Schmerzen habe.

Aber dann stellt sich das lästige Geräusch in den Ohren häufiger ein. Nun fängt es schon an, höchst unangenehm zu werden. Man reibt sich die Ohren, und man säubert sie gründlich, weil man denkt, daß sich vielleicht ein Pfropfen aus Ohrenschmalz gebildet hat.

Danach kommt die nächste Stufe. Es rauscht und summt und dröhnt fast ununterbrochen. Nicht mehr nur vorne im Ohr, sondern auch tiefer im Kopf. Es ist, als befände sich die gesamte Schädeldecke in einer zwar leichten, aber ständigen Vibration. Man hört nicht mehr so gut wie früher, und aus dem früher nur lästigen und unangenehmen Gefühl wird im Laufe der Zeit eine Qual.

Es ist leider eine Tatsache: Erst in diesem fortgeschrittenen Stadium gehen die meisten Menschen mit derartigen Ohrenbeschwerden zum Arzt. Sie werden gründlich untersucht. Sie erfahren, daß sie keine Schwerkranken sind, sondern an Ohrensausen leiden.

Woher denn das Ohrensausen komme, wollen die Patienten dann wissen.

Aber die Antwort ist schwer zu geben. Vielleicht ein zu hoher, vielleicht ein zu niedriger Blutdruck. Unter Umständen eine hormonelle Störung, vor allem bei Frauen in den Wechseljahren. Auch eine Nervenkrankheit im Frühstadium, die man mit den klinischen Untersuchungsmethoden noch nicht erkennen kann, kommt als mögliche Ursache in Frage.

Es können Jahre vergehen, ehe beim einzelnen Patienten die tatsächliche Ursache gefunden wird. Vielfach ist sein Leiden dann schon so weit fortgeschritten, daß es schwierig und langwierig ist, ihm noch zu helfen.

In den Ländern des Fernen Ostens, in denen die Akupressur inzwischen

Ohrensausen

bekannt ist, sagt man deshalb: Akupressiere sofort, wenn du zum erstenmal Ohrensausen hast. Akupressiere regelmäßig, auch wenn das Ohrensausen schon nach der ersten Selbstbehandlung aufhört. Du ersparst dir unter Umständen ein langes und schwieriges Leiden.

Um Ohrensausen zu bekämpfen, genügen vier Punkte. Die beiden ersten liegen **in der Innenseite der Augenbrauen**, links und rechts neben der Nase. Man akupressiert sie gleichzeitig mit den Kuppen der Mittelfinger. Drücken Sie nicht zu schwach, aber auch nicht zu stark auf diese Punkte. Verschieben Sie die Haut ein wenig gegen die darunter liegenden Knochen. Sie spüren dann, daß die Punkte druckempfindlich sind. Auch wenn Sie die akupressierenden Mittelfinger weggenommen haben, müssen Sie den Druck noch spüren. Falls Sie ihn nicht mehr spüren, behandeln Sie die beiden Punkte noch einmal mit etwas kräftigerem Druck.

Der dritte Punkt befindet sich dort, **wo die Oberlippe aufhört und das Nasenbein anfängt**. Drücken Sie nur einmal mit dem Mittelfinger der rechten Hand fest in diese Kerbe. Auch hier spüren Sie den Druck noch immer, wenn Sie den Finger längst weggenommen haben.

Zum Schluß der Behandlung legen Sie sich die rechte Handfläche **oben auf die Schädeldecke**. Machen Sie mit mittelstarkem Druck kreisende

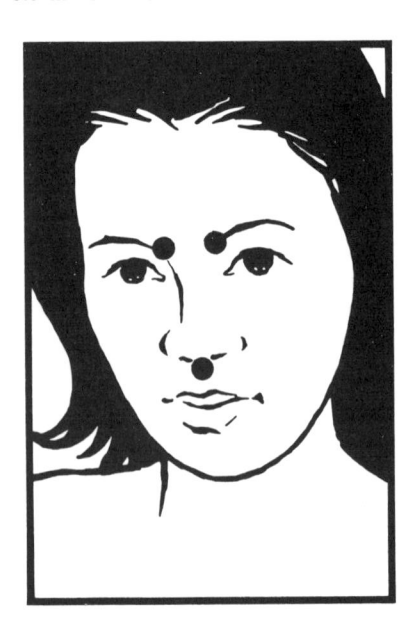

Drei Punkte genügen im allgemeinen, um lästiges Ohrensausen verschwinden zu lassen. Zusätzlich kann die Schädeldecke akupressiert werden.

Bewegungen, bei denen Sie die Kopfhaut gegen die Schädelknochen verschieben. Also nicht mit der Handfläche über die Haut reiben, sondern die Haut im Kreis gegen ihre Unterlage – den Knochen – verschieben. Das ist wichtig für den Erfolg der Behandlung.

Die Dauer der Behandlung sollte für alle vier Punkte zusammen dreißig Sekunden nicht überschreiten. Morgens dreißig Sekunden, mittags noch einmal, und abends kurz vor dem Schlafengehen zum dritten Mal.

Ich sagte schon, daß man bei Ohrensausen die besten Ergebnisse erzielt, wenn es noch nicht zu einem chronischen Leiden geworden ist. Chinesische Ärzte haben jedoch die Erfahrung gemacht, daß die Akupressur dieses Leiden auch dann wenigstens lindern und erträglich machen kann, wenn es sich schon in einem fortgeschrittenen Stadium befindet.

Schlaflosigkeit

Fest steht, daß chinesische Kaufleute schon vor einigen Jahrhunderten eine bestimmte Form der Akupressur anwendeten. Wenn sie ihre geschäftlichen Verhandlungen führten, wenn sie um Waren und Preise feilschten, dann mußten sie einen klaren Kopf behalten, und sie mußten sich aufs Äußerste konzentrieren. Sie wußten ja: Wer die Geduld verliert, wer auch nur einen Augenblick nicht aufpaßt wie ein Luchs – der hat schon verloren, der wird übervorteilt.

Nun hatten die chinesischen Kaufleute damals ein ganz einfaches Hilfsmittel, um Geduld und Konzentrationsfähigkeit zu behalten: Sie ließen Nüsse zwischen ihren Fingerspitzen hin und her rollen.

Das mag auf den ersten Blick komisch klingen. Aber bitte lachen Sie nicht. Ich kann Ihnen erklären, warum dieses Nüsserollen durchaus sinnvoll war und seinen Zweck erfüllte. Denn es fand ja eine Art Akupressur der Fingerspitzen statt. Jede Akupressur – ebenso wie jede Massage – hat außer der Beseitigung der Beschwerden, gegen die sie durchgeführt wird, noch etwas anderes zur Folge: Sie regt die Durchblutung an. Gewiß, beim Nüsserollen zunächst nur in den Fingerspitzen. Aber wenn dort das Blut rascher strömt, dann strömt es auch im übrigen Körper rascher – auch im Gehirn. Stoffwechselschlacken werden schneller abtransportiert. Zu Konzentrationsschwäche kann es also nicht kommen.

Daß man zur Akupressur nicht nur die eigenen Hände, sondern Hilfsmittel wie zum Beispiel die Nüsse verwendet, das gibt es auch heute noch. Eine Erfindung, die unter Fachleuten sehr gelobt wird, wurde erst vor einiger Zeit in Korea gemacht. Dort haben Ärzte eine kleine Spezialrolle aus Metall entwickelt, mit der man sich akupressieren kann. Diese Rolle, die es seit neuestem auch bei uns gibt, ist besonders dann nützlich, wenn ein Akupressurpunkt schwer zu finden ist. Mit der Rolle erreicht man ihn immer.

Aber kommen wir zurück zur Durchblutungsförderung des Gehirns. Sie ist auch wichtig bei einem Leiden, bei dem man es zuerst vielleicht gar nicht vermutet, nämlich bei Schlaflosigkeit. Oder genauer gesagt: bei Schlafstörungen. Denn eine absolute Schlaflosigkeit, daß jemand also überhaupt keine einzige Minute schlafen kann, das gibt es nur sehr selten.

Unter Schlafstörungen dagegen leiden heute immer mehr Menschen. Sie schlafen unruhig, wachen schon nach kurzer Zeit wieder auf, wälzen sich abends oft stundenlang im Bett hin und her, weil sie nicht einschla-

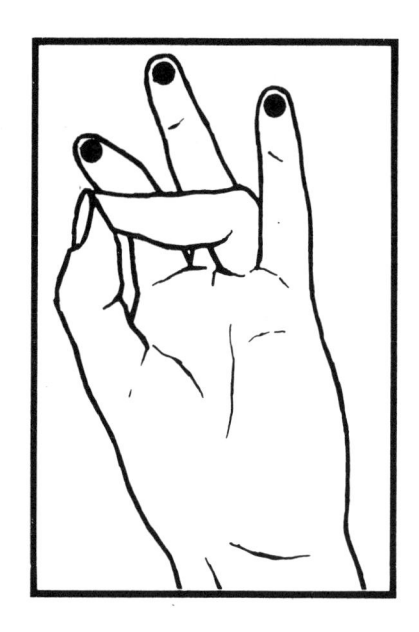

Alle Fingerspitzen werden nacheinander akupressiert – und zwar gleichzeitig bei beiden Händen.

fen können, und am nächsten Morgen sind sie unausgeschlafen, müde und wie zerschlagen.

Wir alle wissen, daß der Schlaf ein Zustand ist, in dem der Körper sich erholt. Etwa ein Drittel unseres Lebens verbringen wir im Schlaf. Doch auch wenn während des Schlafes unser Bewußtsein ausgeschaltet ist, so arbeitet der Organismus trotzdem weiter. Es ist ganz eigenartig und auch heute noch ein bißchen rätselhaft, was nach dem Einschlafen in uns vor sich geht:

Der Stoffwechsel geht weiter. Es wird sozusagen Unerledigtes im Verdauungsvorgang nachgeholt. Die Atmung wird ruhiger. Das Herz schlägt langsamer, und der Blutdruck sinkt. Aber nun kommt das Merkwürdige: Kopf und Gehirn werden bei einem gesunden Schlaf besser durchblutet als im wachen Zustand. Sie brauchen sich nur einmal das Gesicht eines gesund schlafenden Menschen während des Schlafes anzusehen. Die Haut sieht rosig und frisch aus. Ein Zeichen für die verstärkte Durchblutung.

Gute Gehirndurchblutung ist also wichtig für einen gesunden Schlaf. Und damit sind wir wieder bei der Akupressur der Fingerspitzen. Wenn Sie schlecht einschlafen können, akupressieren Sie abends im Bett als

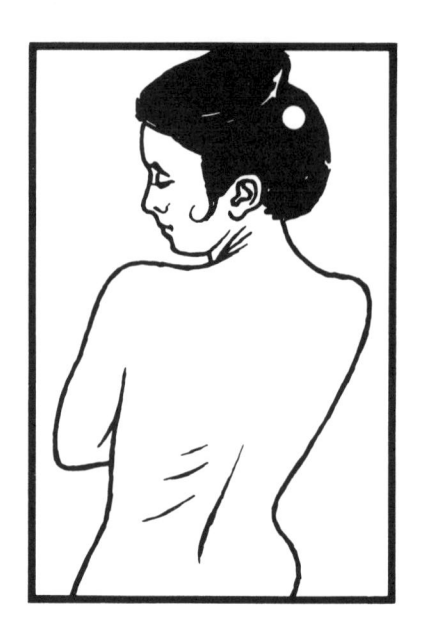

Wer dichtes Haar hat, sollte es vor der Akupressur des Punktes auf dem Hinterkopf etwas beiseite schieben.

erstes **die Fingerspitzen**. Am besten geht das mit den Daumenkuppen. Akupressieren Sie nicht zu fest. Leichtes Klopfen, etwa zwei bis drei Minuten lang, genügt, um die Durchblutung zu fördern.

Leichtes Klopfen genügt auch bei dem nächsten Punkt. Er liegt **auf der Mitte des Hinterkopfes** und ist nicht leicht zu finden, weil er auf den Druck nicht schmerzhaft reagiert. Am besten ist es, wenn Sie mit allen vier Fingern in kreisenden Bewegungen den gesamten Hinterkopf abklopfen. Dann können Sie sicher sein, daß Sie auch den richtigen Punkt treffen. Und die anderen Punkte, die Sie dabei automatisch mitakupressieren, können keinen Schaden anrichten.

Für die Behandlung der nächsten Punkte müssen Sie die Beine anwinkeln. Greifen Sie dann mit beiden Händen um die Fersen. Die Punkte, auf die es ankommt, liegen jeweils **zwei Querfinger unterhalb des äußeren und des inneren Fußknöchels in Richtung zu den Fersen**. Auch sie sind nicht sonderlich druckempfindlich. Man spürt sie allerdings auch nach der Akupressur noch eine Weile. Man hat das Gefühl, daß da immer noch gedrückt wird, obwohl man schon aufgehört hat.

Ich muß dazu sagen, daß es nicht für jeden Menschen leicht ist, diese Punkte zu erreichen. Wer nicht mehr ganz so gelenkig ist, hat unter

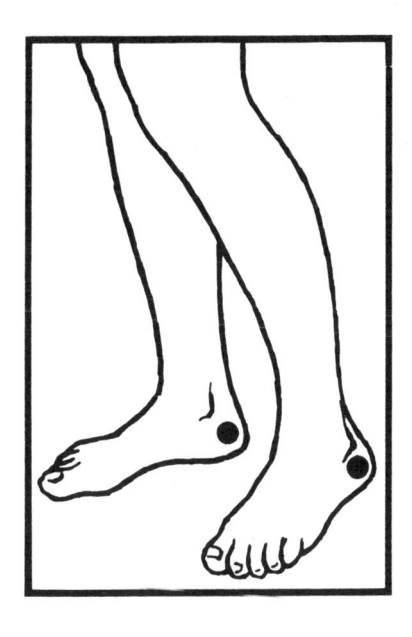

Wer nicht mehr so gelenkig ist und beide Punkte nicht gleichzeitig erreicht, kann sie auch nacheinander akupressieren.

Umständen Schwierigkeiten. Trotzdem braucht man auf die Akupressur dieser Punkte nicht zu verzichten. Sie müssen nicht unbedingt gleichzeitig behandelt werden. Man kann sie auch nacheinander akupressieren, und zwar in beliebiger Reihenfolge. Dieses Nacheinander-Akupressieren fällt vielen Menschen leichter.

Alle genannten Punkte wirken nicht nur auf den Blutkreislauf, sondern auch auf die Hormonproduktion und vor allem auf das Nervensystem. Ihre Akupressur entspannt, entkrampft, macht locker und müde. Ich kenne Menschen, bei denen die Akupressur dieser Punkte zu jeder Tageszeit zugleich ein wohliges Gefühl der Wärme hervorruft.

Aber denken Sie bitte immer daran, daß Schlafstörungen auch die Folge einer schweren inneren Krankheit sein können. Dann verhilft die Akupressur zwar in den meisten Fällen ebenfalls zu einem ruhigen Schlaf. Doch sie beseitigt die Ursache nicht. Das kann dann nur der Arzt.

Schluckauf

Stärkung der körpereigenen Kräfte, Selbsthilfe des Organismus, erhöhte Tätigkeit der Abwehrstoffe – das sind Begriffe, über die im Zusammenhang mit der Akupressur immer wieder gesprochen werden muß.

Aber was bedeuten sie eigentlich, diese Begriffe?

Lassen Sie es mich an einem ganz einfachen Beispiel erläutern. Nehmen wir einmal an, es sei Ihnen ein Fremdkörper ins Auge geflogen. Eine Mücke zum Beispiel. Oder ein Staubkorn.

Was passiert nun?

Innerhalb von Bruchteilen von Sekunden wird der Fremdkörper als Druck oder Schmerz ans Gehirn weitergeleitet und registriert. Sofort gibt das Gehirn, ohne daß wir erst viel darüber nachzudenken brauchen, den Tränendrüsen den Befehl, Tränen zu produzieren. Das Ergebnis: Das Auge tränt, und der Fremdkörper wird ausgespült.

Sehen Sie, der Organismus hat grundsätzlich das Bestreben, sich von Fremdkörpern und Krankheitskeimen zu befreien. Er hat sozusagen eine eingebaute Sicherheitspolizei, die automatisch funktioniert.

Aber auch eine Polizei kann manchmal zu schwach sein, wenn der Gegner zu stark ist. Und dann kommt es zu einer Krankheit, zu Schmerzen und Beschwerden.

Nun haben jedoch die Chinesen entdeckt, daß es eine Art Verstärkungstruppe für die Sicherheitspolizei des Körpers gibt: die Akupressur. Durch Akupressur der jeweils richtigen Punkte werden Impulse von außen nach innen geschickt, die den bedrängten Abwehrkräften zur Hilfe eilen.

Akupressur ist deshalb ganz besonders dann angezeigt, wenn man ganz plötzlich von einem Schmerz oder einer Beschwerde überfallen wird, und es ist kein Arzt in der Nähe. Eine höchst lästige Sache ist unter anderem der Schluckauf, den wohl jeder von uns aus eigener Erfahrung kennt. Ein Schluckauf kommt meistens dann, wenn man beim Essen zu hastig war oder ein Glas Wein oder Bier zu schnell getrunken hat. Es »hickst« in der Kehle, und der ganze Körper wird geschüttelt. Zwei, drei Hickser sind nicht einmal besonders schlimm. Aber wenn der Schluckauf länger dauert, dann wird er sehr unangenehm. Die Bauchdecke fängt an zu schmerzen. Man fühlt sich am ganzen Körper unwohl, und die gute Laune ist im Nu dahin.

Der Schluckauf, der den wissenschaftlichen Namen Singultus trägt, entsteht, weil sich das Zwerchfell ruckartig zusammenzieht. Man kann ihn mit schwerem Geschütz bekämpfen: mit Atropin oder Adrenalin, die auf das Nervensystem einwirken und bestimmte Fasern lahmlegen.

Aber wer hat schon immer einen Arzt zur Hand, wenn er einen Schluckauf bekommt? Und warum so schwere Geschütze auffahren, wenn es mit der Akupressur auch einfacher geht. Und es geht mit der Akupressur sehr rasch und einfach, solange es sich nicht um einen chronischen Schluckauf handelt, der stunden- oder tagelang anhält.

Setzen Sie sich in einen bequemen Sessel, stellen Sie die Füße auf den Fußboden und entspannen Sie sich. Die richtige Entspannung ist – wie immer bei der Akupressur – wichtig. Angespannte oder gar verkrampfte Muskeln machen die Weiterleitung der Impulse erheblich schwieriger oder sogar unmöglich. Nun neigen Sie sich ein wenig nach vorne, damit Sie mit den Händen Ihre Knie umfassen können, und zwar von der Außen- zur Innenseite hin.

Am besten finden Sie die richtigen Punkte mit den Kuppen der Mittelfinger. Tasten Sie mal **unterhalb der Kniescheibe**. Da finden Sie eine Vertiefung. Tasten Sie in dieser Vertiefung zur Außenseite der Beine hin. Dann merken Sie, daß die Vertiefung an einer bestimmten Stelle aufhört. Ihr tastender Finger stößt auf den Widerstand von Knochen.

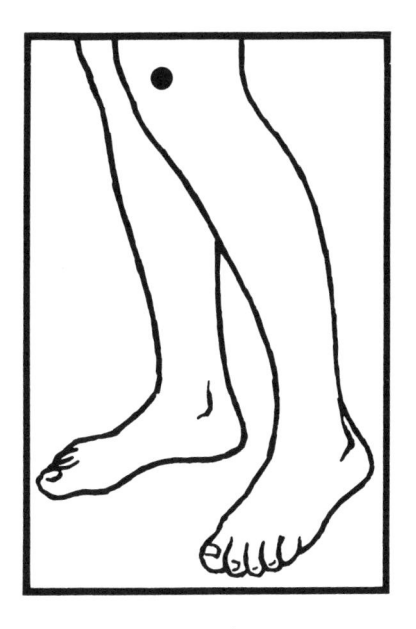

Es scheint unglaublich, ist aber erwiesen: Von den Knien aus kann man einen Schluckauf beseitigen.

Schluckauf

Hier sind die beiden Stellen, die Sie bei Schluckauf akupressieren müssen. Machen Sie mit den Fingern kreisende Bewegungen, bei denen Sie die Haut gegen die Knochen verschieben. Und drücken Sie ruhig so fest wie möglich zu. Der Reiz sollte beim Schluckauf ziemlich stark sein.

Beim Erwachsenen genügen diese beiden Punkte, um einen Schluckauf rasch verschwinden zu lassen. Anders ist es nach den bisherigen Erfahrungen bei Kindern und vor allem bei Babys. Da wirken zwei andere Punkte besser. Zwei Punkte, die **auf der Innenseite der Handgelenke** liegen.

Umschließen Sie die Hand des Kindes so, daß Ihre Handfläche auf der Außenseite des Daumens ruht und daß Ihre Finger auf dem Handrücken des Kindes liegen. Bei natürlicher Haltung liegt Ihr eigener Daumen nun so, daß er auf der Innenseite des Handgelenks des Kindes nach oben, zum Ellenbogen hin zeigt.

Und jetzt akupressieren Sie mit dem Daumen. Erst die eine Seite, danach die andere Hand. Aber akupressieren Sie diese Stellen nicht zu fest. Gerade bei Babys muß man sehr vorsichtig vorgehen. Es genügt meist ein leichtes Beklopfen. Denn die Wirkung, die von hier aus ausgeht, ist ziemlich direkt und stark. Bei zu fester Akupressur kann es leicht zu Schwindelanfällen kommen. Das ist zwar nicht weiter schlimm, aber es ist

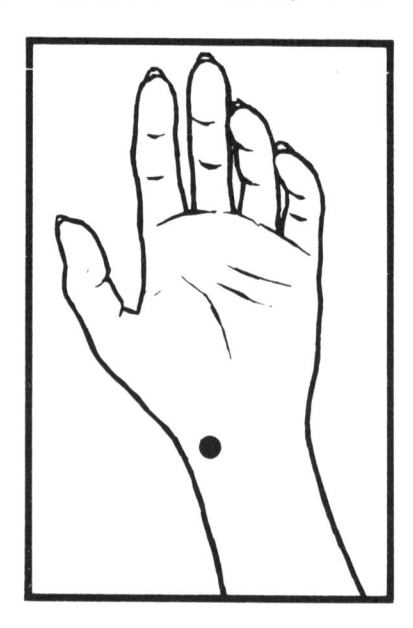

Der Punkt im Handgelenk darf nur vorsichtig akupressiert werden – besonders bei kleinen Kindern und Babys.

unangenehm. Deshalb erst nur leicht klopfen und erst dann ein wenig fester werden, wenn der Schluckauf nicht aufhören will.

In der Akupunktur, der »älteren Schwester« der Akupressur, sind die Punkte am Handgelenk ebenfalls bekannt. Sie liegen auf dem sogenannten Lungenmeridian und tragen bei uns im Westen die Zahlen-Bezeichnung sieben. In China, wo alle Akupunktur- und Akupressurpunkte einen richtigen, eigenen Namen haben, heißen sie Li-tsiu. Aber auch in der Akupunktur gilt die Regel, daß diese beiden Punkte mit Nadeln aus Gold, Silber oder Edelstahl nicht zu tief gestochen werden dürfen, weil es dann ebenfalls zu Schwindelanfällen kommen kann.

Die Dauer einer Akupressur bei Schluckauf ist bei jedem Menschen anders. Ich habe es im eigenen Bekanntenkreis einige Male ausprobiert. Bei dem einen genügten wenige Augenblicke, um den lästigen Schluckauf verschwinden zu lassen. Bei anderen dagegen dauerte es bis zu einer Minute.

Alle aber sagten übereinstimmend: »Wir haben es bisher immer mit alten Hausmitteln versucht. Wir haben uns die Nase zugehalten und keine Luft geholt. Oder wir haben einen Teelöffel voll Zucker geschluckt. Nichts gegen die alten Hausmittel. Sie wirken oft wahre Wunder. Aber beim Schluckauf geht es mit der Akupressur besser und einfacher.«

Aber ob nun wenige Augenblicke oder etwas länger – das muß jeder bei sich selber herausfinden.

Narben- und Amputationsschmerzen

Viele Chirurgen kennen folgende Klagereden ihrer Patienten: »Ich war bei Ihnen, Herr Doktor, Sie erinnern sich? Der Blinddarm.«

Der Chirurg erinnert sich: »Warten Sie mal, das war vor einem halben Jahr etwa, nicht wahr? Da habe ich Ihren Blinddarm entfernt.«

»Stimmt«, meint der Patient. »Aber was jetzt nun schon seit einiger Zeit los ist, das verstehe ich nicht.«

»Was ist los?«

»Ich habe wieder Blinddarmschmerzen. Haargenau dieselben wie vor der Operation.«

Was für den Patienten unbegreiflich ist, ist für den Arzt durchaus nichts Neues. Der Begriff »Phantomschmerz« ist für ihn schon beinahe etwas Alltägliches geworden.

Phantomschmerz nennt man dieses eigenartige Phänomen: Ein Organ, das operativ entfernt werden mußte, tut auf einmal wieder weh, obwohl es überhaupt nicht mehr vorhanden ist.

Noch häufiger als nach der operativen Entfernung eines Organs tritt der Phantomschmerz nach einer Amputation auf. Sei es nun, daß es sich um einen kleinen Finger handelt oder um ein ganzes Bein. Dort, wo nichts mehr ist, tut es weh. Der Patient, der zum Beispiel eine Beinprothese trägt, hat das Gefühl, daß die Prothese schmerzt, obwohl ihm der Verstand sagt, daß ja das tote Material der Prothese keinen Schmerz empfinden kann.

Daß es diesen Phantomschmerz gibt, hat sicherlich mit dazu beigetragen, daß die Ärzte heute nicht mehr so schnell mit dem Messer bei der Hand sind. Mit der Operations-Freudigkeit früherer Zeiten ist es längst vorbei. Aber manchmal muß eben operiert oder amputiert werden. Bei Entzündungen, bei durch Unfall zerstörten Knochen, bei totalem Verschluß einer Arterie, bei Krebs, wenn alles andere nicht mehr hilft.

Ich kenne Menschen, die trotz jahrelanger Nachbehandlung ihre Phantomschmerzen nicht loswerden konnten. Sie bekamen betäubende Novocain-Spritzen in den Sympathikus-Nerv, der das amputierte Glied früher nervlich versorgt hatte. Sie bekamen Morphium. Vielfach wurden auch Nachoperationen erforderlich. Das sind schwere Geschütze. Viele Ärzte in Japan und China versuchen es deshalb zuerst einmal mit der Akupressur.

Die ersten Punkte, die mit festem Druck akupressiert werden müssen, liegen **genau in der Mitte zwischen den äußeren Fußknöcheln und den Fersen.** Schon bei leichtem Abtasten findet man hier eine **Mulde**. Mit dem Mittelfinger drückt man zehnmal so stark wie möglich genau in diese Mulde. Erst am linken Fuß, dann am rechten. Man macht diese Akupressur immer dann, wenn man merkt, daß die Schmerzen wiederkommen oder stärker werden.

Auch die nächsten Punkte befinden sich in einer Mulde, nämlich **in der Mulde direkt unterhalb der Kniescheiben.** Und auch diese Punkte müssen sehr fest akupressiert werden. Mit den ausgestreckten Mittel- oder Zeigefingern fünfmal hintereinander.

Zwei Dinge sind dabei zu beachten. Erstens dürfen die Muskeln in den Beinen nicht angespannt sein. Am besten setzt man sich auf einen bequemen Stuhl oder Sessel und beugt sich entspannt so weit nach vorn, bis man die richtigen Stellen erreicht. Es kann auf beiden Seiten gleichzeitig akupressiert werden oder erst links, dann rechts. Je nachdem, wie es bequemer ist.

Zweitens ist zu beachten, daß diese Punkte nicht nur bei Bedarf akupressiert werden, also nicht nur dann, wenn die Schmerzen stärker werden. Sie werden vielmehr regelmäßig dreimal am Tag akupressiert. Morgens, mittags und abends.

Zur Akupressur der nächsten Punkte legt man sich die vier Fingerspitzen beider Hände **in den Nacken.** Erst einmal genau in die Mitte. So, daß man die

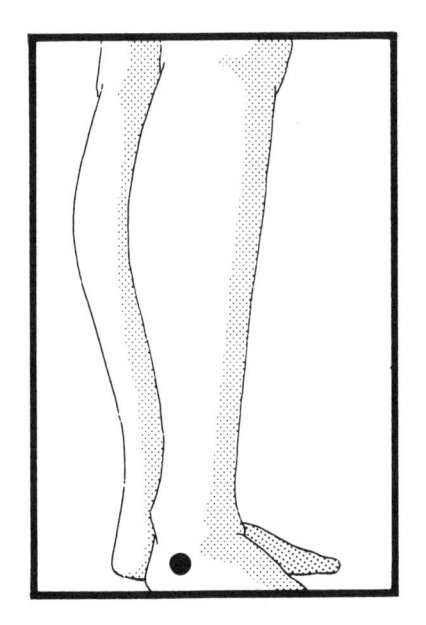

Hier kann wahlweise auch mit einer drehenden Bewegung akupressiert werden.

Narben und Amputationsschmerzen

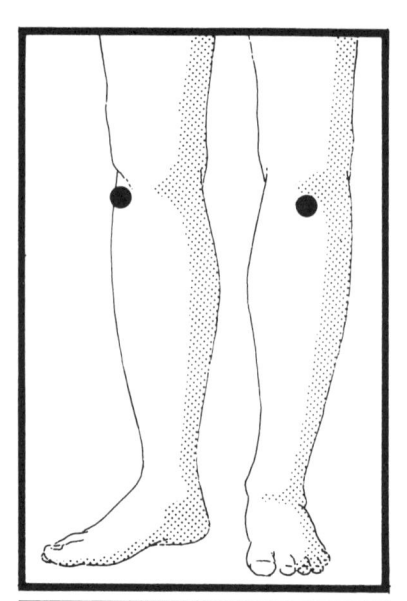

Am besten ist es, wenn nicht nur die Muskeln in den Beinen, sondern auch im übrigen Körper entspannt sind.

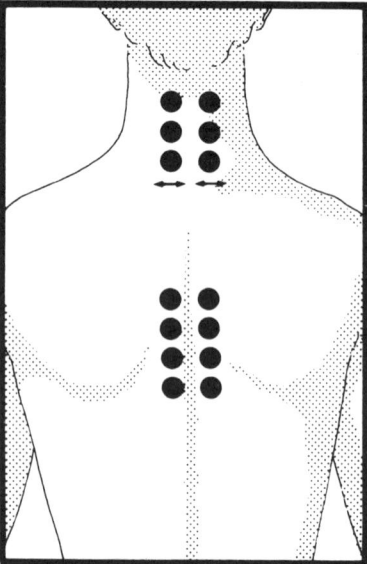

Die Punkte im Nacken erreicht man ohne Anstrengung selber. Bei den Punkten zwischen Wirbelsäule und Schulterblättern läßt man sich besser helfen.

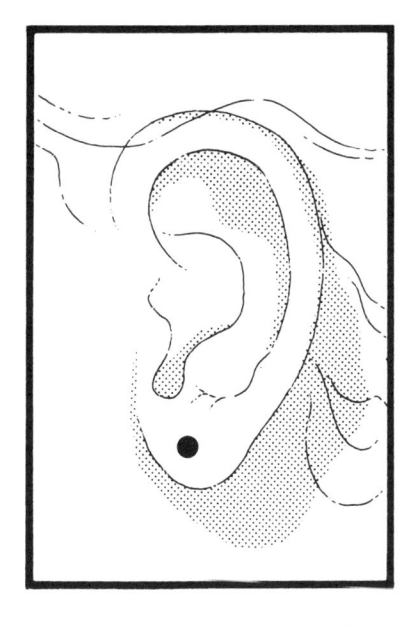

Hier können Sie gleichzeitig mit dem festen Druck eine ziehende Bewegung nach unten machen.

Wirbelsäule spürt. Jetzt tastet man sich mit den Fingerspitzen nach außen, also in Richtung zu den Ohren. Dann merkt man bei mittelstarkem Druck, daß man auf **zwei Muskelstränge** kommt. Sie sind deutlich spürbar.

Die Technik der Akupressur hier im Nacken besteht nicht aus mehrmaligem Druck, sondern aus Hin- und Herschieben. Man drückt die Haut kräftig gegen die Muskelstränge und schiebt sie fünfmal hin und her. Bildhaft gesprochen: Man massiert die Muskelstränge mit der Haut. Das wird ebenfalls regelmäßig dreimal am Tag gemacht. Wobei man den Kopf am besten leicht in den Nacken legt.

Ein charakteristisches Zeichen der Akupressur dieser Punkte besteht darin, daß man den Druck noch einige Minuten danach spürt. Das ist keine unliebsame Begleiterscheinung, sondern der Beweis, daß man es richtig gemacht hat.

Die nächsten Punkte sind besonders einfach zu finden. Man faßt sich mit Daumen und Zeigefingern an **die Ohrläppchen** und drückt fest zu. Fünfmal hintereinander, fünf- bis siebenmal pro Tag.

Bei manchen Menschen bleibt ein dumpfes Gefühl in den Ohrläppchen zurück, das jedoch nach und nach verschwindet. Auch das ist wieder ein Beweis, daß man es richtig gemacht hat.

Bei den letzten Punkten muß man sich helfen lassen, weil man sie allein nicht erreichen kann. Denn sie liegen auf dem **Rücken.**

Man setzt sich am besten auf einen Hocker, beugt sich etwas nach vorn und läßt die Arme zu beiden Seiten locker herunterhängen. Die richtigen Punkte befinden sich jetzt **genau in der Mitte zwischen der Wirbelsäule und den Schulterblättern.** Sie befinden sich in einer geraden Linie von unten nach oben und müssen auf beiden Seiten gleichzeitig akupressiert werden. Es geht allerdings auch in der Reihenfolge: erst links von unten nach oben, dann rechts.

Die Akupressur darf hier nicht mit festem Druck erfolgen, sondern nur mit leichtem Klopfen. Und auch nur einmal am Tag, am besten abends vor dem Schlafengehen. Das allerdings regelmäßig.

Die Wirkungsweise der Akupressur bei Phantom- und Narbenschmerzen kann man sich ähnlich erklären wie die Wirkungsweise der Wasseranwendungen nach Pfarrer Kneipp. Der Schmerzreiz wird von winzigen Nervenenden weitergegeben an die großen Nervenbahnen. Von dort gelangt er ins Gehirn und wird als Schmerz registriert.

Aber diesen ganzen komplizierten Weg gibt es auch umgekehrt. Pfarrer Kneipp gab Wasserreize auf die Haut. Auf nervlichen Bahnen wurden sie nach innen in den Organismus geleitet und übten dort eine schmerzlindernde Wirkung aus.

Ähnlich – nur einfacher – ist es mit der Akupressur. Druckreize, die auf die Haut ausgeführt werden, setzen sich nach innen fort. Sie gelangen genau dorthin, wo sie benötigt werden, um Schmerzen zu beseitigen.

Schnupfen

Manche Krankheiten sind so selten, daß von Millionen Menschen auf der Erde nur ein einziger daran leidet. Andere dagegen treten so häufig auf, daß man mit Recht sagen kann: Das bekommt jeder hin und wieder.

Kopfschmerzen gehören zu diesen Leiden, aber auch Bauchweh, Halsschmerzen und Schnupfen.

Der Schnupfen tritt so häufig auf, daß sich auch der Volksmund mit ihm beschäftigt hat, und zwar in einer scherzhaften Art und Weise, bei der immer ein bißchen Galgenhumor durchschimmert. Beispielsweise in dem Ausspruch: Wenn man einen Schnupfen ärztlich behandeln läßt, dann dauert er einundzwanzig Tage. Wenn man überhaupt nichts dagegen tut, dann dauert er drei Wochen.

Mit anderen Worten: Es ist völlig gleichgültig, ob man etwas gegen den Schnupfen tut. Trotz aller Behandlung verschwindet er sowieso erst dann, wenn die Nase sich ausgeschnupft hat.

Was ein Schnupfen ist, wissen wir alle. Die Nase läuft, die Augen tränen, und man fühlt sich nicht besonders wohl. Gefährlich ist ein Schnupfen nur bei Säuglingen. Ansonsten ist er meist harmlos, aber eben ungeheuer lästig.

Ein Schnupfen, der in der medizinischen Fachsprache als Rhinitis bezeichnet wird, entsteht durch eine Infektion oder durch eine Fehlschaltung im Nervensystem. Die Nasenschleimhäute entzünden sich, und die Nase fängt an zu laufen.

Es gibt unzählige Mittel, mit denen man versucht hat und immer noch versucht, den Schnupfen zu bekämpfen. Bei manchen »Rezepten« muß man laut loslachen, weil sie so albern und komisch sind, daß man wirklich nur noch lachen kann. Oder glauben Sie zum Beispiel, daß man einen Schnupfen heilen kann, wenn man sich möglichst reglos hinsetzt, die Nase laufen läßt, die Augen schließt und an warmen Sonnenschein denkt?

Nein, ich glaube auch nicht daran. Aber es handelt sich dabei allen Ernstes um einen Vorschlag aus der Volksheilkunde der Eskimos. In einem Land, das immer von Eis und Schnee bedeckt ist, war wohl die Sehnsucht nach warmer Sonne der Vater des Gedankens.

Vernünftiger klingen schon die Ratschläge, kräftig zu schwitzen und Inhalationen mit heißen Kamille- oder Eukalyptusdämpfen zu machen. Durch den Schweiß werden Krankheitskeime aus dem Körper geschwemmt, und durch die Dämpfe werden die Nasenschleimhäute beruhigt.

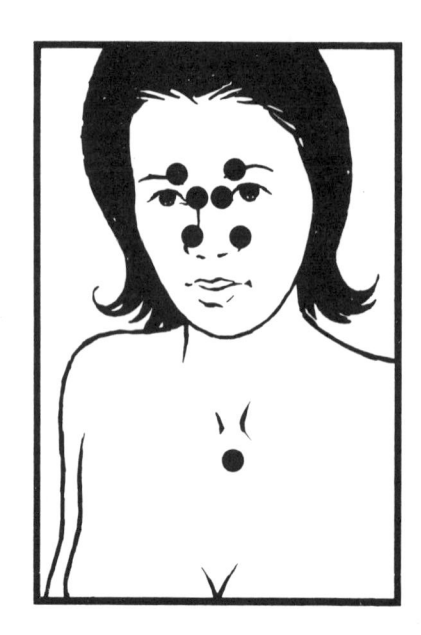

Schnupfen

Schnupfen ist ein äußerst häufiges Leiden, bei dem Tabletten fast immer versagen. Aber diese Akupressurpunkte helfen.

Außerdem wurden von der pharmazeutischen Industrie Nasensprays entwickelt. Sie sollen die geschwollenen Nasenschleimhäute abschwellen lassen. Viele Ärzte warnen jedoch davor, weil diese Sprays meistens Adrenalin enthalten. Adrenalin reizt das sympathische Nervensystem und kann dazu führen, daß sich der Schnupfen zwar kurzfristig bessert, in abgeschwächter Form jedoch chronisch wird.

Jeder von uns weiß auch, wie ein Schnupfen anfängt: Es kribbelt so eigenartig, obwohl die Nase noch nicht läuft. Sobald sich dieses Kribbeln bemerkbar macht, sollte man nach dem Rat der chinesischen Akupressur-Fachärzte mit der Behandlung beginnen. Es ist der beste Zeitpunkt, es zu einem Schnupfen erst gar nicht kommen zu lassen. Denn eines ist klar: Wenn der Schnupfen bereits voll ausgebrochen ist, kann auch die Akupressur die Beschwerden nur lindern und vielleicht den Verlauf ein wenig verkürzen. Das wichtigste Anliegen der Akupressur liegt in diesem Fall in der **Vorbeugung**. In vielen chinesischen Dörfern und Städten gibt es deshalb große Plakate mit der Aufschrift: Wenn Du merkst, daß ein Schnupfen kommt, dann wende die Akupressur an.

Die Akupressur kennt **acht Punkte, um einen Schnupfen schon im allerersten Anfangsstadium zu beseitigen:**

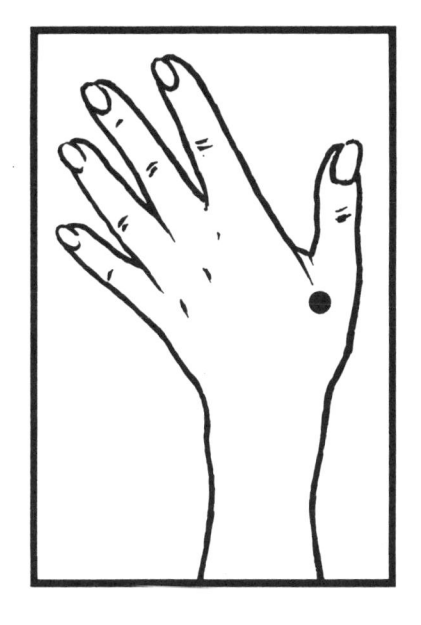

An dieser Stelle muß mit möglichst großen und kreisenden Bewegungen akupressiert werden.

Die beiden ersten liegen direkt in den Augenbrauen, ziemlich dicht an der Nasenwurzel. Am bequemsten behandelt man sie, wenn man mit den Kuppen der beiden Mittelfinger auf die Haut drückt und hin und her fährt. Nicht zu fest drücken, denn das ist nicht erforderlich. Auch bei leichtem Druck merkt man schon, daß sich hier druckempfindliche Punkte befinden.

Die beiden nächsten Punkte können Sie ebenfalls zur gleichen Zeit behandeln. Sie liegen direkt **in der Falte am unteren Ende der Nasenflügel.** Also dort, wo die Nase aufhört und der vordere Oberkiefer beginnt. Beide Punkte sind wieder druckempfindlich.

Dann kommen **zwei Punkte,** die Sie nacheinander akupressieren müssen, weil sie auf dem Handrücken liegen, und weil man sie nicht gleichzeitig erreichen kann. Legen Sie erst einmal die **Daumen** leicht und locker gegen die **Zeigefinger.** Dann sehen Sie, daß sich **zwischen den beiden eine Hautfalte** befindet. Die richtigen Punkte liegen noch eine Idee höher als das obere Ende der Hautfalten. Massieren Sie diese Stelle mit dem Daumen in möglichst großen, kreisenden Bewegungen. Sie spüren dann selber, wo der druckempfindliche Punkt auf jeder Haut liegt.

Ich werde immer wieder gefragt, mit welcher Seite man anfangen soll.

Schnupfen

Es ist im Grunde gleichgültig. Man kann links oder auch rechts beginnen und dann zur anderen Körperseite übergehen. Die Chinesen haben jedoch nach ihren Berichten die Erfahrung gemacht, daß man die besten und schnellsten Erfolge erzielt, wenn man auf der Körperseite anfängt, auf der man auch die Beschwerden hat. Bei Migräne in der linken Kopfhälfte, also links – und umgekehrt. Beim Schnupfen aber spielt die Reihenfolge so gut wie überhaupt keine Rolle, weil ja meistens beide Seiten der Nase erkrankt sind.

Die **zwei letzten Punkte** zur Bekämpfung des Schnupfens dienen in erster Linie zur Unterstützung der bisher geschilderten Punkte. Der eine liegt **vorne auf der Brust**, mitten auf dem Brustbein zwischen den beiden Anschlußstellen der vierten linken und der vierten rechten Rippe, die ja beide mit dem Brustbein verwachsen.

Wenn Sie diesen Punkt sehr kräftig pressen, wundern Sie sich bitte nicht, daß Sie plötzlich einen Hustenreiz bekommen, der tief in der Brust aufzusteigen scheint. Denn von hier aus übt man einen starken Reiz auf den gesamten Atmungsapparat aus.

Und schließlich den letzten Punkt. Ich bin sicher, daß Sie ihn bereits kennen. Denn Sie kennen doch die typische Handbewegung eines Menschen, der eine Brille trägt und sich die Brille absetzt. Dann reibt er sich mit Daumen und Zeigefinger die **Nasenwurzel**. Er reibt sie sich dort, wo der Brillenbügel saß und einen Druck ausgeübt hat. Und dort muß man auch bei einem beginnenden Schnupfen reiben. Zusammen mit den beiden Punkten in den Augenbrauen bildet dieser Punkt auf der Nasenwurzel das »magische Dreieck«, das auch aus der Akupunktur bekannt ist und bei allen Erkrankungen der Nase hilft.

Schreibkrampf

Wenn Sie in einem medizinischen Nachschlagewerk blättern und Begriffe wie Asthma, Rheuma, Husten oder Herzinfarkt suchen, dann werden Sie keine Schwierigkeiten haben. Denn das alles sind ja richtige Krankheiten. Klar, daß sie in jedem wissenschaftlich-medizinischen Lexikon verzeichnet sind und abgehandelt werden.

Nun gibt es aber Beschwerden, die gelten – tja, wie soll ich sagen –, die gelten gar nicht als richtige Krankheiten. Zellulitis gehört zum Beispiel dazu. Bei Zellulitis winken die meisten Ärzte ab. »Unsinn«, sagen sie. »Das ist keine Krankheit.« Den vielen Frauen, die darunter leiden, daß bei Zellulitis ihre Haut an den Oberschenkeln häßlich und wabbelig wird, hilft das wenig.

Ein anderes Leiden, das in den meisten Fachbüchern ebensowenig vermerkt ist wie die Zellulitis – das ist der Schreibkrampf. Doch fast jeder, der vorwiegend mit den Händen arbeitet, hat zumindest hin und wieder den Schreibkrampf schon einmal kennengelernt. Dabei sind es nicht die schweren Arbeiten wie Holzfällen oder Gepäcktragen, die dazu führen, sondern ganz im Gegenteil die leichten und feinen Arbeiten.

Arbeiten, wie sie ein Uhrmacher ausführt oder jemand, der viel mit der Hand schreiben muß. Das Schreiben hat diesem Leiden ja auch seinen Namen gegeben.

Mit einem flatterhaften Zittern der arbeitenden Hand – also meist der rechten – fängt der Schreibkrampf an. Dann verkrampft sich die Hand ganz plötzlich. Kugelschreiber oder Pinzette fallen herunter. Vom Handgelenk aus ziehen Schmerzen auf der Außen- und der Innenseite des Armes hoch bis zum Ellenbogen. Die Hand selber fühlt sich seltsam kalt und stumpf an. Man hat den Eindruck, sie wolle absterben.

Aber gehen Sie mit einem Schreibkrampf mal zum Arzt. Wenn Sie großes Glück haben, verordnet er Ihnen Medikamente gegen die chronische Ermüdung der Muskeln. Wenn Sie Pech haben, dann bekommen Sie zu hören: »Das ist nur eine Folge der Überanstrengung einzelner Muskeln. Da kann man gar nichts machen. Das können Sie nur beseitigen, wenn Sie die Hand schonen und sich notfalls einen anderen Beruf suchen.«

Chronische Ermüdung der Muskeln – das ist die Hauptursache des Schreibkrampfes. Wobei die Betonung auf »chronisch« liegt. Etwas anderes ist die akute Ermüdung, die sich durch einen Muskelkater bemerkbar macht.

Schreibkrampf

Zu der chronischen Ermüdung kommen noch Durchblutungsstörungen und nervöse Komponenten hinzu. Aber was ist das eigentlich: chronische Ermüdung?

Dazu einige Erklärungen. Von den Blutbahnen wird der Blutzucker zu den Muskeln transportiert. Auf den Blutzucker trifft der aus der Lunge kommende Sauerstoff. Die beiden verbinden sich, und es findet ein chemischer Verbrennungsprozeß statt, bei dem die Energie entsteht, die die Muskeln brauchen, um sich bewegen, um arbeiten zu können.

Bei dieser Verbrennung entstehen aber auch Rückstände – wie beim Feuer die Asche. Einer dieser Rückstände ist die Milchsäure. Milchsäure macht den Muskel müde. Erst wenn sie abtransportiert ist, kann das Blut frischen Zucker – frisches Brennmaterial – herbeischaffen. Wird sie nicht abtransportiert, wie zum Beispiel beim Schreibkrampf, dann bleibt der Muskel müde. Er wird lahm, krank, und er reagiert schließlich mit Krämpfen, die manchmal nur Minuten, manchmal aber auch länger dauern und sich vor allem bei der kleinsten Belastung wiederholen.

Schreibkrampf gehört zu den Leiden, bei denen man mit einer Akupressur-Selbstbehandlung besonders gute und schnelle Ergebnisse erreichen kann. Da die meisten von uns Rechtshänder sind und der Schreib-

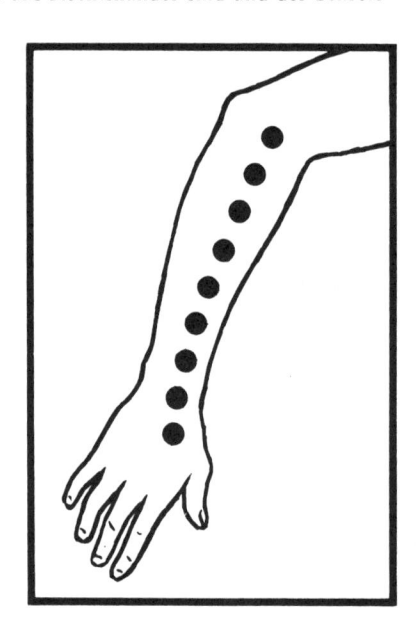

Es genügt, nur den kranken Arm zu akupressieren. Aber die Akupressur erfolgt immer von unten nach oben.

krampf rechts auftritt, wird mit den Fingerkuppen der linken Hand die rechte Hand, der rechte Arm und die rechte Schulter behandelt. Denn dort befinden sich die entscheidenden Punkte. Bei Linkshändern ist es natürlich umgekehrt.

Beim Schreibkrampf kann man mit der Akupressur zweierlei erreichen. Erstens kann man den Krampf und die Schmerzen, wenn sie sich einstellen, sehr rasch beseitigen. Zweitens kann man weiteren Schreibkrämpfen weitgehend vorbeugen.

Jeder, der hin und wieder Schreibkrämpfe bekommt, sollte deshalb nicht nur bei einem Anfall akupressieren, sondern regelmäßig jeden Tag zwei- bis dreimal, jeweils zwei bis drei Minuten lang. Und erst recht sollten alle diejenigen regelmäßig akupressieren, die häufig einen Schreibkrampf bekommen.

Wichtig ist, daß der kranke Arm ganz ruhig auf einer Unterlage liegt. Am besten, man setzt sich in einen Sessel und legt den Arm auf die Lehne.

Akupressiert werden alle Punkte mit einem kurzen, mittelstarken Druck. Man beginnt auf dem Handrücken **in der Furche zwischen Daumen und Zeigefinger**. Von dort aus akupressiert man mit allen vier Fingerkuppen der behandelnden Hand eine Linie, die über den Armrük-

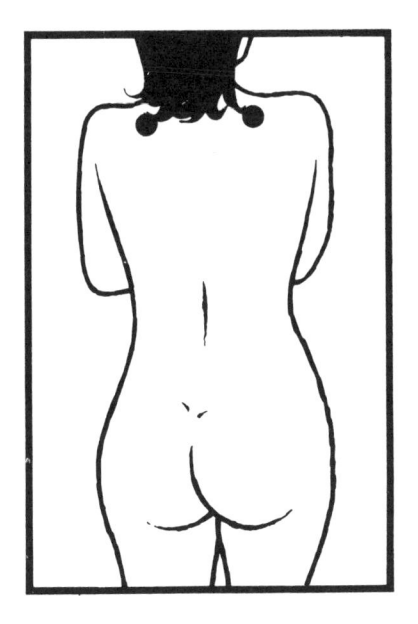

Von hier aus kann die Schultermuskulatur, aber auch der ganze Arm entkrampft werden.

Schreibkrampf

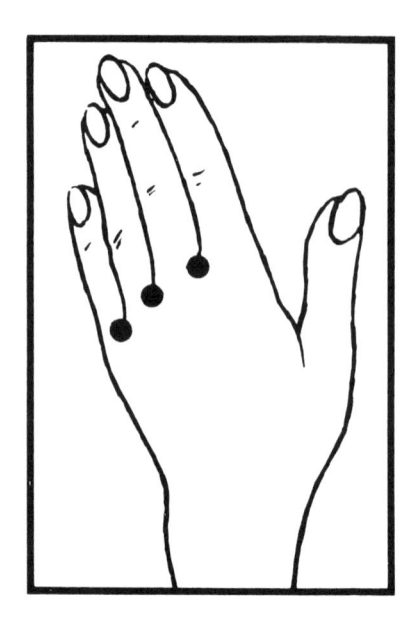

Je nach der Stärke des Schreibkrampfes muß an diesen Stellen leicht geklopft oder fest gedrückt werden.

ken hinaufführt bis zum Ellenbogen. Aber bitte immer von unten nach oben akupressieren. Nicht vom Herzen weg, sondern zum Herzen hin.

Den nächsten Punkt finden Sie, wenn Sie sich die linke Hand auf die **rechte Schulter** legen. Sie müssen mit der Hand so weit wie möglich nach oben gehen, ohne daß Sie sich allerdings verrenken. Nun drücken Sie einmal fest mit dem Mittelfinger. Merken Sie, daß Sie dort – Ihre Finger liegen dort, **wo der Rücken anfängt** – eine besonders druckempfindliche Stelle haben? Das ist der richtige Punkt.

Es folgen **drei Punkte auf dem Handrücken**. Sie liegen **genau zwischen den Knöcheln**. Man kann sie gleichzeitig mit Zeige-, Mittel- und Ringfinger der anderen Hand akupressieren. Man kann sie aber auch nacheinander in beliebiger Reihenfolge mit der Daumenkuppe behandeln. Machen Sie es so, wie es für Sie am bequemsten ist.

Zum Schluß kommen noch **drei Punkte** auf der Innenseite der Hand, **auf der Handfläche** also. Am erfolgreichsten behandelt man diese Punkte in einer ähnlichen Haltung, als wolle man sich selber die Hand geben. Nur muß der Daumen, der die Punkte akupressiert, in der Handfläche liegen und die Finger auf dem Handrücken.

Der erste dieser drei Punkte liegt etwa einen Fingerbreit **unterhalb des**

Schreibkrampf

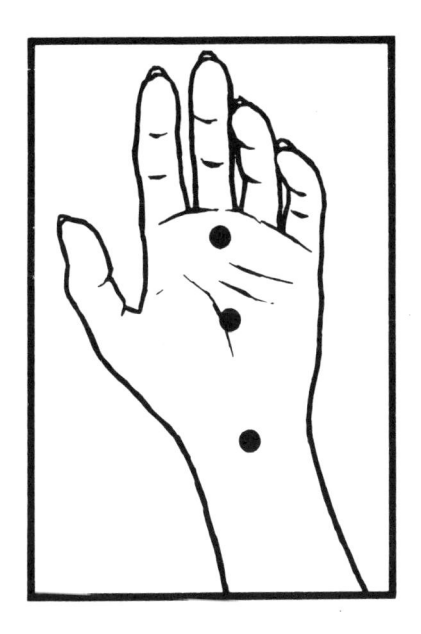

Alle drei Punkte reagieren auf den Akupressurdruck empfindlich. Menschen mit sehr zarten Händen können hier sogar Schmerz empfinden.

Mittelfingers. Der zweite genau **in der Mitte der Handfläche**. Dort, wo sie ihren tiefsten Punkt hat. Und der dritte befindet sich genau **in der Mitte des Handgelenks**. Alle drei Punkte reagieren empfindlich auf den Druck. Um sie bei den ersten Behandlungen zu finden, müssen Menschen mit festen und robusten Händen etwas fester oder sogar sehr stark drücken.

Nach ein, zwei Versuchen aber hat man es im Gefühl, wo die Punkte liegen. Dann genügt der mittelstarke Druck wie bei den anderen Punkten.

Schultergelenk-Rheuma

Ich hatte vor einiger Zeit ein kleines Erlebnis, von dem ich Ihnen berichten möchte. Ich war bei der Behörde, weil mein Ausweis verlängert werden mußte. Der Beamte, der die Eintragung vornahm, saß merkwürdig steif hinter seinem Schreibtisch. Sein linker Arm ruhte auf der Tischplatte. Beim Schreiben mit der rechten Hand bemühte er sich, nur die Hand, nicht aber den Arm zu bewegen. Und in regelmäßigen Abständen hob er die Schultern leicht nach oben.

Der Beamte hatte wohl meinen interessierten Blick gesehen. Denn er lächelte mich matt an und meinte: »Ich hab's in den Schultergelenken, wissen Sie. Über dreißig Jahre am Schreibtisch und immer die gleichen Bewegungen. Damit habe ich mir das Rheuma eingehandelt. Naja, bis zur Pensionierung werde ich schon noch durchhalten.«

Nun ist Rheuma ein ziemlich vager Sammelbegriff. Rheumatische Erkrankungen können in Gelenken, Muskeln, Nerven und Blutgefäßen auftreten. Sie können das Gehirn, die Haut, das Rippenfell, die Augen und das Herz befallen.

Noch länger ist die Liste der möglichen Ursachen. Bestimmte Erbanlagen, Veränderungen im chemischen Haushalt des Körpers, einseitige Überanstrengung, Erkältung, Infektionsherde, wie zum Beispiel kranke Zähne oder auch – nach der Theorie des österreichischen Arztes Dr. Otto Nuhr – Viren in der Wirbelsäule können ein rheumatisches Leiden zur Folge haben.

Rheuma muß ärztlich behandelt werden. Daran besteht kein Zweifel. Aber ich konnte dem Beamten bei der Behörde einige Punkte aus der Akupressur zeigen. Wenn man diese Punkte bei Schmerzen in den Schultergelenken mit der Fingerkuppe selber massiert, verschwinden die Schmerzen ohne Tabletten. Zumindest werden sie erheblich gelindert.

Der erste und wichtigste Akupressur-Punkt gegen Schultergelenkschmerzen liegt **auf dem Unterarm**. Nehmen wir einmal an, Sie haben die Schmerzen vorwiegend in der rechten Schulter. Dann legen Sie bitte die rechte Hand auf die linke Schulter. Mit der linken Hand umfassen Sie jetzt den rechten Unterarm, und zwar etwa in der Mitte zwischen der Spitze des Ringfingers und der Ellenbogenspitze.

Nun müssen Sie wieder etwas herumtasten, bis Sie den richtigen Punkt gefunden haben. Pressen Sie ruhig mit allen vier Fingern, die auf dem

Arm aufliegen. Schieben Sie die Haut in kreisenden Bewegungen hin und her. Dann finden Sie einen Punkt, der schmerzhaft reagiert. Manche Menschen haben bei der Pressur dieses Punktes das Gefühl, hier mit einer langen und dünnen Nadel bis tief ins Fleisch hineingestochen zu werden.

Nicht nur in der Akupressur, auch in der Akupunktur ist der Punkt bekannt. Er liegt auf dem Meridian, der Energiebahn mit der Bezeichnung »Dreifacher Erwärmer«, und er trägt die Nummer fünf auf diesem Meridian. Sein chinesischer Name lautet Oae-kuan.

Es handelt sich hier um einen sogenannten Kardinalpunkt. Was man darunter zu verstehen hat, geht sehr bildhaft und einleuchtend aus einem Vergleich hervor, der von dem Wiener Akupunkturarzt Dr. Johannes Bischko stammt. Die zwölf Meridiane, auf denen die Lebensenergie strömt, vergleicht Dr. Bischko mit geregelten Wasserläufen, mit Flüssen und Kanälen.

Nun gibt es aber auch noch die beiden Sondermeridiane. In ihnen fließt die Energie nicht. Sie ruht vielmehr in ihnen wie das Wasser in einem Stausee. Aus einem Stausee kann man je nach Bedarf mehr oder weniger Wasser herausfließen lassen. Für die Regulierung gibt es Schaltstellen. Um Schaltstellen handelt es sich auch bei den Kardinalpunkten. Durch Akupressur eines Kardinalpunktes öffnen sich die Energie-Schleusen der Sondermeridiane, und Energie fließt dorthin, wo sie gebraucht wird.

Sehr wichtig bei Schmerzen in den Schultergelenken ist auch der nächste Punkt. Er befindet sich direkt **auf der vordersten Spitze der Schulter** und ist mit der gegenüberliegenden Hand leicht zu finden, weil auch er wieder sehr druckempfindlich ist. Wie man ja überhaupt bei den allermeisten Akupressur-Punkten sagen kann: Dort, wo es beim Drücken und Pressen weh tut, ist es richtig.

Wenn die Schulterschmerzen schon länger bestehen, und wenn das Leiden bereits chronisch geworden ist, bilden sich hier an der vorderen Schulterspitze in vielen Fällen winzige Kügelchen unter der Haut. Bei leichter Akupressur mit dem Fingernagel spürt man sie unter dem Nagel wegrutschen. Ziel der Akupressur sollte es nun sein, diese Kügelchen zum Verschwinden zu bringen, sie aufzulösen. Aber bitte nicht mit Gewalt. Es darf nur mit leichtem Druck massiert werden. Nicht die einmalige Kraftanstrengung bringt den Erfolg, sondern die beharrliche Ausdauer. Eine chinesische Faustregel besagt, daß man diesen Punkt über längere Zeit morgens, mittags und abends jeweils ein bis zwei Minuten behandeln soll.

Bewährt hat sich schließlich auch der dritte Punkt. Er liegt dort, **wo das Schlüsselbein am weitesten nach vorne vorragt**, also ebenfalls in der Nähe des erkrankten Gelenks.

Schultergelenkrheuma

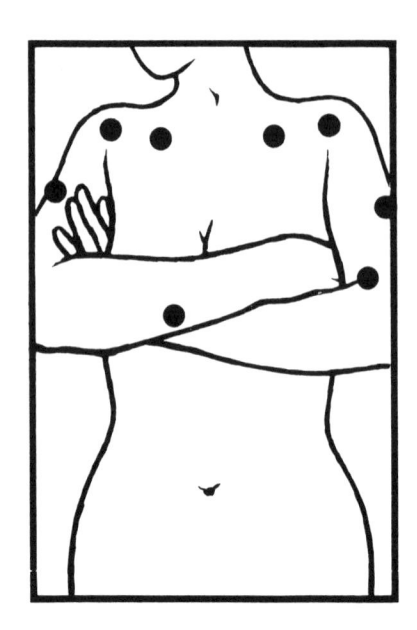

Rheuma in den Schultergelenken haben sehr viele Menschen mit einer sitzenden Beschäftigung. Diese Punkte können helfen.

Etwas weiter entfernt liegen noch einige andere Punkte, die man zur Unterstützung ebenfalls behandeln kann. Wenn Sie mal mit dem Daumen der rechten Hand den linken Handrücken abtasten, dann finden Sie sehr leicht die **Mittelhandknochen des Zeigefingers und des Daumens. Zwischen beiden Knochen**, dem Daumenballen direkt gegenüber, befindet sich weiches Gewebe. Dieses Gewebe müssen Sie mit dem Daumen in möglichst großen, kreisenden Bewegungen massieren.

Um den nächsten Punkt zu finden, legen Sie bitte den angewinkelten Arm gegen den Körper. Wenn Sie nun auf Ihren **Ellenbogen** hinuntersehen, können Sie erkennen, daß sich durch das Anwinkeln eine **Hautfalte** gebildet hat. Dort, wo die Falte aufhört, befindet sich der richtige Punkt, der behandelt werden muß. Auch hier genügt in den meisten Fällen eine leichte Akupressur. Doch das muß jeder für sich selber herausfinden. Wer zum Beispiel ausgesprochen schlank oder sogar hager ist, braucht weniger fest zu drücken als jemand, der hier Fettpölsterchen aufzuweisen hat.

Um den letzten Punkt zu finden, legen Sie bitte die ganze Handfläche auf die gegenüberliegende Schulter. Schulter und Arm müssen ganz entspannt sein.

Nun fahren Sie mit der Hand langsam nach unten. Was Sie da als leichte

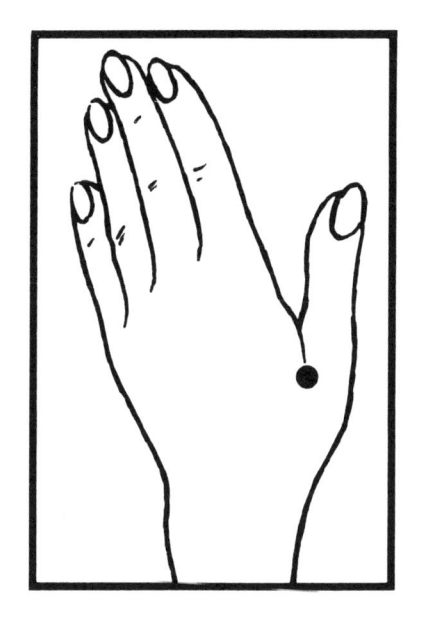

Zur Unterstützung kann auch dieser Punkt akupressiert werden. Vor allem in schweren Fällen darf er nicht ausgelassen werden.

Wölbung fühlen, ist der **Schultermuskel**. Sie können auch genau erfühlen, wo er am Oberarm aufhört. Dort, wo er seinen **untersten Punkt** erreicht, ist die richtige Stelle für die Akupressur.

Es gibt einen kleinen Trick, um diese Stelle noch leichter zu finden. Spannen Sie beim Suchen den Schultermuskel mal an. Er ist dann noch deutlicher zu fühlen. Nur: Wenn Sie den Punkt gefunden haben und ihn behandeln, dann muß der Muskel wieder völlig entspannt und locker sein.

Schwindelanfälle

Ich kenne Menschen, die balancieren in schwindelnder Höhe auf einem Seil. Andere stehen auf einem Berggipfel und blicken ohne Furcht in die Tiefe.

Aber es gibt unzählige Menschen, denen wird schon schwindlig, wenn sie zu Hause in der Wohnung auf der Treppenleiter stehen.

Es ist sehr eigenartig mit den Schwindelanfällen, die in der Medizin als »Vertigo« bezeichnet werden. Man sagt sich mit dem Verstand: Du kannst nicht fallen, du stehst fest mit beiden Beinen, auch wenn es neben dir tief nach unten geht.

Das sagt der Verstand. Trotzdem dreht sich alles vor den Augen. Man hat das Gefühl, überhaupt keinen festen Stand zu haben. Man glaubt, man fällt in die Tiefe. Deshalb schließt man die Augen und klammert sich irgendwo fest.

Es gibt viele Ursachen für die Neigung zu Schwindelanfällen. Manchmal ist ein schwacher Kreislauf daran schuld. Dann wird das Gehirn zuwenig durchblutet. Die erbliche Veranlagung spielt ebenfalls eine Rolle. Wenn Vater oder Mutter leicht Schwindelanfälle bekommen, betrifft das oft auch die Kinder. Es kann eine Lähmung der Augenmuskeln vorliegen. Und am

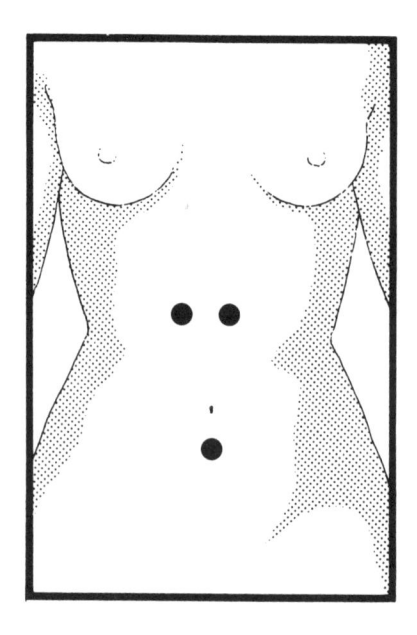

Diese drei Punkte helfen nicht nur bei Schwindelanfällen. Sie liefern auch bei allen anderen Schwächezuständen neue Energie.

Schwindelanfälle

häufigsten besteht eine krankhafte Reizung im sogenannten Labyrinth im Innenohr – dort, wo unser Gleichgewichtssinn seinen Platz hat.

Es gibt einen Akupressurpunkt, der nach allen bisherigen Erfahrungen immer und auch sofort hilft. Dieser Punkt heißt in China »Meer der Energie«, und er liegt **zwei Querfinger unterhalb des Nabels.** Mit Zeige- und Mittelfinger der linken Hand mißt man die Entfernung. Mit einem Finger der rechten Hand wird akupressiert, indem man mit dem Fingernagel in die Bauchdecke regelrecht hineinpiekst. Zehnmal hintereinander, das genügt meistens. Wenn man merkt, daß der Schwindelanfall früher aufhört, hört man auch mit der Akupressur dieses Punktes auf.

Für den akuten Schwindelanfall genügt dieser Punkt. Für eine Dauerbehandlung müssen weitere Punkte akupressiert werden. Alle Punkte dreimal am Tag, jeweils zehn Sekunden lang mit leichtem Klopfen und auf beiden Körperseiten.

Man stellt sich **eine Linie vom Knöchel des kleinen Fingers bis zum Ellbogen vor.** Diese Linie wird von unten nach oben akupressiert.

Einen Fingerbreit **über dem inneren Ende der Augenbrauen** wird ebenfalls akupressiert. Mit den Kuppen der Mittelfinger kann man das leicht auf beiden Seiten gleichzeitig machen.

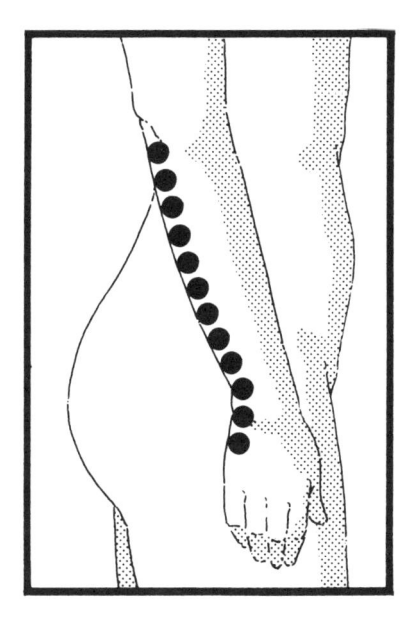

Wer zu Schwindelanfällen neigt, sollte diese Punkte regelmäßig akupressieren.

Schwindelanfälle

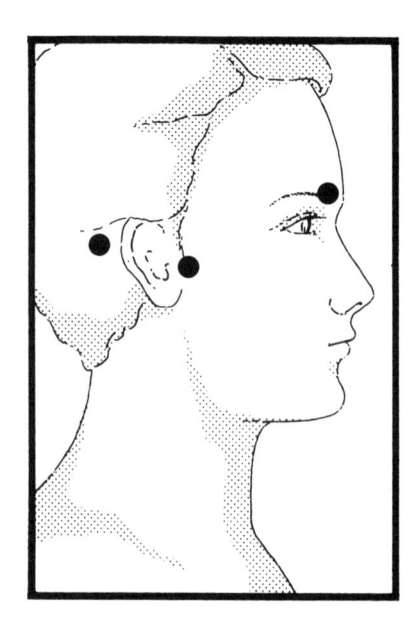

Die Stärke des Drucks richtet sich danach, wie schwer der Anfall ist.

Wenn man etwa von der **Ohrmitte** ausgeht und sich mit den Kuppen der Mittelfinger in Richtung zum Hinterkopf tastet, kommt man auf halbem Weg in eine **Mulde** zwischen den Knochen. Diese Mulde wird akupressiert. Für den Fall, daß die Schwindelanfälle häufig kommen, muß hier mit starkem Druck akupressiert werden.

Von der **Ohrmitte** geht man auch bei den nächsten Punkten aus. Jedoch nicht nach hinten zum Hinterkopf, sondern nach **vorn zu den Augen** hin. Man legt die Ringfinger so hin, daß man so eben noch die Ohrmuschel berührt. Bei etwas festerem Zudrücken ist auch hier eine Mulde spürbar. Leichtes Klopfen genügt in leichten Fällen. In schweren Fällen drückt man fest zu und schiebt die Haut gegen die umliegenden Knochen hin und her. Den Druck spürt man noch Minuten nach der Behandlung. Er kann bis ins Innenohr ausstrahlen, also bis ins Gleichgewichtszentrum.

Der letzte Punkt hilft vor allem dann, wenn einem im Auto, im Zug, im Flugzeug oder auf dem Schiff leicht schwindlig wird. Auf der Brust tastet man sich von oben nach unten, bis man **die fünfte Rippe** gefunden hat. Das ist gut eine Handbreit oberhalb des Bauchnabels. Die inneren Spitzen der fünften Rippe werden akupressiert, aber auch in schweren Fällen immer nur mit leichtem Klopfen, weil es sonst leicht zu Übelkeit kommen kann.

Sehstörungen: Kurz- und Weitsichtigkeit

Geschieht es Ihnen auch manchmal, daß Sie morgens nach dem Aufwachen Ihre Umgebung erst einmal nur leicht verschwommen sehen können? Oder merken Sie, daß es anstrengend ist, kleingedruckte Buchstaben zu lesen? Oder merken Sie, daß Sie abends bei Lampenlicht schlechter sehen können als tagsüber? Und haben Sie schon einmal festgestellt, daß Sie schlechter sehen können, wenn Sie einen anstrengenden Tag hinter sich haben, wenn Sie sozusagen fertig und »geschafft« sind?

Laut Statistik hat jeder zweite von uns hin und wieder Sehstörungen. Mit zunehmendem Alter werden diese Störungen häufiger. Aber selbst Kinder werden in zunehmendem Maß nicht mehr davon verschont. Sehen Sie sich nur einmal um: Sie werden erstaunt sein, wie viele Kinder bereits eine Brille tragen.

Im alten China galt es als ein Zeichen für Weisheit, wenn man eine Brille trug. Denn die Brille zeigte allen anderen an, daß man lesen und schreiben konnte.

Allerdings war eine kleine Mogelei dabei. Denn die Brillengläser waren meistens aus Fensterglas. Damals war also eine Brille eine Art Statussymbol. Heute ist sie das nicht mehr. Wer heute eine Brille tragen muß, will nicht zeigen, daß er klug und weise ist. Er muß sie tragen, weil er nicht richtig sehen kann.

Die Ursachen dafür sind ganz unterschiedlich. Es kann sich um eine Bindehautentzündung handeln, um eine Konjunktivitis. Dabei sind die Augen gerötet, sie brennen, jucken und tränen. Eine Bindehautentzündung entsteht, wenn die Schleimhäute der Augen übermäßig gereizt werden: durch Staub, durch Zugluft, durch Gase in bestimmten Berufen, durch zu starke Sonnenbestrahlung im Urlaub, durch eine Erkältung oder auch durch Zigarettenrauch. Wirte und Kellner, die in stark verräucherten Lokalen arbeiten müssen, sind besonders gefährdet.

Wenn eine Bindehautentzündung nicht vom Arzt behandelt wird, kann eine Entzündung der Hornhaut die Folge sein. Dabei hat man nicht nur gelegentliche Sehstörungen, man sieht vielmehr alles nur noch mehr oder weniger verschwommen.

Sehstörungen sind auch die Folge von grauem und grünem Star. Beim grauen Star ist die Linse des Auges, die normalerweise glasklar ist, getrübt. Der graue

Sehstörungen: Kurz- und Weitsichtigkeit

Star kann angeboren sein. Oder man bekommt ihn mit zunehmendem Alter. Zuckerkrankheit oder Hormonstörungen können ebenfalls einen grauen Star zur Folge haben.

Beim grünen Star ist der Innendruck im Auge erhöht. Der Sehnerv, der aus dem Auge zum Gehirn führt, und die Netzhaut werden geschädigt. Als Folge davon läßt die Sehschärfe immer mehr nach. Blindheit ist unweigerlich das Endstadium, wenn das Leiden nicht ärztlich behandelt wird.

Die häufigsten Erkrankungen der Augen aber sind Kurz- und Weitsichtigkeit. Um zu verstehen, worum es sich dabei handelt, muß man etwas über die Funktion der Augen wissen.

Das Auge muß sich dauernd umstellen. Je nachdem, ob man etwas Nahes oder etwas Entferntes betrachtet. Und je nachdem, ob es helle oder dunkle Gegenstände sind.

Diese dauernde Umstellung geht wie bei einem Fotoapparat vor sich. Da müssen ja auch je nach Bedarf Blende, Belichtungszeit und Entfernung eingestellt werden.

Das gesunde Auge macht das alles vollautomatisch. Wichtig dafür sind sechs Muskeln, die das Auge umgeben, es an seinem Platz festhalten und für Bewegung und Anpassung sorgen.

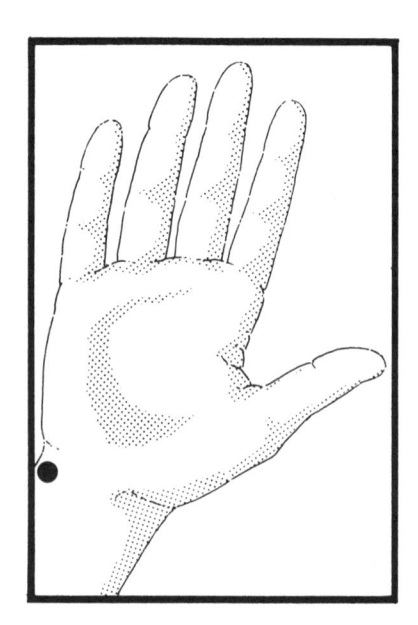

Es muß fest akupressiert werden. Aber nicht so fest, daß man den auch hier spürbaren Pulsschlag abschneidet.

Sehstörungen: Kurz- und Weitsichtigkeit

Wenn diese Muskeln zu straff sind, drücken sie das Auge in die Länge. Dann erscheint das, was man sieht, nicht auf der Netzhaut, sondern bereits davor. In diesem Fall ist man kurzsichtig.

Es kann auch geschehen, daß die sechs Augenmuskeln schlaff werden. Dann wird der Augapfel nicht zusammengedrückt – er geht in die Breite. Das, was man sieht, erscheint ebenfalls nicht auf der Netzhaut, es erscheint dahinter. Das Ergebnis ist Weitsichtigkeit.

In allen Fällen von Sehstörungen braucht man den Arzt. Doch mit Akupressur kann man seine Verordnungen erheblich unterstützen. Vor allem bei Kurz- und Weitsichtigkeit.

Der erste Punkt, der akupressiert werden muß, liegt **im Handgelenk.** Wenn Sie die Hand leicht anwinkeln, sehen Sie die **Handgelenksfurche** oder – um es einfach auszudrücken – eine Falte in der Haut.

In dieser Furche, und zwar unterhalb des Daumenballens, fühlt der Arzt den Puls. Um bei Sehstörungen zu akupressieren, geht man aber in der Furche nach außen, bis man unterhalb des kleinen Fingers angekommen ist. Dort spürt man beim Tasten einen **kugelförmigen Knochen.** Hier muß mit festem Druck akupressiert werden, indem man die Haut mit dem Daumen der anderen Hand unter starkem Druck hin- und herschiebt. Am besten macht man kreisende

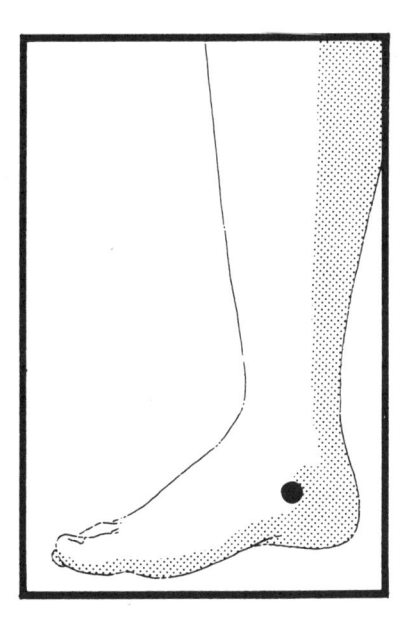

Bevor Sie akupressieren, probieren Sie durch Anspannung und Lockerlassen der Muskeln, ob Sie wirklich ganz entspannt sind.

Sehstörungen: Kurz- und Weitsichtigkeit

Bewegungen. Erst links, dann rechts. Fünfmal am Tag, auf jeder Seite etwa zwanzig Sekunden lang.

Der nächste Punkt befindet sich **an den Füßen**. Denn auch von hier aus gibt es nervliche Verbindungen zu den Augen. Akupressiert wird **die Mulde zwischen dem inneren Fußknöchel und der Achillessehne**. Wieder sehr fest, fünfmal hintereinander und fünfmal am Tag. Erst am linken Fuß, dann am rechten. Am bequemsten geht es, wenn man ein Bein über das andere legt und während der Akupressur alle Muskeln entspannt.

Der nächste Punkt darf nicht kräftig, sondern nur sehr leicht akupressiert werden. Er liegt **auf dem Kopf, genau in der Mitte des Scheitels**. Man akupressiert ihn morgens nach dem Aufwachen mit leichtem Klopfen, dreimal hintereinander.

Schließlich folgen zwei Punkte **im Gesicht**. Erst einmal **die Nasenflügel**, die mit leichtem Klopfen von Daumen und Zeigefinger akupressiert werden. Das kann beliebig oft gemacht werden. Besonders wirksam ist es, die Nasenflügel immer dann zu akupressieren, wenn man merkt, daß die Sehschärfe nachläßt. Und das kann – ich deutete es schon an – von der jeweiligen Verfassung, vom Gemütszustand und von der Stimmung abhängig sein.

Beliebig oft – das gilt auch für die letzten Punkte. Sie befinden sich **oben auf**

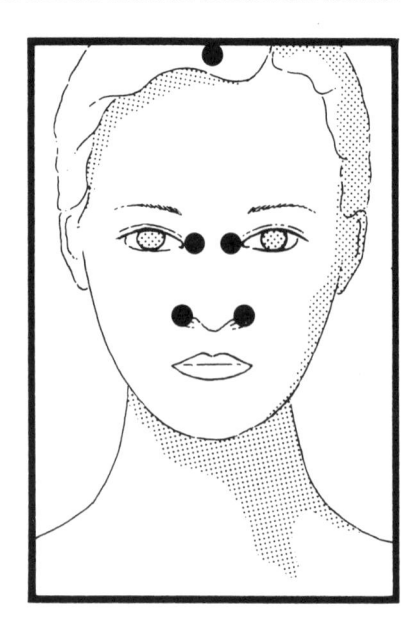

Alle Punkte oberhalb der Lippen sind empfindlich. Seien Sie bei der Akupressur vorsichtig.

der Nase. Genau dort, wo der Brillenbügel liegt, wenn man eine Brille trägt. Jeder Brillenträger akupressiert hier hin und wieder ganz automatisch mit Daumen und Zeigefinger, wenn das Brillentragen lästig geworden ist oder sogar einen drückenden Schmerz hinterlassen hat.

Besonders bei Sehstörungen muß man mit der Akupressur Geduld und Ausdauer haben. Und es kommt wesentlich darauf an, so früh wie möglich anzufangen und auch dann nicht aufzuhören, wenn man die ersten Besserungen spürt.

Sexualität

Es kann hier nicht die Rede sein von Geschlechtskrankheiten wie Tripper oder Syphilis. Es kann auch nicht die Rede sein von Erkrankungen des Unterleibs wie Prostataleiden, Gebärmutterschwäche oder Krebs.

Bei all diesen Leiden kann die Akupressur nicht helfen. In Japan und China sind zwar Versuche in dieser Richtung unternommen worden, unter anderem an der Universität von Shanghai.

Die Ergebnisse waren jedoch so spärlich, daß man sie nicht verallgemeinern kann. Die Behandlung all dieser Leiden kann und darf nur vom Arzt durchgeführt werden.

Wohl aber kann die Rede davon sein, daß die Akupressur den Menschen helfen kann, auch auf sexuellem Gebiet bis ins Alter ein gesundes und erfülltes Leben zu führen. (Siehe dazu die Stichworte Impotenz und Frigidität.)

Sodbrennen

Wer genießen will, der muß auch mit Beschwerden dafür bezahlen können. So lautet ein altes chinesisches Sprichwort. Bei uns im Westen heißt es kürzer und knapper: kein Genuß ohne Reue.

Was das bedeutet, haben wir alle schon mehr als einmal am eigenen Leib erfahren. Jeder auf seine Weise. Da ist zum Beispiel einer, der genießt es, einen ganzen Abend und die halbe Nacht lang zu tanzen. Das Ergebnis am nächsten Morgen: er hat einen Muskelkater, mit dem er für seinen Spaß bezahlen muß. Ein anderer genießt es, mit Freunden oder allein einige Flaschen Wein zu leeren. Auch er kommt meistens nicht ungeschoren davon. Denn am nächsten Tag hat er einen Kater und wünscht den Alkohol zum Teufel.

Auch viele Freunde eines reichlichen und gut gewürzten Essens wissen vom Bezahlen des Genusses ein Lied zu singen. Kaum ist das saftige Eisbein oder das pikant und scharf zubereitete chinesische Gericht gegessen – schon geht es los. Aus dem Magen zieht ein brennender Reiz nach oben. In wenigen Augenblicken hat dieser Reiz das Innere des Halses erreicht. Jetzt schmerzt es vom Magen bis zum Hals. Man hat zwar immer schon gewußt, daß man eine Speiseröhre besitzt, durch die die Speisen in den Magen gelangen. Aber nun spürt man sie auf einmal. Denn es ist die ganze Speiseröhre, die hier plötzlich Beschwerden macht. Und wie man diese Erscheinung nennt, das wissen wir alle: Sodbrennen.

Sodbrennen entsteht durch einen Überschuß an Magensäure. Magensäure, das ist eine klare Flüssigkeit mit saurem Charakter. Sie wird von unzähligen Drüsen produziert, und zwar in der erstaunlichen Menge von anderthalb bis zwei Liter pro Tag. Sie besteht aus Salzsäure, Pepsin, Gastrin, Casein und einer ganzen Reihe weiterer Drüsensekrete. Die Aufgabe der Magensäure besteht darin, die Nahrung auf die eigentliche Verdauung in Dick- und Dünndarm vorzubereiten. Sie besorgt also einen chemischen Prozeß.

Nun ist der obere Eingang des Magens so eingerichtet, daß er normalerweise nur etwas, was man gegessen oder getrunken hat, von oben nach unten durchläßt. Auch die Speiseröhre arbeitet ja beim gesunden Menschen immer nur in wellenförmigen Bewegungen von oben nach unten.

Beim Sodbrennen – wie auch beim Aufstoßen oder Erbrechen – dringt jedoch auch etwas von unten nach oben. Beim Sodbrennen ist es die überschüssige Magensäure.

Wer häufig an Sodbrennen leidet, bekommt prompt den Rat, keine gebratenen Speisen mehr zu essen. Er soll auf Gewürze, Kaffee und süße Speisen verzichten. Er soll rundherum auf alles verzichten, was ihm doch bisher so gut geschmeckt hat. Und wer tut das schon gern!

Nun kann Sodbrennen das Anzeichen einer Entzündung der Magenschleimhaut sein. Dann kommen allerdings noch einige andere Beschwerden hinzu. Man hat eine blasse Hautfarbe, der Magen reagiert auf den leichtesten Druck mit Schmerzen, die Zunge ist belegt, man fühlt sich übel und neigt zu Erbrechen und Schwindelanfällen.

Bei einer Magenschleimhautentzündung muß man zum Arzt. Da führt kein Weg vorbei. Und man muß auch tatsächlich auf vieles verzichten, was einem früher geschmeckt hat.

Beim normalen Sodbrennen aber kann man sich durch Akupressur sehr leicht und sehr rasch selber helfen. Tasten Sie einfach mit dem Daumen vom Kehlkopf senkrecht nach unten. Zunächst ist da noch das Weiche des Halses zu fühlen. Aber dann beginnt der Knochen des **Brustbeins**. Und genau dort müssen Sie mit einem kurzen und kräftigen Druck zudrücken. Nicht in den Hals hinein, als ob Sie sich erwürgen wollten, sondern die Haut fest gegen den Knochen drücken.

Ich habe es selber ausprobiert, als ich einmal Sodbrennen hatte. Bei mir

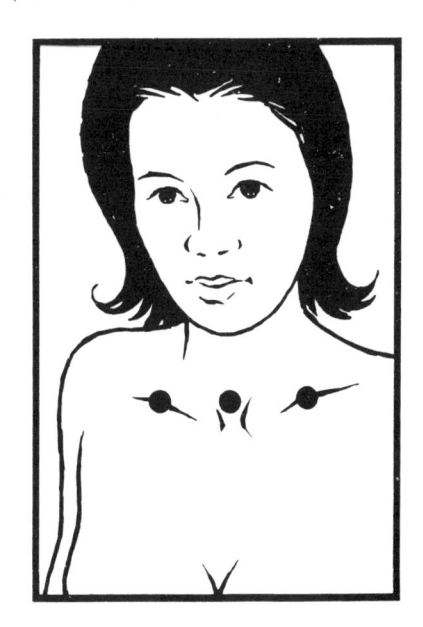

Sodbrennen verschwindet oft bereits nach kurzer Akupressur dieser drei Punkte.

genügte ein dreimaliger kurzer Druck, und das Sodbrennen war verschwunden. Wenn es bei Ihnen länger dauert, können Sie auch mehrere Male akupressieren. Und wenn es immer noch nicht hilft, gibt es zwei weitere Behandlungspunkte in der Akupressur. Tasten Sie mit den Mittelfingern beider Hände vom Brustbein aus nach links und nach rechts. Die Knochen, die Sie hier unter der Haut spüren, das sind die beiden Schlüsselbeine. Sie werden selber sofort merken, daß die **Schlüsselbeine** nicht in einer schnurgeraden Form in Richtung Schultern verlaufen, sondern ganz leicht nach oben gewölbt sind. Dort, wo sie ihren höchsten Punkt erreicht haben, muß bei Sodbrennen – oder besser: bei hartnäckigem Sodbrennen – akupressiert werden.

Bei allen drei Punkten, also beim Brustbein in der Mitte und bei den Schlüsselbeinen links und rechts, hat man eine sehr einfache Kontrolle, ob man die richtigen Punkte auch wirklich gefunden hat. Denn alle drei Punkte, die auch aus der Akupunktur bekannt sind, reagieren empfindlich auf den Druck der Fingerspitzen.

Wer häufig Sodbrennen hat, sollte meiner Ansicht nach jedoch nicht nur bei einem akuten Anfall akupressieren, sondern jeden Tag etwas zur Vorbeugung tun. Auch von den Chinesen wird das dringend empfohlen.

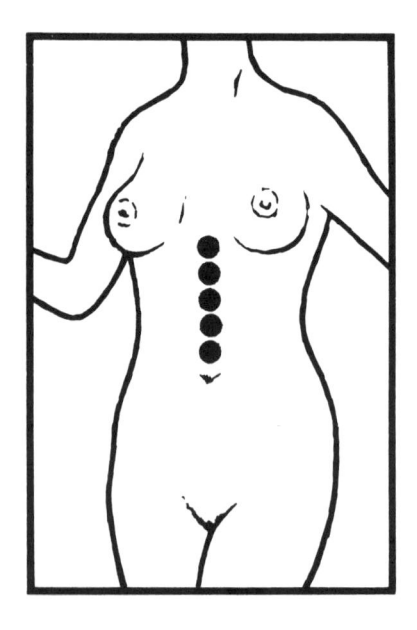

Zur Vorbeugung werden diese Punkte morgens noch vor dem Aufstehen im Bett akupressiert.

Man braucht zur **Vorbeugung** jeden morgen nur zwei bis drei Minuten, und man akupressiert sich noch vor dem Aufstehen im Bett.

Zunächst legt man sich auf den Rücken und entspannt alle Muskeln. Dann legt man sich Zeige-, Mittel- und Ringfinger beider Hände auf die **Magengrube**, also direkt unter das Brustbein. Dann wird zwei- bis dreimal kurz akupressiert. Aber diesmal bitte nur leicht drücken, weil man sonst leicht einen dumpfen Magenschmerz bekommt.

Danach akupressiert man – ebenfalls mit den sechs Fingern – **etwas tiefer**. Wieder zwei- bis dreimal.

Und schließlich noch einmal etwas tiefer, so daß man etwa die **Nabelgegend** erreicht hat. Bei allen diesen Punkten wird der Akupressur-Druck grundsätzlich **nur beim Ausatmen** ausgeübt. Zum Schluß legt man beide Hände übereinander auf den Magen und übt – wieder beim Ausatmen – einen leichten Druck mit der gesamten Handfläche aus.

Nach den Erfahrungen chinesischer Ärzte reguliert diese vorbeugende Akupressur nicht nur die Säurebildung. Sie fördert auch die Durchblutung des Magens, sorgt für einen besseren Stoffwechsel und verhindert die Bildung von Gasen. Ein sehr breites Anwendungsgebiet also. Es kommt nur darauf an, daß man diese Akupressur regelmäßig durchführt und keinen einzigen Tag ausläßt.

Stoffwechselleiden

Was beim Stoffwechsel in unserem Körper vor sich geht, läßt sich in einem einzigen einfachen Satz ausdrücken: Die Nahrung, die aus Essen und Trinken besteht, wird in Stoffe umgewandelt, die der Körper zum Leben braucht.

So einfach das klingt, so vielfältig und kompliziert ist es in Wirklichkeit.

Die Nahrung hat sechs wichtige Bestandteile: Kohlehydrate, Fett, Eiweiß, Wasser, Mineralsalze und Vitamine. Was mit diesen Grundstoffen im Körper im einzelnen geschieht, ist auch heute noch nicht restlos geklärt. Wir wissen allerdings, daß es sich um einen chemischen Vorgang handelt, der selbst in der modernsten chemischen Fabrik nicht nachvollzogen werden kann. Es ist einfach nicht möglich, Apparate zu bauen, die so arbeiten wie der menschliche Organismus.

Nehmen wir nur einmal die Kohlehydrate. Dabei handelt es sich um Zucker und Stärke. Mund- und Bauchspeichel sowie der Darmsaft verwandeln die Kohlehydrate in Traubenzucker. Der Traubenzucker gelangt ins Blut und wird durch die Adern zu den Muskeln gebracht. Die Muskeln

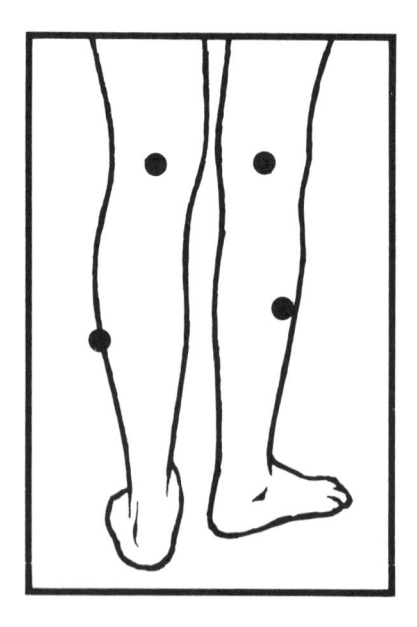

Die ersten Punkte, von denen aus der Stoffwechsel reguliert wird, liegen in den Kniekehlen und auf den Waden.

brauchen ihn sozusagen als Brennstoff, um tätig werden zu können, um zu arbeiten. Und damit für den Notfall immer eine Brennstoff-Reserve vorhanden ist, wird ein Teil des Zuckers in der Leber gespeichert. Sobald man anfängt, die Muskeln zu bewegen, wird er freigegeben. Und er wird zum Beispiel auch dann freigegeben, wenn man hungert. Denn auch dann brauchen ja die Muskeln ihre Kraftnahrung.

Oder nehmen wir den Eiweiß-Stoffwechsel. Er findet im Magen und im Darm statt. Durch die verschiedenen Säfte, Sekrete und Fermente wird das Eiweiß in seine Bestandteile zerlegt. Und es sind eine ganze Reihe von Bestandteilen: Kohlenstoff, Wasserstoff, Sauerstoff, Stickstoff, Schwefel und Phosphor. Sie werden gebraucht, damit der Körper ständig neues Gewebe bilden kann.

Das Fett wird im Darm in seine verschiedenen Bestandteile aufgespalten, und zwar vornehmlich von der Gallenflüssigkeit, die aus der Leber über die Gallenblase kommt. Fett ist von entscheidender Bedeutung für den Wärmehaushalt des Körpers. Ohne Fett würden wir kläglich erfrieren.

Kommen noch Wasser, Mineralsalze und Vitamine, die im Körper zu verschiedenen Aufgaben gebraucht werden. Wasser dient als Transport-

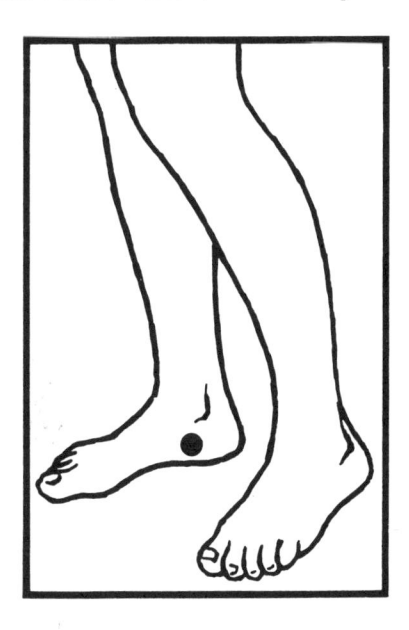

Am besten erreicht man den Punkt an der Innenseite des Fußes, wenn man die Beine übereinanderlegt.

Stoffwechselleiden

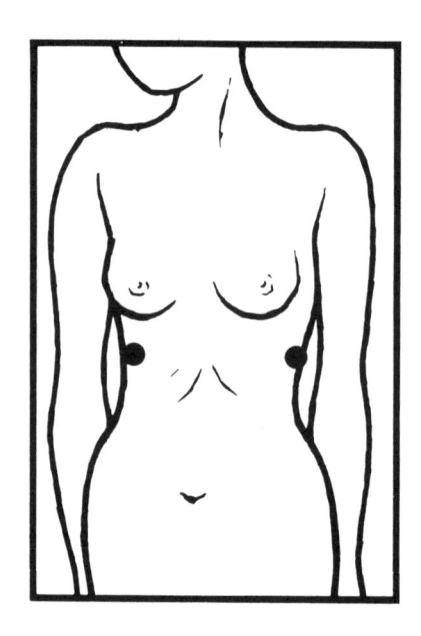

Diese Punkte liegen direkt unter den elften Rippen. Die meisten Menschen sind hier sehr empfindlich.

mittel, Mineralsalze helfen beim Aufbau der Zellen, Vitamine benötigen wir, um uns wohl zu fühlen und Abwehrkräfte gegen Krankheiten zu haben.

Man kann den Stoffwechsel auch mit einem Räderwerk vergleichen. Unzählige Rädchen greifen ineinander. Und sobald auch nur ein einziges nicht mehr funktioniert, gerät das ganze Räderwerk in Unordnung. Oder es bleibt sogar stehen.

So ist es auch mit dem Stoffwechsel. Wenn irgendwo ein Fehler auftaucht, kommt es zu einer Stoffwechselkrankheit. Die häufigste ist heute die Zuckerkrankheit, bei der zuviel Zucker ins Blut gelangt. Die Gicht mit Schmerzen in den Gelenken ist seltener geworden. Ebenso wie die echte Fettsucht, bei der man auch dann zunimmt, wenn man sich normal ernährt. Skorbut, eine Vitaminmangelkrankheit, ist so gut wie ausgestorben. Nur Rachitis, die bei einem Mangel an Vitamin D auftritt, spielt noch heute eine Rolle.

Aber es muß nicht immer eine der großen Stoffwechselkrankheiten sein, die die Gesundheit beeinträchtigt. Leichte Ermüdbarkeit, dauerndes Frieren, innere Unrast, Konzentrationsschwäche, schlechtes Allgemeinbefinden ohne besondere Schmerzen an einer bestimmten Stelle – das

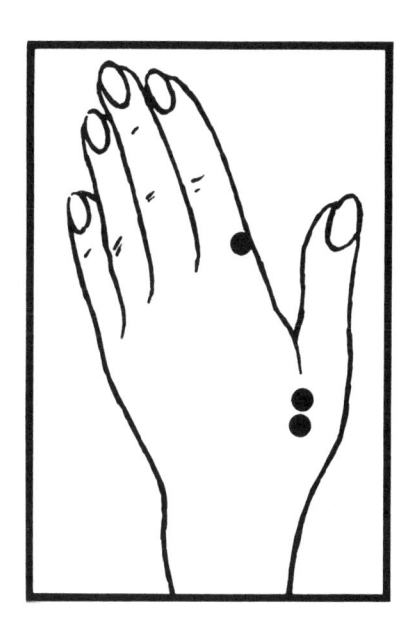

Bei den drei Punkten auf der Hand ist normalerweise nur ein leichtes Klopfen erforderlich.

alles und noch vieles mehr kann die Folge eines gestörten Stoffwechsels sein.

In der Akupressur gibt es eine ganze Reihe von Punkten, die als spezielle Stoffwechselpunkte bekannt sind. Bei der Behandlung sollte man nach dem Motto vorgehen: Vorbeugen ist besser als heilen. Wenn man mit der Akupressur erst anfängt, wenn der Stoffwechsel schon nicht mehr in Ordnung ist, dauert es auf jeden Fall länger. Deshalb sollte man sich sagen: Ich mache jeden Tag einige Minuten Akupressur, dann bekomme ich erst gar keinen gestörten Stoffwechsel.

Die beiden wichtigsten Punkte befinden sich an den Beinen, und sie sind nicht nur in der Akupressur, sondern auch in der Akupunktur bekannt.

Der erste liegt **genau in der Mitte der Kniekehle**, sowohl links wie auch rechts. Man setzt sich bequem und locker hin, beugt sich leicht nach vorn und legt sich am besten die Mittelfinger in die Kniekehlen. Nun massiert man auf beiden Seiten gleichzeitig zwanzig bis dreißig Sekunden lang. Man merkt dabei nichts Besonderes, denn die Punkte sind nicht druckempfindlich wie viele andere Akupressurpunkte. Aber sie haben ihre Wirkung, und sie wirken nach innen.

Den zweiten Punkt am Bein spürt man während der Behandlung ganz deutlich. Er liegt **auf den Waden genau in der Mitte zwischen den äußeren Knöcheln und den Außenseiten der Kniegelenke**. Hier genügt es, jeden Tag einmal fest zu akupressieren, um den Stoffwechsel in Ordnung zu halten.

Der nächste Punkt liegt an der **Innenseite des Fußes unterhalb des Innenknöchels** und ein kleines bißchen weiter nach vorn in Richtung zum großen Zeh. Man muß ein bißchen suchen, um ihn zu finden. Aber wenn man ihn gefunden hat, spürt man es sofort. Es gibt Menschen, die schreien vor Schmerzen auf, wenn dieser Punkt fest akupressiert wird. Das ist immer ein Zeichen dafür, daß der Stoffwechsel bereits in Unordnung geraten ist. Selbst dann, wenn man überhaupt noch keine Beschwerden hat.

Dann kommt ein Punkt, der sich **in der Hüfte am Ende der elften Rippe** befindet. Die meisten Menschen sind hier ziemlich empfindlich. Aber es genügt völlig, nur leicht mit den Fingerkuppen zu klopfen. Und es genügen auch zwanzig bis dreißig Sekunden.

Schließlich folgen noch **drei Punkte auf jedem Handrücken**. Der erste liegt **neben dem Grundgelenk des Zeigefingers**. Die beiden anderen befinden sich **oberhalb der Falte, die sich bildet, wenn man Daumen und Zeigefinger zusammenpreßt**. Bei allen drei Punkten auf der Hand genügt wieder ein leichtes Klopfen.

Ich habe Ihnen schon einige Male gesagt, daß die Akupressur den Arzt nicht ersetzen kann. Auch beim Stoffwechsel ist das so. Durch die Akupressur der beschriebenen Punkte kann man Stoffwechselleiden verhindern. Und wenn man bereits ein Stoffwechselleiden hat, kann man die Heilung beschleunigen. Aber ich muß immer wieder betonen: Nehmen Sie trotzdem die Hilfe eines Arztes in Anspruch.

Trigeminusneuralgie

Trigeminus ist ein Wort aus der lateinischen Sprache und bedeutet soviel wie Drilling. In der medizinischen Fachsprache wird als Trigeminus ein Nerv bezeichnet, der in der Schläfengegend aus dem Gehirn herauskommt und sich dann in drei Äste aufteilt. Ein Drillingsnerv also.

Der Trigeminus gehört zu den zwölf Hirnnerven, die sich in einer Hinsicht von allen anderen Nerven unterscheiden. Die anderen verlaufen vom Gehirn zunächst einmal ins Rückenmark und von dort zu den Organen, die sie zu versorgen haben. Die Hirnnerven dagegen kommen mit dem Rückenmark nicht in Berührung. Sie verlaufen vom Gehirn aus direkt dorthin, wo sie benötigt werden. Der Sehnerv gehört dazu, der Hörnerv, der Riechnerv – und eben der Trigeminus.

Der oberste seiner drei Äste läuft zu den Augen, der mittlere versorgt den Oberkiefer, und der untere den Unterkiefer. Ohne den Trigeminus, den es sowohl auf der rechten wie auch auf der linken Seite gibt, hätten wir überhaupt kein Gefühl im Gesicht. Und ohne den Trigeminus könnten wir nicht einmal kauen.

Durch Ursachen, die bis heute noch nicht restlos geklärt sind, kommt es bei vielen Menschen zu einer Reizung dieses Nervs. Man spricht dann von einer Trigeminusneuralgie. Plötzliche Schmerzen treten auf, meist nur in der einen Gesichtshälfte. Schmerzen, die sich bis zur Unerträglichkeit steigern können und einem die Tränen in die Augen treiben. Manchmal verschwinden sie schon nach wenigen Sekunden wieder. Oft genug aber quälen sie einen Menschen tagelang.

Wenn Sie an einer Trigeminusneuralgie leiden und zum Arzt gehen, wird er zunächst untersuchen, ob Sie einen Eiterherd an den Zähnen, eine Nebenhöhlenerkrankung oder ein Augenleiden haben. Denn möglicherweise sind diese Krankheiten die auslösende Ursache.

Aber wie gesagt: nur möglicherweise. In den meisten Fällen muß die Medizin passen, wenn es darum geht, die Ursachen festzustellen. Es ist nämlich nicht festzustellen, warum der Trigeminus gereizt ist.

Es bleibt dann der Medizin nur eines übrig: der Versuch, die Schmerzen wenigstens ein bißchen zu lindern. Mit Wärmeanwendungen wie heißen Auflagen, mit schmerzstillenden Tabletten, mit Spritzen – oder mit einer operativen Durchtrennung des Nervs.

Trigeminusneuralgie

Was eine solche Operation betrifft, kann ich allerdings nur dem Beispiel vieler Ärzte folgen und davor warnen. Man sollte sie nur dann durchführen lassen, wenn es beim besten Willen nicht mehr anders geht. Denn sie hat sehr oft eine höchst fatale Folge: Eine Gesichtshälfte wird gelähmt. Man kann sie nicht mehr bewegen, und man hat auch kein Gefühl mehr. Wenn dieses schreckliche Unglück erst einmal geschehen ist, läßt es sich nie mehr rückgängig machen.

Bei Trigeminusneuralgie lohnt sich auf jeden Fall der Versuch, die Schmerzen durch Akupressur zu beseitigen. Die chinesischen Erfahrungen, die in Statistiken festgehalten wurden, zeigen sogar ganz überraschende Erfolge. Ähnliche Erfolge gibt es auch durch die Akupunktur. Nur mit dem Unterschied, daß man für die Akupunktur einen guten Arzt oder Heilpraktiker benötigt, während man die Akupressur selber durchführen kann.

Auf eines muß ich Sie jedoch von Anfang an hinweisen. Es kann durch die Akupressur zu einer plötzlichen Erstverschlimmerung kommen. Die Schmerzen lassen nicht nach, sondern sie werden stärker. Im Grunde ist das ein gutes Zeichen, denn es beweist, daß sich im Organismus etwas tut, daß die Akupressur anschlägt. Man hat also eine Art Kontrolle.

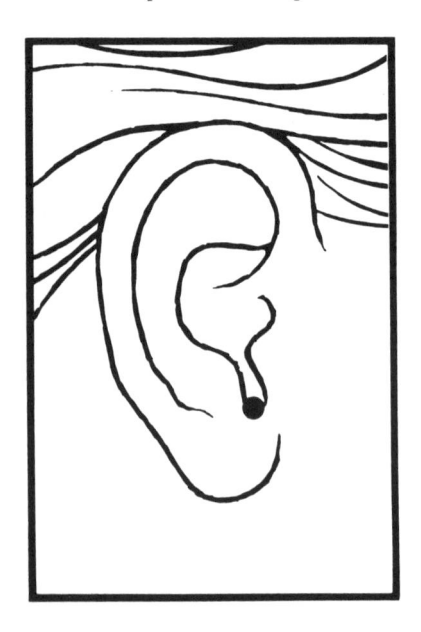

Trigeminusneuralgie tritt meist nur einseitig auf. Es schadet jedoch nichts, wenn die Ohrpunkte beidseitig akupressiert werden.

Aber diese Erstverschlimmerung darf höchstens einige Minuten andauern. Danach muß sich ein angenehmes Wärmegefühl einstellen, und die Schmerzen müssen nachlassen oder völlig verschwinden. Sollte sich diese Reaktion nicht einfinden, müssen Sie es mit anderen Hautpunkten versuchen.

Die Akupressur kennt nämlich bei Trigeminusneuralgie eine ganze Reihe von Punkten. Bei dem einen genügt es schon, einen Punkt am Ohr zu akupressieren. Beim anderen müssen nacheinander vielleicht zwei, drei oder mehr Punkte behandelt werden, ehe eine Besserung eintritt. Das muß jeder einzelne bei sich selber ausprobieren.

Der Punkt am Ohr ist leicht zu finden. Nehmen Sie **das Ohrläppchen der erkrankten Seite locker zwischen Daumen und Zeigefinger**. Direkt oberhalb des Ohrläppchens fühlen Sie mit dem Zeigefinger einen deutlich hervorspringenden harten Wulst. Auf ihn kommt es an. Pressen Sie ihn so fest wie möglich zwischen Daumen und Zeigefinger zusammen. Etwa fünfmal hintereinander.

Es reicht im allgemeinen aus, nur die erkrankte Seite zu behandeln. Andererseits schadet es nicht, auch auf der gesunden zu akupressieren. Viele chinesische Ärzte raten sogar dazu, weil es vorbeugend wirkt.

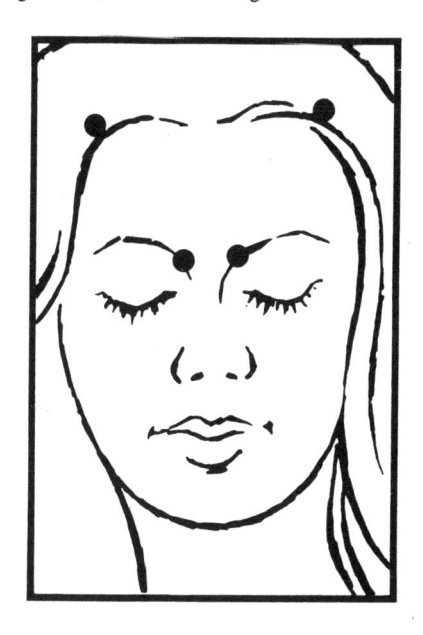

In China wird empfohlen, die Kopfpunkte gegen Trigeminusneuralgie auch vorbeugend zu behandeln.

Trigeminusneuralgie

Das gilt auch für den nächsten Punkt. Er liegt **auf dem Kopf** genau dort, wo man in älteren Jahren die sogenannten **Geheimratsecken** bekommt. Bei normalem Haarwuchs also etwas hinter dem Haaransatz. In China heißt dieser Punkt Tou Wei, was soviel bedeutet wie »Binde um den Kopf«. Aber bitte fragen Sie mich nicht, wieso dieser seltsame Name zustande gekommen ist. Es ist aussichtslos, den Ursprung von Bezeichnungen wie »Binde um den Kopf«, »Eingereihte Lücke« oder »Seitenteich der Sonne« erforschen zu wollen. Sie wurden aus uns unbekannten Gründen vor Tausenden von Jahren geprägt.

Nach den chinesischen Anleitungen sollte der Punkt Tou Wei bei Trigeminusneuralgie nur mit einem leichten Klopfen akupressiert werden. So lange, heißt es, bis der Schmerz nachläßt. Läßt er nach zwanzig bis dreißig Sekunden immer noch nicht nach, dann versuchen Sie es bitte mit dem nächsten Punkt.

Er liegt dort, **wo die Augenbrauen aufhören**. Nicht außen, sondern **innen**, also gleich **neben der Nase**. Zuan Shu heißt dieser Punkt, was wieder ein eigenartiger Name ist, denn das bedeutet »Sammlung von Bambusrohr«. Auch hier gilt die Regel: Leichtes Klopfen mit einer Fingerkuppe, zwanzig bis dreißig Sekunden.

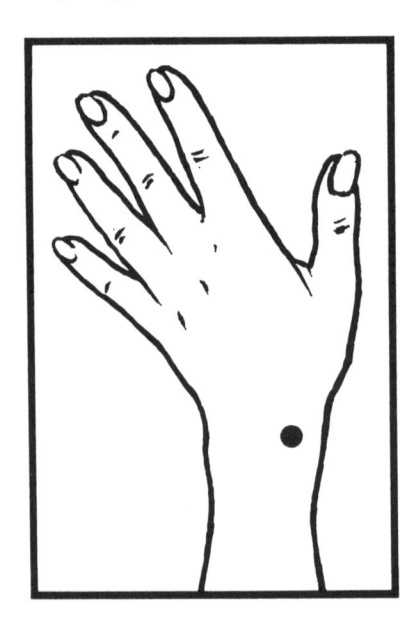

Gerade in hartnäckigen Fällen hat sich dieser Punkt auf dem Handrücken sehr bewährt.

In hartnäckigen Fällen hat sich auch ein Punkt bewährt, den Sie etwas **oberhalb des Handrückens** finden. Spreizen Sie doch bitte einmal Daumen und Zeigefinger beider Hände. Jetzt legen Sie Ihre Hände ineinander. Der Zeigefinger, der obenauf liegt, befindet sich mit seiner Kuppe dort, wo man seine Armbanduhr trägt. Bei völlig normaler Haltung ist das der richtige Punkt. Bitte mit dem Zeigefinger etwa fünfmal hintereinander fest zudrücken.

Lassen Sie mich aber noch einmal ausdrücklich darauf hinweisen, daß die Akupressur nicht helfen kann, wenn eine andere Erkrankung an der Trigeminusneuralgie schuld ist. Versäumen Sie auf keinen Fall den Besuch beim Arzt, wenn die Akupressur die Nervenschmerzen nicht beseitigt.

Übergewicht

Sie können es überall beobachten: auf der Straße, in Lokalen und Geschäften, bei Bekannten oder Verwandten, in Ihrer Familie oder sogar bei sich selber. Was ich meine, ist ganz einfach gesagt: Fast jeder dritte Mensch ist zu dick, er leidet an Übergewicht. Wobei Frauen eher dazu neigen als Männer, was daran liegt, daß der weibliche Körper weicher und gepolsterter gebaut ist als der männliche.

Niemand leugnet heute mehr, daß Übergewicht eine Zivilisationskrankheit ist. In erster Linie liegt es am guten Essen und Trinken. Aber es liegt wesentlich auch an den Lebensgewohnheiten des zivilisierten Menschen. Wir bewegen uns zuwenig. Dafür sitzen wir in Büros, im Auto oder zu Hause vor dem Fernseher. Viele versuchen lediglich am Wochenende oder im Urlaub, die überflüssigen Pfunde durch Sport loszuwerden. Ein Bemühen, das sich meistens als sinnlos erweist. Denn gewaltsame Hungerkuren oder »Sport mit Gewalt« führen nicht zum gewünschten Ziel.

Als Krankheit, die vom Arzt behandelt werden muß, kommt Übergewicht nur selten vor. Die medizinische Bezeichnung für diese Krankheit lautet »Adipositas«. Die Veranlagung dazu kann man ererbt haben. Oder es liegt eine Drüsenstörung vor. Schuld sind dann die Schilddrüsen, die Keimdrüsen oder die Hirnanhangdrüse. Aber, wie gesagt, das ist selten. Nahrungs- und Verhaltensfehler stehen im Vordergrund.

Kohlehydrate, Fett und Eiweiß – das sind die Grundbestandteile der Ernährung. Kohlehydrate und Fett sind sozusagen das Brennmaterial. Sie sorgen dafür, daß Organe und Muskeln genug Energie bekommen, um ihre Arbeit leisten zu können. Außerdem regulieren sie den Wärmehaushalt. Das Eiweiß wird in erster Linie benötigt, um neues Gewebe zu bilden.

Die folgende Tabelle gibt einen Überblick, wieviel der drei Grundbestandteile in den gebräuchlichsten Nahrungsmitteln enthalten sind:

Kohlehydrate: Mageres Fleisch – 1 Prozent
Milch – 5 Prozent
Hülsenfrüchte – 55 Prozent
Mehl – 70 Prozent
Brot – 52 Prozent
Kartoffeln – 20 Prozent
Obst – 10 Prozent

Eiweiß: Mageres Fleisch – 20 Prozent
Fettes Fleisch – 15 Prozent
Milch – 3 Prozent
Eier – 13 Prozent
Hülsenfrüchte – 25 Prozent
Mehl – 10 Prozent
Brot – 8 Prozent
Kartoffeln – 3 Prozent
Obst – 1 Prozent

Fett: Mageres Fleisch – 2 Prozent
Fettes Fleisch – 40 Prozent
Milch – 4 Prozent
Eier – 13 Prozent
Hülsenfrüchte – 2 Prozent
Brot – 1 Prozent

Kartoffeln und Obst enthalten kein Fett.

Zu den drei Grundbestandteilen der Nahrung kommen noch hinzu: Flüssigkeit, Vitamine und Mineralstoffe wie Eisen, Kalzium, Magnesium, Mangan, Kobalt, Kupfer, Natrium, Kalium, Jod und Fluor.

Was man nun alles ißt und trinkt im Laufe eines Tages, das kann man in Kalorien (oder Joule) umrechnen. Und bei dieser Umrechnerei wird sehr viel Unsinn gemacht. Ich will es Ihnen erklären:

Eine Kalorie, das ist eine Meßeinheit wie ein PS oder ein Grad oder ein Zentimeter. Eine Kalorie ist die Wärmemenge, die man braucht, um ein Gramm Wasser einen Grad wärmer werden zu lassen, genau gesagt, um dieses Gramm Wasser von 14,5 Grad auf 15,5 Grad zu erwärmen.

Das klingt sehr wissenschaftlich – und das ist es ja wohl auch. Aber der Kalorienbedarf jedes einzelnen Menschen ist völlig verschieden. Wer zum Beispiel Tag und Nacht im Bett liegt, weil er krank ist, braucht nur etwa 1500 Kalorien, damit alle Lebensvorgänge reibungslos ablaufen können. Wer körperlich sehr schwer arbeitet, braucht dagegen bis zu 8000 Kalorien. Und dazwischen gibt es alle möglichen Zwischenstufen.

Aus all diesen Gründen sind sich die Ernährungswissenschaftler heute einig, daß es sinnlos ist, sich pauschal nach irgendeiner Kalorientabelle zu ernähren. Was für den einen an Kalorien ausreicht, ist für den anderen zuwenig.

Um ein normales Gewicht zu behalten oder wieder zu bekommen, muß man erst einmal dafür sorgen, daß es mit der regelmäßigen Verdauung klappt. Schnell und reibungslos. Und mit der Akupressur kann man das leicht erreichen.

Übergewicht

Zunächst einmal muß das Wasser, das sich in jedem Menschen mit Übergewicht angesammelt hat, ausgeschwemmt werden. Dazu drückt man mit dem Mittelfinger der rechten Hand auf einen Punkt, der **zwei Fingerbreit unter dem Nabel** liegt. Fünfmal hintereinander fest zudrücken, auch wenn es etwas schmerzhaft ist. Und jeweils eine Stunde nach jeder Mahlzeit. Aber auch jede Stunde nach den Naschereien zwischendurch.

Auch in der Akupunktur mit Nadeln ist dieser Punkt bekannt. Er heißt auf chinesisch »Tan-t'ien-fa«.

Alle weiteren Punkte, die bei Übergewicht behandelt werden müssen, erfordern keinen festen Druck. Ein leichtes Klopfen mit den Fingerspitzen genügt.

Der erste Punkt liegt genau **in der Mitte der Kniekehlen.** Sowohl rechts wie auch links.

Der zweite befindet sich **in der Mitte der Waden,** und zwar auf der Außenseite – wieder links und rechts.

Der dritte liegt **auf den Spitzen der untersten Rippen.** Man findet ihn am besten, wenn man sich erst mit den Handflächen vorsichtig hintastet.

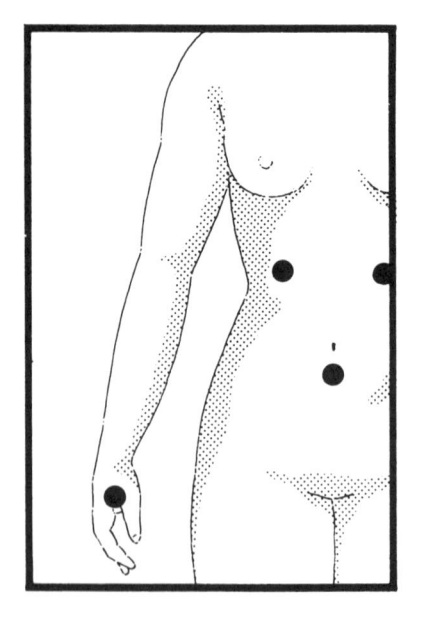

Unter dem Nabel, auf den untersten Rippen und auf den Handrücken muß mit unterschiedlichem Druck akupressiert werden.

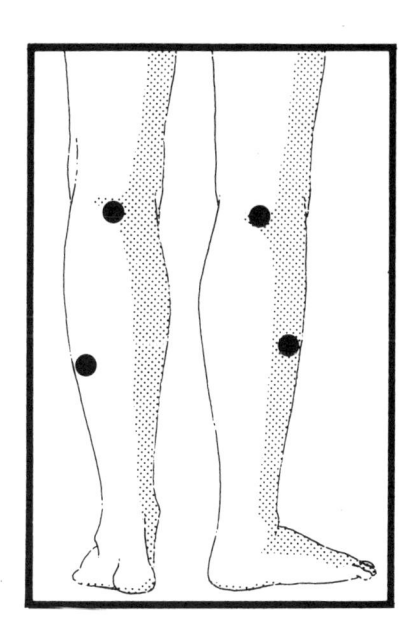

Auch die Punkte auf der Rückseite der Beine kann man leicht ohne fremde Hilfe erreichen.

Alle drei Punkte werden drei- bis fünfmal am Tag akupressiert. Jeweils siebenmal hintereinander beklopfen. Eine halbe Stunde vor den Mahlzeiten.

Für hartnäckige Fälle gibt es noch Punkte **auf dem Handrücken.** Wenn man die Daumen leicht gegen die Zeigefinger drückt, bilden sich auf den Handrücken kleine Falten. Dort, wo diese Falten aufhören, muß akupressiert werden. Wieder nur mit leichtem Klopfen, beliebig oft am Tag.

Wenn diese Akupressur-Behandlung konsequent durchgeführt wird, merkt man schon sehr bald, daß man öfter zur Toilette muß als sonst. Aber genau das soll ja auch erreicht werden. Nur muß man immer daran denken, daß es hier keine Wunderheilungen gibt. Ich möchte es einmal ganz offen sagen: Die Pfunde, die man sich in vielen Jahren angegessen hat, wird man nicht in einer Woche los. Es gehört schon etwas Geduld dazu. Mit einem halben Jahr muß man mindestens rechnen.

Verdauungs- beschwerden

Verzeihen Sie, wenn ich etwas drastisch werde. Aber erstens geht es uns alle an, und zweitens ist es lebenswichtig. Ich meine die Verdauung, von der wir wissen, daß es sie gibt – an die wir aber kaum denken, solange sie reibungslos verläuft.

Es ist doch so: Wir essen, wir trinken, und wir gehen zur Toilette, wenn wir das Bedürfnis haben. Alles, was zwischen Aufnahme der Nahrung und ihrer Ausscheidung geschieht, interessiert uns nur wenig. Es geschieht ja von selber. Wir brauchen dabei nicht zu denken, und wir brauchen nichts zu wollen. Denn die Verdauung ist unserem bewußten Willen nicht unterworfen.

Erst wenn die Verdauung durcheinander gerät, wenn es im Bauchraum drückt, und wenn es mit dem Stuhlgang nicht mehr stimmt, dann fangen wir mit dem Nachdenken an. Dann fragen wir uns:

Was geht da eigentlich in unserem Organismus vor sich?

Man kann den Verdauungsvorgang mit einem Feuer vergleichen. Um zu brennen, sind erst einmal zwei Dinge erforderlich. Erstens Brennstoff wie Öl, Holz oder Kohle, zweitens Sauerstoff. Denn ohne Sauerstoff erstickt jedes Feuer. Ohne Sauerstoff gäbe es auch in unserem Körper keine Verdauung.

Der Brennstoff, das ist für unsere Verdauung die Nahrung, die wir zu uns nehmen, also Essen und Trinken.

Der Sauerstoff – den bekommen wir beim Atmen. Er gelangt mit der eingeatmeten Luft in die beiden Lungenflügel und geht durch die hauchdünnen Lungenbläschen ins Blut über, von dem es dann durch den ganzen Körper transportiert wird.

Aber zu der Nahrung und dem Sauerstoff kommt bei der Verdauung noch einiges hinzu. Um wieder bei unserem Vergleich mit dem Feuer zu bleiben: es fehlt noch das Streichholz, das das Feuer in Gang bringt.

Beim Verdauungs-Streichholz handelt es sich nun um einen äußerst komplizierten chemischen Vorgang, der beim Essen und Trinken schon im Mund beginnt und erst im Dickdarm endet. Unzählige Drüsensekrete und sogenannte Zerlegstoffe (Fermente) sind daran beteiligt. Sie sorgen dafür, daß das »Feuer« brennt, daß unser Körper mit Energie versorgt wird, und daß wir am Leben bleiben.

Mit dem Kauen fängt es an. Die Nahrung wird zerkleinert und gleichzeitig mit den Sekreten der verschiedenen Mundspeicheldrüsen durchsetzt. Bevor der Speisebrei dann durch die Speiseröhre in den Magen gelangt, muß er an den Mandeln vorbei.

Der Mensch kann auf die Mandeln zwar notfalls ebenso verzichten wie auf den Blinddarm oder die Gallenblase. Solange sie jedoch in Ordnung sind, üben sie eine entgiftende Wirkung aus. Sie entziehen dem ganzen Verdauungsvorgang giftige Bakterien. Und weil sie dann manchmal mit Bakterien regelrecht vollgestopft sind, entzünden sie sich so leicht – besonders bei Kindern.

Durch den Magen, durch Dünndarm und Dickdarm gelangt die Nahrung dann schließlich zu den Ausscheidungsorganen. Überall wirken in einem sinnvollen Zusammenspiel Säfte auf die Nahrung ein. Säfte wie zum Beispiel auch die von der Leber produzierte Gallenflüssigkeit.

Auch zu diesem Vorgang wieder ein Vergleich.

Denken Sie einmal daran, wenn Sie Ihr Auto in eine automatische Waschanlage geben. Es wird – wie im Körper die Nahrung – auf ein Band geschoben und bewegt sich dann wie von selber weiter. Erst wird das Auto mit Wasser eingesprüht, dann mit einer Seifenlauge und zum Schluß mit einem Konservierungsmittel. Zwischendurch wird es von großen rotierenden Bürsten bearbeitet, und zum Schluß ist es sauber.

So ähnlich wird im Organismus die Nahrung bearbeitet. Kohlehydrate, Fett und Eiweiß, die drei wichtigsten Bestandteile der Nahrung, werden in eine Form verwandelt, in der der Körper sie verwerten kann. Kohlehydrate in erster Linie für die Tätigkeit der Muskeln. Fett für die Wärme. Und Eiweiß für die Bildung von neuem Gewebe. Wie brennendes Holz oder Öl sich in Wärme verwandelt, so verwandelt sich die Nahrung in Lebensenergie.

In dieser wahren Wunderwelt des Verdauungsgeschehens müssen Störungen sich verhängnisvoll auswirken. Die häufigsten sind Verstopfung und Durchfall, verbunden mit einem schlechten Allgemeinbefinden.

Aber sei es nun Verstopfung oder Durchfall – beides kann man an sich selber durch Akupressur behandeln. Über einen der wichtigsten Punkte haben wir im Zusammenhang mit Magenschmerzen bereits gesprochen. Er liegt **zwei Querfinger unterhalb des Brustbeins** auf der Körpermitte, und er wirkt vor allem dann, wenn die Verdauungsstörung durch eine Verkrampfung entstanden ist. Behandeln Sie diesen Punkt nicht zu häufig, denn von hier geht eine sehr starke Wirkung nach innen, was Sie bereits daran spüren, daß der Punkt druckempfindlich ist. In Abständen von zwei bis drei Stunden jeweils einmal kurz mit dem Mittelfinger drücken – das genügt.

Verdauungsbeschwerden

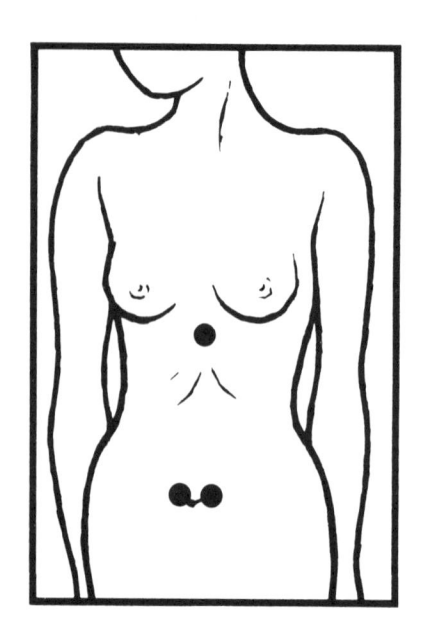

Verdauungsbeschwerden können von drei Punkten aus rasch beseitigt werden.

Die beiden nächsten Punkte befinden sich **links und rechts neben dem Bauchnabel**. Sie sind ein bißchen schwer zu finden, weil sie nicht so druckempfindlich sind. Man spürt also nicht, ob man sie getroffen hat. Am besten klopft man deshalb die ganze Umgebung ab. So, wie es auch die Chinesen in ihren Akupressur-Anleitungen empfehlen. Leichtes Klopfen mit den Fingerkuppen reicht aus – ebenfalls im Abstand von zwei bis drei Stunden.

Von den beiden nächsten Punkten geht, wie so oft in der Akupressur, eine Fernwirkung aus. Massieren Sie mit dem Daumen und in kreisenden Bewegungen **die Haut zwischen Daumen und Zeigefinger**. Diesen Punkt finden Sie wieder leichter, weil er auf kurzen und festen Druck mit einem leichten Schmerz reagiert.

Zu diesen beiden Punkten muß noch etwas Wichtiges gesagt werden. Denn sie zeigen etwas, was für unser westliches medizinisches Denken manchmal schwer zu begreifen, in China aber selbstverständlich ist.

Wir neigen in unserem Denken zu der Annahme, daß man von bestimmten Punkten aus nur bestimmte Erkrankungen behandeln kann. Aber das ist falsch. Über diese Punkte zwischen Daumen und Zeigefinger haben wir auch schon gesprochen. Allerdings in einem ganz anderen

Verdauungsbeschwerden

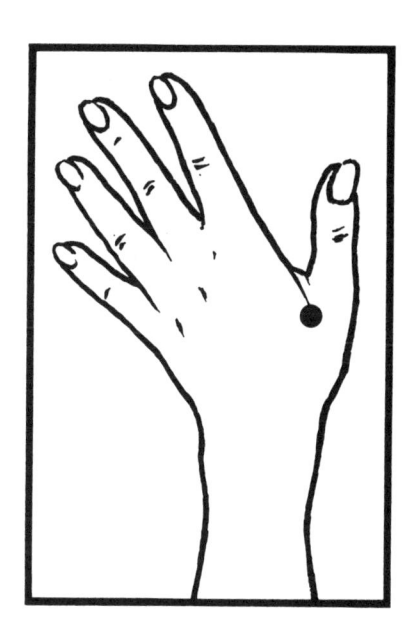

Wieder handelt es sich hier um einen Punkt, von dem eine Fernwirkung ausgeht.

Zusammenhang. Nämlich im Zusammenhang mit dem Schnupfen. Durch Akupressur der beiden Punkte kann man einen Schnupfen ebenso bekämpfen wie Verdauungsstörungen. Die Energiebahnen im Körper suchen sich von sich aus immer den richtigen Weg. Der Reiz, der durch die Akupressur ausgeübt wird, wird automatisch dorthin geleitet, wo die schwache Stelle ist und wo er gebraucht wird.

Verstopfung

Den meisten Menschen, die an Verstopfung leiden, sieht man es am Gesicht an. Sie reden nicht gern darüber, weil es ihnen peinlich ist. Aber sie haben einen leicht gequälten Ausdruck in den Augen.

Bei Obstipation – so heißt es wissenschaftlich – arbeitet der Darm zu träge. Man kann die Veranlagung dazu ererbt haben. Häufiger aber hat man sie im Laufe der Zeit erworben. Es mag irgendwie komisch klingen, aber chronische Verstopfung beginnt sehr häufig mit einer dummen und falschen Gewohnheit: Man müßte eigentlich, aber man geht nicht. Das fängt bei Kindern in der Schule an, die während des Unterrichts die Klasse nicht verlassen wollen. Nicht wegen des Lehrers, sondern wegen der Mitschüler, die sie hinterher als »Hosenscheißer« hänseln.

Bei den Erwachsenen, die eigentlich vernünftiger sein sollten, geht es weiter. Manchmal sitzen sie in einer Konferenz und wollen nicht auffallen. Oder sie sitzen im Auto und wollen keine Pause machen, sondern weiterrasen. Oder sie sitzen vor dem Fernseher, sehen einen spannenden Film und wollen keine Sekunde versäumen.

Seltener sind andere Krankheiten die Ursache. Etwa eine Unterfunktion der Schilddrüse, die ja den Stoffwechsel regelt. Diese Menschen sind meist auch teigig aufgeschwemmt. Die Männer haben gleichzeitig Haarausfall, die Frauen leiden unter Menstruationsstörungen. Auch Galle- und Leberleiden können schuld sein an Obstipation. Aber wie gesagt, das kommt nicht häufig vor.

Nun brauchen Sie nur einmal eine x-beliebige Zeitschrift durchzublättern. Sie finden garantiert eine Reihe von Anzeigen, in denen Ihnen Abführmittel empfohlen werden. Die Naturheilärzte warnen vor diesen Mitteln, weil sie den Darm zu sehr reizen.

Besser sind schon die natürlichen Heilmittel: frische Heidelbeeren in Milch mit etwas Zucker. Oder ein Tee aus Fenchel, Kümmel, Thymian, Sennesblättern, Faulbaumrinde und Aloepulver. Aber frische Heidelbeeren bekommt man nicht zu jeder Jahreszeit. Und die Teemischung ist ziemlich kompliziert herzustellen, weil man von jeder Heilpflanze eine andere Menge braucht.

Mit der Akupressur geht es einfacher und schneller – und auch zu jeder Jahreszeit.

Als erstes werden **die inneren Fußknöchel** akupressiert. Man denkt sich eine gerade Linie zwischen Knöchel und Ferse. Aber jetzt nicht, wie bei anderen Beschwerden, die Mulde zwischen Knöchel und Ferse akupressieren, sondern **den unteren Rand des Knöchels.** Man braucht etwas Zeit dazu: drei bis fünf Minuten lang die Haut kräftig hin- und herschieben. Morgens und abends, wenn es geht, auch mittags. Ich weiß, daß es ermüdend und anstrengend ist, diese Stellen so lange zu akupressieren. Aber wenn es helfen soll, dann muß es sein.

In Japan setzen sich die Menschen dabei auf den Fußboden, und sie legen die Füße so, daß die Fußsohlen sich berühren. Dann kann man beide Seiten zur gleichen Zeit akupressieren. Einfacher geht es mit der Akupressur der **Handrücken**. Zuerst läßt man die rechte Hand leicht herunterhängen und spreizt den Daumen etwas von den übrigen Fingern ab.

Mit der linken Hand greift man jetzt so dazwischen, daß der linke Daumen **auf dem rechten Handrücken** liegt – zwischen dem rechten Daumen und dem Zeigefinger.

Dann mit dem linken Daumen fünfmal hintereinander fest zudrücken. Dreimal am Tag. Und anschließend ebenso die linke Hand akupressieren.

Die Wirkung der Akupressur dieser Punkte geht vor allem auf den Dickdarm. Er wird aktiviert, also zu besserer Tätigkeit angeregt.

Der nächste Punkt wirkt mehr auf den Dünndarm. Man schließt erst die rechte, dann die linke Hand zur **Faust**. Nicht fest, sondern nur ganz locker. Auf der Außenseite der Hand bildet sich dabei eine **Hautfalte**. Wer sehr schlanke Hände hat, muß die Faust ein wenig nach außen drehen, um die Falte sehen zu

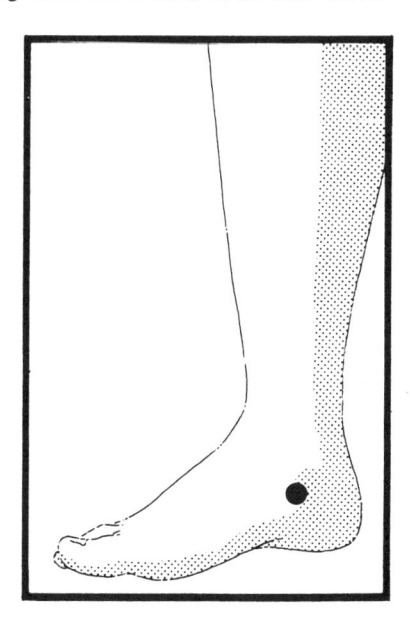

Hier muß mehrere Minuten akupressiert werden, um den gewünschten Erfolg zu erzielen.

Verstopfung

können. Sie liegt gleich unterhalb des kleinen Fingers, wie gesagt, auf der Außenseite der Hand.

Nun legt man den Zeigefinger der anderen Hand in die Falte, öffnet die Faust und akupressiert mit mittelstarkem Druck. Fünfmal hintereinander, dreimal am Tag.

Auch die letzten Punkte liegen **im Bereich der Hände.** Wieder läßt man erst die rechte Hand leicht herunterhängen. Die drei ersten Finger der linken Hand legt man auf den rechten Handrücken. Und zwar so, daß der Ringfinger auf der Handwurzel liegt. Das ist dort, wo man die Uhr trägt. Mittelfinger und Zeigefinger liegen dicht daneben in Richtung zum Ellenbogen hin. Und mit dem Zeigefinger wird akupressiert. So fest wie möglich zudrücken. Zehnmal hintereinander, fünfmal am Tag. Erst rechts, dann links.

Mir ist klar, daß es in diesem Fall nicht ganz leicht ist, die Akupressur zu erlernen. Ich habe alle Punkte selber ausprobiert und kam am Anfang auch mit links und rechts nicht ganz zurecht. Man muß sich beim erstenmal Zeit nehmen und langsam vorgehen. Nach einigem Probieren aber hat man die richtigen Punkte sozusagen im Griff. Dann geht es ganz automatisch. Man muß nicht mehr lange überlegen. Und man kann in jeder kleinen Ruhepause akupressieren. Nach allen Erfahrungen stellt sich der Erfolg sehr schnell ein.

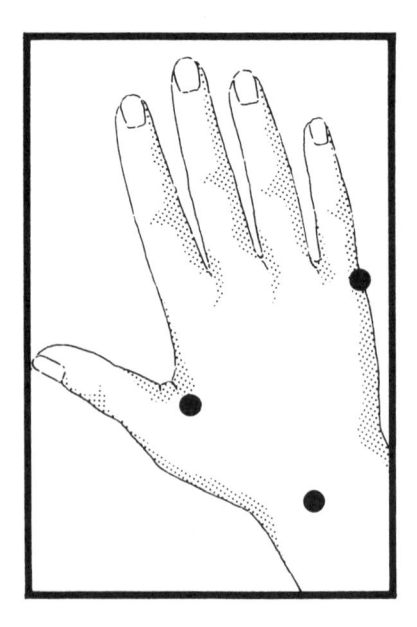

Die Punkte auf den Händen wirken kombiniert auf den gesamten Verdauungstrakt.

Wadenkrampf

Einen Wadenkrampf hat jeder von uns hin und wieder. Man steigt eine Treppe hinauf – und plötzlich verkrampft sich die rechte oder die linke Wade. Oder man liegt friedlich im Bett. Eigentlich ganz ruhig und entspannt. Doch auf einmal stellt sich ein Wadenkrampf ein. Besonders häufig kommt er beim Schwimmen, und dann ist er höchst unangenehm. Denn in solch einem Fall schmerzt es nicht nur. Es kommt die Angst hinzu. Die Angst, das Ufer oder den Rand des Schwimmbeckens nicht mehr zu erreichen. Die Angst, unterzugehen und hilflos zu ertrinken.

Was ein Wadenkrampf ist – das ist leicht erklärt. Die Muskeln in der Wade ziehen sich zusammen. Das hat zwei Dinge zur Folge. Erstens tut es höllisch weh. Zweitens kann man das Bein wegen des Schmerzes nicht mehr bewegen. Es knickt einfach weg. Man kippt um. Oder man kann nur noch mit einem Bein schwimmen, wenn es im Wasser passiert.

Fast immer tritt ein Wadenkrampf nur in dem einen Bein auf. Entweder links oder rechts. Es ist selten, daß beide Waden sich gleichzeitig verkrampfen. Manchmal dauert es nur wenige Sekunden, bis die Muskeln sich wieder lockern. Manchmal hält der Krampf jedoch Minuten oder sogar Stunden an. Und wenn er endlich aufhört, bleibt ein dumpfes Druckgefühl zurück, das noch tagelang höchst unangenehm empfunden wird.

Es gibt mehr als ein halbes Dutzend Ursachen, die zu einem Wadenkrampf führen können. Die häufigste ist wohl die Überanstrengung der Muskeln. Beim Treppensteigen ebenso wie beim Schwimmen oder bei einem Spaziergang.

Dann gibt es den Wadenkrampf, weil sich zuviel Milchsäure in den Muskeln angesammelt hat. Diese Milchsäure entsteht, wenn man einen Muskelkater hat. Also nicht während einer Überanstrengung, sondern einige Stunden später oder vielleicht sogar erst am nächsten Tag.

Beim Schwimmen entsteht der Wadenkrampf, weil der Körper durch das Wasser abgekühlt wird. Doch auch bei anderen Abkühlungen kann es dazu kommen.

Weitere Ursachen sind: Ischias, Krampfadern, Arteriosklerose und bestimmte Infektionskrankheiten. Bei Ischias ist der Nerv erkrankt, der die Beine versorgt. Bei Krampfadern wird das Blut von den Venen in den Beinen nicht mehr restlos zum Herzen zurücktransportiert. Es staut sich vielmehr in den Beinen. Bei Arteriosklerose sind die Arterien verengt. An den Innenwänden dieser Blutadern haben sich kalkartige Ablagerungen gebildet. Das Blut kann nicht mehr leicht und ungehindert fließen, sondern muß regelrecht hindurchgepreßt werden. Zu den Infektionskrankheiten, die einen Wadenkrampf verursachen, gehört vor allem die sogenannte Weil'sche Krankheit. Sie wurde Ende des vorigen Jahrhunderts von dem Heidelberger Arzt Dr. Adolf Weil entdeckt. Es handelt sich dabei um eine Gelbsucht mit hohem Fieber, Schwellungen der Leber und der Milz, Hautausschlägen und Blutungen. Spirochätengelbsucht – so heißt sie mit ihrem wissenschaftlichen Namen.

Es kann also sehr vieles an einem Wadenkrampf schuld sein. Wenn eine ernsthafte Krankheit dahintersteckt, muß diese Krankheit natürlich von einem Arzt behandelt werden. Sobald sie geheilt ist, verschwindet der Wadenkrampf von selber. Die Ursache ist ja denn beseitigt.

Bei einem akuten Wadenkrampf dagegen braucht man nicht sofort zum Arzt zu laufen. Man braucht auch nicht den Notarzt zu rufen, wenn der Wadenkrampf mitten in der Nacht auftritt oder am Wochenende. Mit der Akupressur kann man sich nämlich selber sehr rasch von einem Wadenkrampf befreien.

Obwohl Wadenkrämpfe fast nur in einem Bein vorkommen, müssen immer beide Körperhälften behandelt werden. In China hat man damit

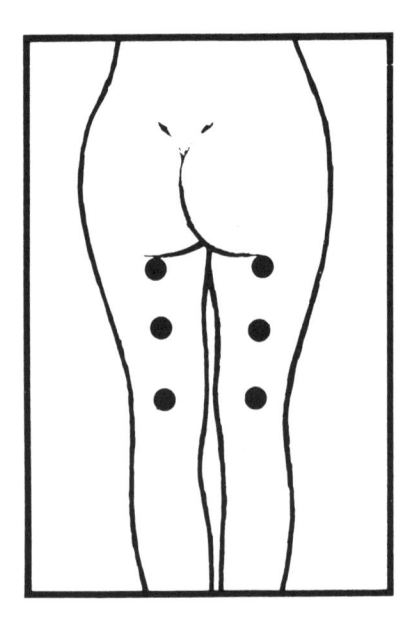

Bei Wadenkrämpfen muß in einer geraden Linie vom untern Gesäßrand bis in die Kniekehlen akupressiert werden.

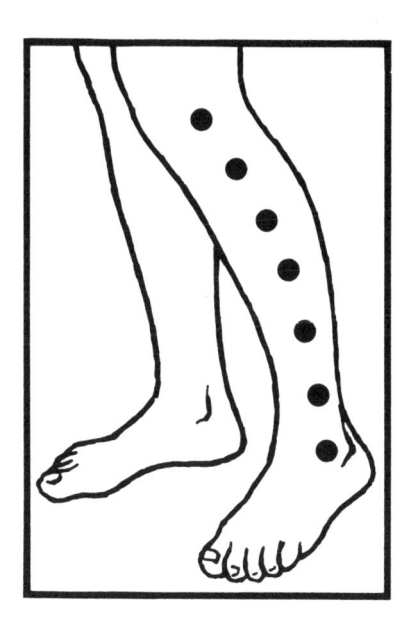

Zuerst werden die Oberschenkel akupressiert. Danach folgen diese Punkte am Unterschenkel.

bessere Erfolge erreicht als mit der einseitigen Akupressur der erkrankten Seite.

Die ersten Punkte liegen **seitlich am oberen Ende der Oberschenkel**. Man findet sie etwa dort, wo ein Bikini, eine Badehose oder auch eine Unterhose normalerweise aufhört. Da gibt es einen Knochen, der ein wenig vorspringt. Suchen Sie seine vorderste Spitze mit den Zeige- und den Mittelfingern und drücken Sie drei- bis fünfmal kräftig zu. Sie werden schnell merken, daß diese Punkte zwar nicht schmerzempfindlich, aber immerhin druckempfindlich sind. Wenn Sie kräftig genug akupressieren, spüren Sie den Druck an diesen Stellen noch etwa fünf Minuten später. Ein Beweis dafür, daß Sie die richtigen Punkte genau getroffen haben.

Als nächstes kommen einige Punkte auf der **Rückseite der Oberschenkel**. Es kommt praktisch darauf an, eine gerade Linie zu akupressieren. Eine Linie, die am unteren Gesäßrand beginnt und mitten in den Kniekehlen endet. Man akupressiert am besten einmal von oben nach unten, dann von unten nach oben, und schließlich noch einmal von oben nach unten.

Wie auch bei den ersten Punkten, so kann man auch diese Punkte mit beiden Händen gleichzeitig akupressieren. Am leichtesten geht es, wenn

Wadenkrampf

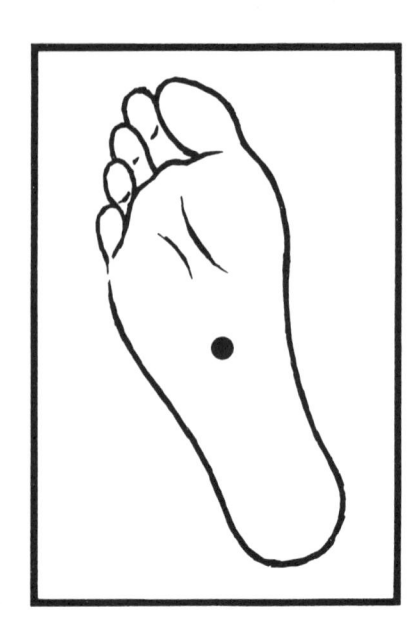

Der Punkt mitten auf der Fußsohle wird so kräftig wie möglich akupressiert. Wenn man ihn nicht selber erreicht, kann man sich helfen lassen.

man steht. Nur muß darauf geachtet werden, daß man in einer möglichst lockeren Haltung steht. Die Muskeln dürfen nur so wenig wie möglich angespannt sein. Und der Druck sollte nicht ganz so stark sein wie bei den ersten Punkten in der Hüftgegend.

Nach den Oberschenkeln werden die **Unterschenkel** behandelt. Aber diesmal nicht die Rückseite, sondern die **Außenseite**. Neben den Kniegelenken fängt man an und akupressiert von dort aus nach unten bis zu den äußeren Knöcheln. Wer gelenkig genug ist, kann auch diese Akupressur im Stehen durchführen. Man muß sich allerdings sehr tief dabei bücken. Bequemer ist es für die meisten Menschen, entweder im Sitzen zu akupressieren – oder auf dem Rücken liegend die Beine anzuwinkeln.

Schließlich gibt es noch zwei letzte Punkte. Sie befinden sich **genau in der Mitte der Fußsohlen**. Während bei den Oberschenkel-, aber auch bei den Unterschenkelpunkten nur ein mittelstarker Druck erforderlich ist, sollten die Punkte auf den Fußsohlen wieder so kräftig wie möglich akupressiert werden. Meistens spürt man dabei einen scharfen und stechenden Schmerz. Aber auch das ist nur ein Beweis dafür, daß der richtige Punkt getroffen ist. Und der Schmerz läßt sofort wieder nach, sobald man mit dem Druck aufhört.

Wenn Sie von sich selber wissen, daß Sie die Wadenkrämpfe häufiger haben, sollten Sie sie nicht nur im akuten Anfall durch Akupressur behandeln. Denn Akupressur beseitigt nicht nur den Anfall. Sie wirkt auch vorbeugend.

Behandeln Sie alle geschilderten Punkte zwei- oder dreimal an jedem Tag. Am besten morgens, mittags und abends vor dem Einschlafen. Erfahrungen aus China beweisen, daß man sich damit vor möglichen Wadenkrämpfen schützen kann. Und zwar mit absoluter Sicherheit.

Wechseljahre

Viele Frauen glauben immer noch, daß es mit dem Sex vorbei ist, wenn die Wechseljahre kommen. Sie glauben, daß sie dann zum alten Eisen gehören und für ihren Partner immer uninteressanter werden.

Was diese Frauen glauben, ist völlig falsch. Denn auch nach den Wechseljahren, die sich zwischen dem 45. und 55. Lebensjahr einstellen, bleibt eine Frau immer noch eine Frau. Der einzige Unterschied besteht darin, daß eine hormonale Umstellung stattfindet. Die Eierstöcke bilden sich zurück, und ihre Funktion erlischt schließlich völlig. Die monatliche Regel bleibt aus, und eine Frau nach den Wechseljahren kann keine Kinder mehr bekommen. Aber ich meine, das muß man als eine sehr sinnvolle und vernünftige Einrichtung der Natur sehen. Die Natur sorgt dafür, daß eine zum Beispiel sechzig Jahre alte Frau nicht auf einmal noch ein Baby bekommt. Der gewaltige Altersunterschied zwischen Mutter und Kind wäre vor dem Leben nicht mehr zu verantworten.

Zugegeben, die Wechseljahre sind für eine Frau trotzdem eine schwierige Zeit. Und nicht nur für eine Frau, sondern auch für einen Mann, der ja ebenfalls seine Wechseljahre durchmachen muß. Nur sind beim Mann die unliebsamen Begleiterscheinungen nicht so deutlich ausgeprägt.

Die lästigste Erscheinung sind die Hitzewallungen, die man in den Wechseljahren bekommt. Sie stellen sich in unregelmäßiger Folge und ohne jede Vorwarnung ein. Allgemeine Nervosität, Migräneanfälle und Schwindelgefühle kommen hinzu. Und vor allem die Angst vor dem Altwerden. Manche Männer flüchten vor dieser Angst, indem sie sich eine junge Freundin suchen. Umgekehrt kommt das auch bei Frauen vor. In erster Linie aber bemühen sie sich, jünger auszusehen, was sie mit dem Make-up und mit der Kleidung zu erreichen versuchen. Ein Bemühen, das natürlich die Jahre auch nicht zurückdrehen kann.

Um auch während und nach den Wechseljahren sexuell aktiv bleiben zu können und um die verschiedenen Beschwerden in dieser Zeit zu bekämpfen, werden folgende Punkte akupressiert:

Zuerst zwei Punkte, die **links und rechts gleich unterhalb der Schilddrüse** liegen. Man legt sich die Hände in den Nacken mit nach vorne zum Hals hin abgespreizten Daumen. Jetzt den Kopf leicht nach vorn neigen und die Halsmuskulatur entspannen. Mit den Daumen übt man einen leichten Akupressur-Druck aus. Fünfmal hintereinander. Einmal am Morgen, einmal am Abend. Wie immer bei der Akupressur der Schilddrüse darf der Druck **wirklich nur sehr sanft** sein. Akupressiert wird gleichzeitig links und rechts.

Wechseljahre

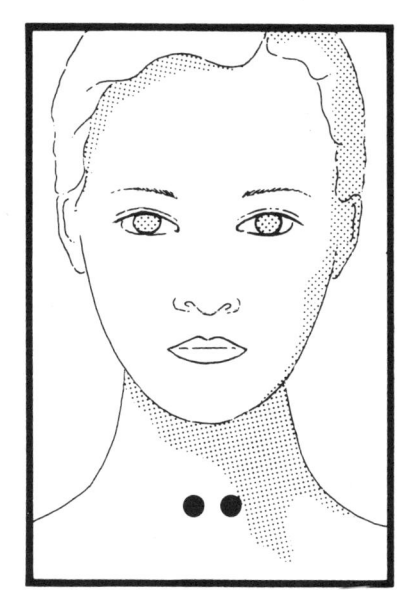

Die Schilddrüse spielt während der Wechseljahre eine entscheidende Rolle. Ihre Akupressur-Behandlung schützt vor Hitzewallungen.

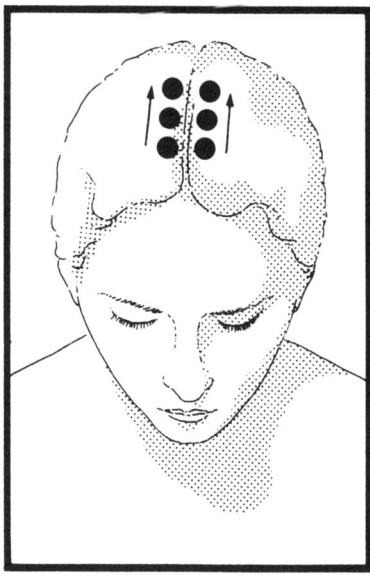

Hier wird am besten mit der ganzen Handfläche und mit einer schiebenden Bewegung nach hinten akupressiert.

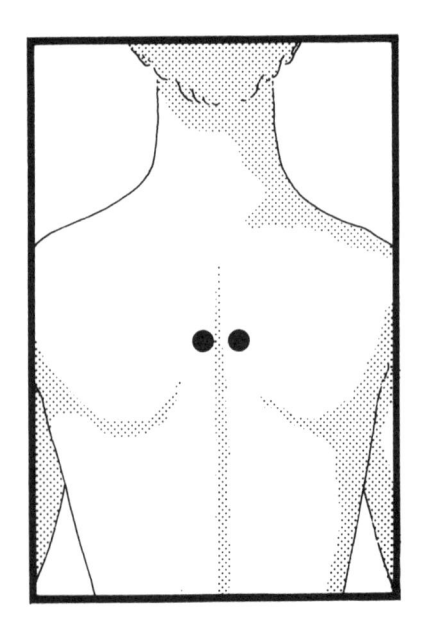

Mit der Hilfe des Partners lassen sich diese Punkte auf dem Rücken leichter akupressieren.

Es folgen Punkte **auf dem Kopf,** die mit festem Druck akupressiert werden müssen. Sie liegen **zwei Fingerbreit links und rechts neben dem Mittelscheitel.** Man akupressiert am besten, indem man sich beide Handflächen so auf den Kopf legt, daß sich die kleinen Finger über dem Mittelscheitel berühren. Nun drückt man mit den Handflächen fest zu und schiebt die Haut nach hinten. Das macht man mindestens dreimal am Tag. Mehr kann nicht schaden.

Die nächsten Punkte liegen **auf dem Rücken,** und bei ihrer Akupressur muß man sich helfen lassen. Sie befinden sich **zwischen den Schulterblättern, links und rechts neben der Wirbelsäule.** Genauer gesagt: dort, wo die **vierten Brustwirbel** ihren Sitz haben. Akupressiert wird hier dreimal am Tag mit mittelstarkem Druck, jeweils eine halbe Minute lang.

Die nächsten Punkte kann man ohne Hilfe selber akupressieren. Da ist als erstes **der Bauchnabel.** Manche Menschen sind hier sehr empfindlich. Sie haben das Gefühl, daß sie gekitzelt werden. In diesem Fall ist es wichtig, daß vor der Akupressur die Hand, mit der man akupressiert, gut durchgewärmt ist. Man hält die Hand also unter fließendes warmes Wasser. Dann legt man sich die Kuppe des Mittelfingers genau in die Mitte des Bauchnabels und übt fünfmal hintereinander einen leichten Akupressur-Druck aus.

Diese Behandlung sollte zweimal am Tag durchgeführt werden. Es ist dabei

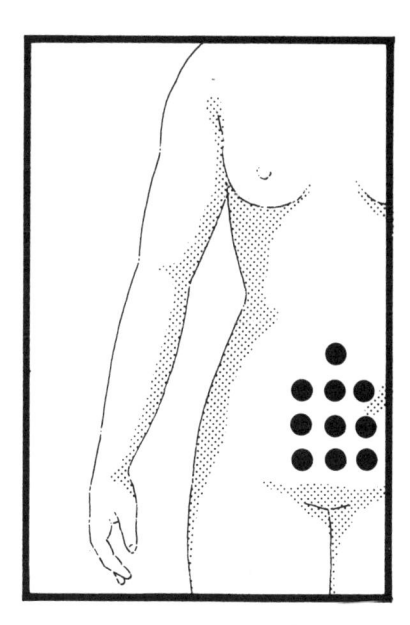

Der Bauchnabel und die Region darunter müssen sehr sorgfältig akupressiert werden. Es ist wichtig, die chinesischen Regeln genau zu beachten.

nicht unbedingt nötig, daß man sich auszieht und die Akupressur auf die nackte Haut ausübt. Es wirkt genauso, wenn man sozusagen durch die Kleidung hindurch akupressiert.

Anders ist es bei den nächsten Punkten. Sie liegen **zwischen dem Bauchnabel und dem Ansatz der Schamhaare.** Hier sollte die Akupressur direkt auf die Haut ausgeübt werden, und zwar mit der ganzen Handfläche. Man legt sich die angewärmte Handfläche zunächst direkt unterhalb des Nabels auf den Bauch und übt einen leichten Druck aus. Sobald man merkt, daß von der Hand Wärme in den Bauchraum ausstrahlt, geht man einen Fingerbreit weiter nach unten. Wenn auch dort deutlich Wärme zu spüren ist, wieder einen Fingerbreit nach unten.

Akupressiert werden diese Stellen morgens und abends im Bett. Die Dauer ist individuell verschieden, weil jeder Mensch unterschiedlich lange braucht, bis sich das Gefühl der Wärme einstellt.

Zum Schluß kommen drei Punkte **auf der Vorderseite der Beine, unten auf dem Fußrist.** Diese Punkte werden kurz und kräftig mit dem Daumen akupressiert. Jeder Punkt dreimal hintereinander, beliebig oft am Tag.

Wichtig ist hier wieder, daß die Muskeln entspannt sind. Man setzt sich deshalb bequem in einen Sessel und legt ein Bein über das andere.

Wechseljahre 294

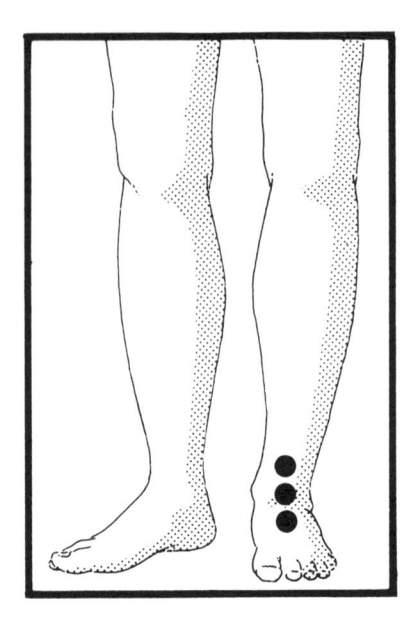

Von den Füßen aus bewirkt man über die sogenannten Energiebahnen eine Fernwirkung.

Es ist bekannt, daß die Wechseljahre unterschiedlich lange dauern. Bei dem einen vielleicht nur ein Jahr, beim anderen vielleicht fünf Jahre oder mehr. Bei Frauen kann es während dieser Zeit auch immer noch wieder zur monatlichen Regel kommen – allerdings nicht mehr so regelmäßig wie früher.

Wichtig ist deshalb, daß die Akupressur während der ganzen Zeit ausgeübt wird. Auch dann, wenn die monatliche Regel ganz ausbleibt, sollte man noch etwa ein Jahr akupressieren. Denn ganz nebenbei hat diese Akupressur nach den Erfahrungen aus dem Fernen Osten noch einen weiteren Effekt: Sie sorgt dafür, daß die Haut nicht frühzeitig altert. Sie wirkt der Bildung von Runzeln entgegen. Gerade für das seelische Gleichgewicht dürfte das von großer Bedeutung sein.

Wetterfühligkeit

Es war an einem Freitag, und es war ausgerechnet an einem Dreizehnten. Ich hatte an diesem Tag in der Stadt zu tun. Bank, Post, Hundefutter einkaufen für unsere Hündin Linda, zwei berufliche Gespräche. Ich kam also an diesem Tag mit vielen Menschen zusammen. Und dabei fiel mir auf, daß die meisten ganz offensichtlich schlechte Laune hatten. Mir selber ging es nicht viel besser, denn ich hatte Kopfschmerzen.

Kein Wunder, dachte ich, das liegt am Wetter.

Nun ja, das sagt sich so leicht daher: Es liegt am Wetter, wenn man sich mal nicht besonders gut fühlt. Aber es ist sehr viel Wahres daran. Und das wußten vor mehr als zweitausend Jahren schon die Chinesen. In dem Buch »Innere Heilkunst des Gelben Kaisers« hat der Autor Li Chu-kuo ein ganzes Kapitel der Wechselbeziehung zwischen Wetter und Gesundheit gewidmet. Er nennt als »böse«, von außen kommende Krankheitsursachen den Wind, die Kälte, die Hitze, die Feuchtigkeit, die Trockenheit und den Wetterumschwung. Heute, in unserem modernen Deutschland, beschäftigt sich der Deutsche Wetterdienst mit diesen Fragen. Er hat dafür in Freiburg die Zentrale Medizin-Meteorologische Forschungsstelle eingerichtet.

An dem Tag zum Beispiel, über den ich hier berichte, hatte sich das Wetter über Nacht verändert. Einen Tag zuvor: endloser Herbstregen ohne jeden Windhauch. An diesem Tag: kalter Wind und Trockenheit. Dieser Umschwung führt bei sehr vielen Menschen zu allen möglichen Beschwerden. In erster Linie zu Kopfschmerzen, Husten, Übelkeit, Halsschmerzen, Stechen in der Brust und schlechter Laune. Wobei natürlich nicht alles auf einmal auftreten muß. Es hängt von den schwachen Stellen im Organismus ab, die Beschwerden können also bei jedem Menschen anders sein.

Viele greifen dann ohne Bedenken zu Tabletten. Die meisten dieser Medikamente betäuben zwar die Schmerzen, aber sie können die Wurzel des Übels nicht von innen her beseitigen. Beim nächsten Wetterumschwung geht es dann wieder von vorne los.

Gegen die vielfältigen Beschwerden, die beim Wechsel des Wetters entstehen können, gibt es in der Akupressur gleich eine ganze Reihe von Punkten, die behandelt werden müssen.

Der erste Punkt liegt rechts am Oberbauch, eine Handbreit unterhalb der untersten Rippe, also dort, wo sich **die Leber** befindet.

Mit drei Fingerkuppen beider Hände drückt man innerhalb von drei Minuten zehnmal hintereinander fest auf diesen Leberpunkt. Am besten morgens gleich nach dem Aufwachen.

Wetterfühligkeit

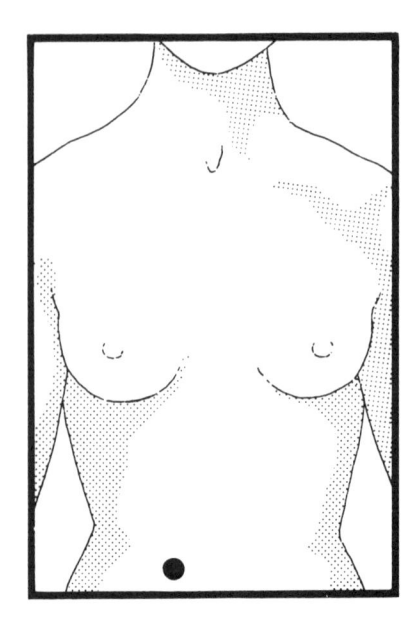

Der Punkt oberhalb der Leber übt eine breite Wirkung auf den Organismus aus.

Übrigens können Sie mit dieser Behandlung nicht nur Wetterbeschwerden beseitigen. Sie können sich auch viel Ärger ersparen, falls Sie am Abend vorher zuviel getrunken haben und morgens einen Kater befürchten müssen. Auch dann gleich nach dem Aufwachen diese Leberpunkte akupressieren.

Auf eines sollten Sie beim Akupressieren dieser Punkte allerdings achten. Sollten Sie einen stechenden Schmerz in der Leber spüren, dann haben Sie vermutlich ein verstecktes, noch nicht erkanntes Leberleiden. Dann ist es auf jeden Fall ratsam, zum Arzt zu gehen.

Auch die beiden nächsten Punkte sind leicht zu finden. Man schließt **die rechte Hand zur Faust und streicht damit fünfmal über die Innenfläche der linken Hand.** Nicht hin und her, sondern grundsätzlich nur in der Richtung zum Herzen hin. Dasselbe macht man dann umgekehrt mit der linken Faust auf der rechten Handfläche.

Der Druck, der dabei auf die Handfläche ausgeübt wird, soll nur ganz leicht sein, es soll ein sanftes Streichen sein. Nur so erreicht man eine tonisierende, also allgemein anregende Wirkung.

Daß diese Wirkung tatsächlich erzielt wird, ist erst vor kurzem an der Universität von Shanghai mit komplizierten Apparaten wissenschaftlich bewiesen worden. Gemessen wurden die äußerst feinen elektrischen Ströme, die

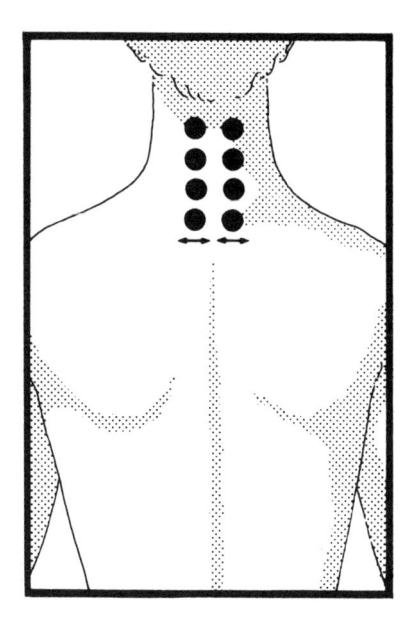

Hier wird nicht senkrecht akupressiert, sondern mit schiebenden Bewegungen.

durch unseren Körper fließen. Nach einer entsprechenden Akupressurbehandlung werden diese Ströme stärker.

Für die nächsten Punkte brauchen Sie wieder einen festen Druck. Sie liegen **im Nacken.** Und zwar haben wir doch links und rechts **neben der Wirbelsäule je einen senkrecht verlaufenden Muskelstrang.** Legen Sie die vier Finger beider Hände auf diese Muskelstränge und drücken Sie fest zu. Jetzt schieben Sie – immer unter festem Druck – die Haut gegen die Muskelstränge hin und her. Fünfmal, und immer nur schieben, die Haut nicht reiben.

Sie werden feststellen, daß Sie an diesen Stellen noch Minuten danach einen leichten Schmerz verspüren. Das ist bei vielen Akupressurpunkten so, weil sie druckempfindlich sind. Lassen Sie sich deshalb nicht irritieren. Sie haben damit nur den Beweis, daß Sie die richtige Stelle behandelt haben.

Und jetzt wird es etwas schwierig. Denn der nächste Punkt liegt **drei »Cun« oberhalb der äußeren Fußknöchel.** »Cun« ist eine alte chinesische Maßeinheit, die sich nicht in Zentimetern ausdrücken läßt, weil sie bei jedem Menschen anders ist.

Sehen Sie sich bitte einmal den Mittelfinger Ihrer rechten Hand an. Beugen Sie ihn zusammen zu einer Kralle. Sie sehen, daß er – wie jeder Finger – aus drei Teilen besteht. Die Länge zwischen den oberen Endpunkten der beiden

Wetterfühligkeit

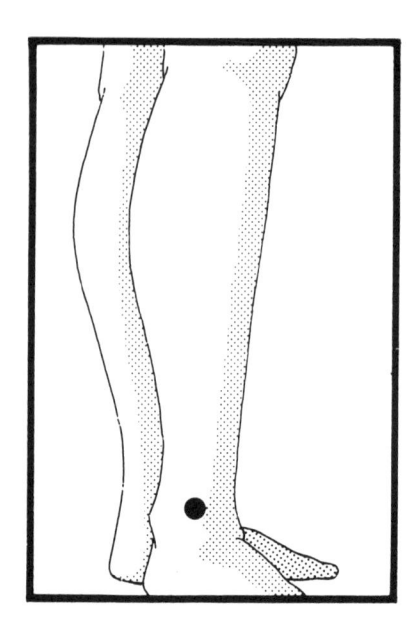

Am leichtesten erreicht man diesen Punkt, wenn man in einem flachen Sessel sitzt und den Fuß so weit nach hinten anwinkelt, daß er nur noch auf dem großen Zeh ruht. Dann nach vorn und nach unten beugen.

Hautfalten, die sich beim Zusammenkrallen bilden, entspricht einem »Cun«. Ihrem ganz persönlichen, weil ja jeder Mensch andere Hände hat. Und daraus erklärt sich auch, daß man ein »Cun« nicht in einer festen Zentimeterzahl angeben kann.

Jetzt geht man also drei »Cun« oberhalb der beiden äußeren Fußknöchel und findet einen Punkt, der ebenfalls druckempfindlich ist. Genau hier dreimal mit dem Daumen so fest wie möglich akupressieren.

Damit haben Sie alle Punkte, die Sie bei Wetterbeschwerden brauchen. In welcher Reihenfolge Sie akupressieren, das spielt keine Rolle. Es kann auch durchaus sein, daß Sie schon nach der Behandlung der ersten Punkte eine Besserung spüren. Dann können Sie auf die Akupressur der anderen Punkte verzichten.

Auf eines aber möchte ich Sie aufmerksam machen. Erwarten Sie von der Akupressur keine plötzlichen Wunder. Sie ist nicht wie eine Tablette, die man einfach schluckt, und in ein paar Minuten ist alles vorbei. Dafür hat sie den Vorteil, daß sie auf längere Sicht die Abwehrkräfte stärkt. Und sie wirkt vorbeugend. Wer weiß, daß er wetterfühlig ist, sollte sich deshalb auch dann akupressieren, wenn er gerade einmal keine Beschwerden hat.

Zahnschmerzen

Stellen Sie sich einmal folgende Situation vor: Ein Mann geht zum Zahnarzt. Er sitzt eine Weile im Wartezimmer. Dann sagt die Sprechstundenhilfe: »Der Nächste bitte« – und er ist an der Reihe. Er geht ins Behandlungszimmer, wird vom Zahnarzt begrüßt und setzt sich auf den Behandlungsstuhl, vor dem die meisten von uns Angst haben, weil sie wissen, daß es gleich weh tun wird.

Der Mann legt seine Arme bequem auf die Lehnen des Stuhls. Und als sich der Zahnarzt mit dem Bohrer nähert, fängt er an, mit den Nägeln seiner Daumen gegen seine Zeigefinger zu drücken.

Der Zahnarzt bemerkt es und lächelt. Er kennt das ja aus seiner täglichen Praxis. Die einen sitzen aus Angst vor den eventuellen Schmerzen völlig verkrampft und stocksteif im Stuhl. Anderen bricht der Schweiß aus, oder sie klammern sich verzweifelt an den Armlehnen fest. Manchen muß die Sprechstundenhilfe sogar den Kopf festhalten, damit sie keine ungeschickten Bewegungen machen. Und dieser – so denkt der Zahnarzt – preßt seine Daumen gegen die Zeigefinger.

»Sie brauchen nicht nervös zu sein, und es wird auch nicht besonders schmerzen«, sagt der Zahnarzt beruhigend. Dabei wirft er einen Blick auf die Hände seines Patienten.

Der Patient bemerkt den Blick, und dann ist er es, der lächelt.

»Ich bin nicht nervös, und ich habe auch keine Angst vor den Schmerzen«, sagt er. »Was ich mit Daumen und Zeigefinger mache, das ist Akupressur.«

Von der chinesischen Akupunktur hat der Zahnarzt sicherlich zumindest schon gehört. Von einer Akupressur aber hat er vielleicht überhaupt keine Ahnung. Er weiß noch nicht, daß jeder die Akupressur erlernen und sich dann durch die Massage bestimmter Hautpunkte schmerzfrei halten kann.

Bei Zahnschmerzen liegen diese Punkte **auf den Zeigefingern neben den Fingernägeln**. Man findet sie ziemlich leicht. Man braucht nur mit den Daumennägeln dort gegen die Zeigefinger zu drücken, wo die Nägel der Zeigefinger aus der Haut herauswachsen. Etwa zwei Millimeter neben dem Nagelbett gibt es einen Punkt, der beim Draufdrücken schmerzhaft ist. Das ist der richtige Punkt. Akupunkteure, die mit Nadeln aus Gold, Silber oder Edelstahl behandeln, kennen ihn als den Punkt Nummer eins auf dem Dickdarm-Meridian.

Es ist etwas ganz Seltsames mit der Akupressur. Man sucht nach diesen

Zahnschmerzen

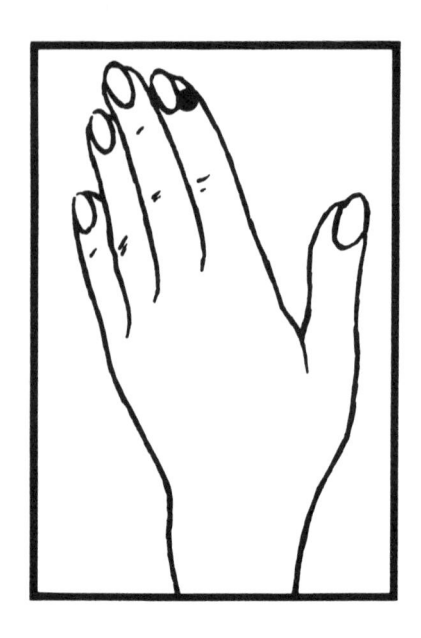

Ein Geheimtip, der nicht nur in der Akupressur, sondern auch in der Akupunktur bekannt ist: der Punkt direkt neben dem Nagel des Zeigefingers.

Punkten, die schmerzhaft reagieren. Nach einigen Versuchen und nach einigem Herumtasten hat man sie gefunden. Man spürt beim Drücken, Pressen und Massieren den Schmerz. Aber man spürt ihn nur an Ort und Stelle. Nehmen wir die Punkte, die bei Zahnschmerzen helfen. Wenn man diese Punkte auf den Zeigefingern mit den Daumennägeln »bearbeitet«, spürt man es in den Zeigefingern – nicht aber im Mund an den Zähnen. Jeder, der ein bißchen nachdenkt, fragt sich: Was für eine Art von Verbindung besteht hier eigentlich?

Die Frage ist berechtigt, aber wissenschaftlich noch nicht geklärt. Ein einfaches Beispiel aber macht sofort klar, was hier vor sich geht.

Es gibt in Afrika, auf einsamen Inseln im Indischen Ozean und im Urwald von Südamerika immer noch Volksstämme, die von der Elektrizität noch nie etwas gehört haben. Sie haben kein elektrisches Licht, und sie kennen es auch nicht. Sie beleuchten ihre Hütten mit Kerzen oder Petroleumlampen, wenn es dunkel wird. Und wenn sie das Licht löschen wollen, dann blasen sie es einfach aus.

Nun bringen Sie so einen Menschen einmal mit dem Flugzeug in ein zivilisiertes Land, und zeigen Sie ihm eine Steh- oder Tischlampe, die Sie vorher angeschaltet haben. Sagen Sie ihm, er soll das Licht ausmachen.

Er wird sich zum Lampenschirm oder zur Glühbirne beugen und wird pusten. Genauso, wie er es gewöhnt ist. Nach dem Motto: Licht wird dort ausgeblasen, wo es brennt, wo es hell ist.

Dann gehen Sie zum Lichtschalter, der einige Meter entfernt ist. Sie schalten das Licht aus, und auf einmal verlöscht die Lampe. Für uns ist das eine Selbstverständlichkeit. Aber für jemanden, der die Elektrizität nicht kennt, ist es ein Wunder.

Ähnlich muß man sich die Vorgänge und Reaktionen bei der Akupressur vorstellen. Wie es in unseren Häusern und Wohnungen unsichtbare elektrische Leitungen gibt, so gibt es in unserem Körper die Leitungen des vegetativen Nervensystems. Allerdings sind diese Nervenleitungen sehr viel komplizierter und vielfältiger als die Leitungen einer Stromversorgung in der Wohnung.

Es gibt noch einen weiteren wesentlichen Unterschied. Das Licht ausknipsen – das kann jedes Kind. Dazu muß man nicht erst eine bestimmte Technik erlernen. In der Akupressur jedoch muß man nicht nur wissen, wo der »Schalter« liegt, auf den man drücken muß, um Schmerzen in einem ganz anderen Körperteil auszuschalten. Man muß außerdem wissen, wie man diesen Schalter bedient.

Bei Zahnschmerzen hilft die Methode mit den Fingernägeln am besten. Und zwar nicht nur dann, wenn man beim Zahnarzt im Behandlungsstuhl sitzt. Es hilft auch dann, wenn man zu Hause von plötzlichen Zahnschmerzen befallen wird.

Anhang

Akupressur zur Vorbeugung auch für Gesunde

Jeder, der sich mit Akupressur behandelt, sollte sich einmal in der Woche etwas mehr Zeit lassen und alle Punkte akupressieren, die ganz allgemein bei allen Beschwerden und Leiden helfen können.

Diese Punkte zielen nicht einzeln auf eine bestimmte Krankheit, sondern auf den gesamten Organismus. Es handelt sich sozusagen um eine Inspektion, bei der alles Wichtige kontrolliert und reguliert wird.

Alle Punkte werden in beliebiger Reihenfolge akupressiert. Mit leichtem Daumendruck, der senkrecht auf die Haut ausgeübt wird.

Einzige Ausnahme sind die Finger- und Zehenspitzen. Diese Punkte werden zwischen Daumen und Zeigefinger kräftig zusammengedrückt.

Es muß an dieser Stelle gesagt werden, daß in den gesundheitsbewußten Ländern China und Japan die Akupressur heute nicht nur dann angewendet wird, wenn man bereits Schmerzen, Beschwerden oder schon eine Krankheit hat. Unterstützt von staatlichen Stellen, wird die Akupressur immer mehr zur Vorsorge und Vorbeugung benutzt. Es heißt, daß man mit der Akupressur schon vor dem dreißigsten Lebensjahr anfangen soll, um sich rechtzeitig zu schützen.

Es gibt ein altes chinesisches Sprichwort:
»Wenn die giftbringende Schlange auf dich zukriecht,
mußt du sie erkennen, bevor sie dich erkennt
und bevor sie dich angreift.
Sei schneller als die Schlange,
und sie wird dir nichts anhaben können.«
Mit anderen Worten: Vorbeugen ist besser als Heilen.

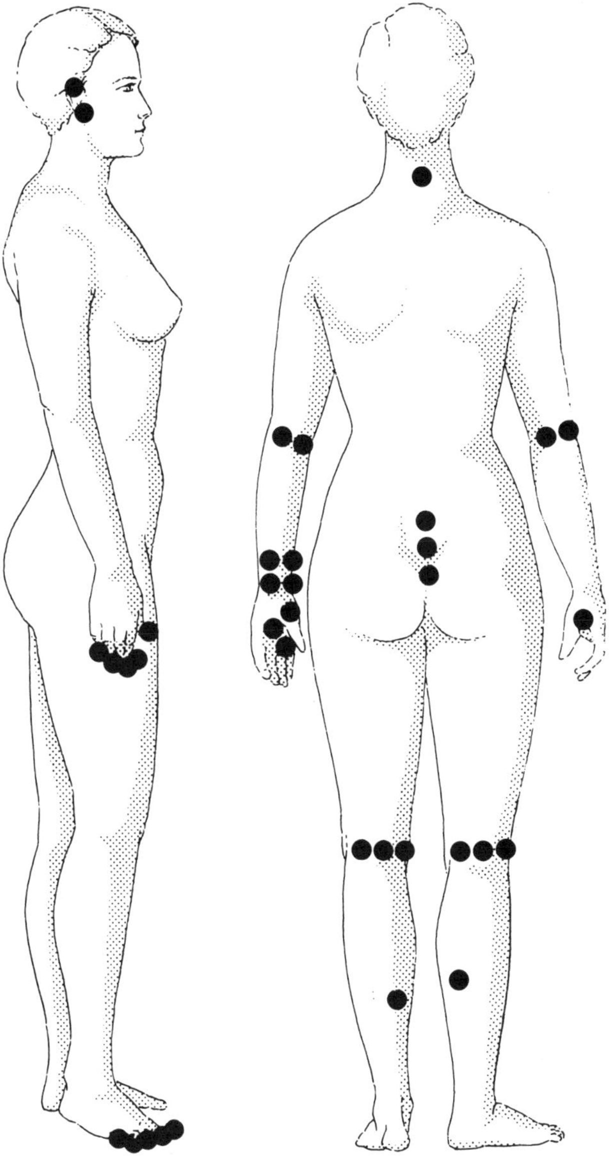

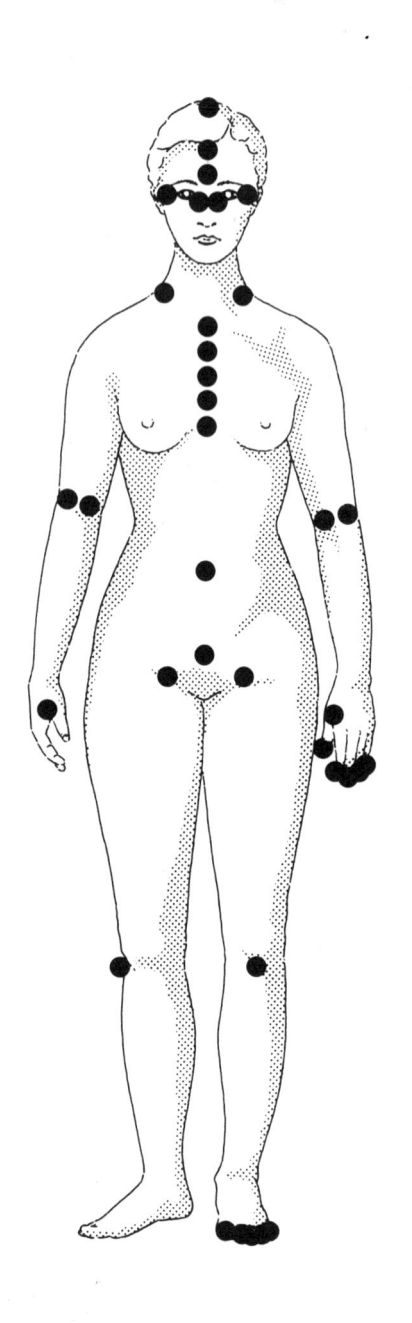